SIMILE

DEN BORTGLÖMDA LÄKEKONSTEN

Upptäck kunskapen om homeopati och läkeväxter

av Monika S Swärd

PHENIX FÖRLAGET

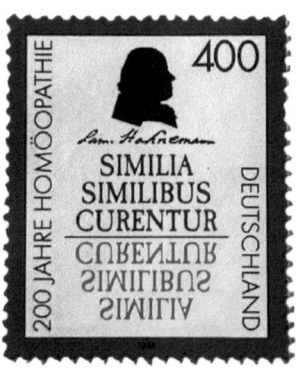

© 2023 Monika S Swärd – Phenix-förlaget AB, Visby, Sverige
© 2025 Andra utgåvan

Tryck: Libri Plureos GmbH, Friedensallee 273, 22763 Hamburg, Tyskland
Tryck: ISBN: 978-91-531-1391-1
E-bok: ISBN: 978-91-531-1392-8
Gråskala, bok ISBN: 978-91-531-4185-3 Ny utgåva

Författare: Monika S Swärd
Grafisk form och omslag: Lilian Hildestrand

Innehållsförteckning

Om författaren

Monika S Swärd är en i Sverige erkänd komplementär- och alternativmedicinsk utövare med specialisering inom homeopatins rena lära enligt Samuel Hahnemann.

Monika examinerades till dipl. Homiatriker 1993 vid NMF-education, Sköndal, och har vidareutbildat sig i ämnet homeopati både i Sverige och internationellt. Sedan examen har hon arbetat heltid med homeopati enligt Samuel Hahnemanns lära på Phenix-kliniken som hon äger och driver.

Kunskaper om läkeväxter, folktro och personlig utveckling har Monika tillägnat sig genom ett livslångt intresse och flera decenniers utbildning inom naturorienterande traditioner.

Monika undervisar i ämnet homeopati, både som huvudlärare och gästföreläsare vid ett flertal olika skolor. Idag äger och driver hon en egen skola, Phenix-HomeopatiAkademin (PHA).

Monika är en uppskattad föreläsare och lärare. Hon delar generöst med sig av sina teoretiska och praktiska kunskaper både genom artiklar, böcker, föreläsningar och undervisning.

Produktioner av Monika S Swärd

Simile, den bortglömda läkekonsten – Lärobok om homeopati

Massage enligt P H Ling – Lärobok i massage

Flugsvampsflickan – En sagoberättelse

Stig in i drömmen – Avslappningsövning

Magica ludi – Ett brädspel

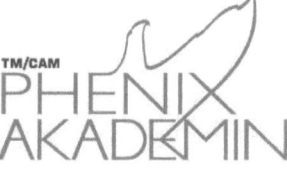

Läs mer på www.phenix.se   *Utbildning i homeopati enligt S. Hahnemann*

Förord av författaren

Det är för mig en gåva att ännu en gång få sprida kunskapen om den homeopatiska läran här i den andra reviderade utgåvan. Att kunna arbeta med en läkemetod som är klimatsmart, miljövänlig och inte kräver några djurförsök, är ett privilegium med inspiration som jag med tacksamhet delar tillsammans med mina kollegor och alla som har blivit hjälpta med den homeopatiska läkemetoden.

Anledningen till att jag började skriva den här texten var att skapa ett kursmaterial om homeopati och för att räta ut vissa frågetecken som finns kring ämnet. Det jag inte visste då är att det tillslut blev en bok och hur ofantligt mycket mer krävande det är att skriva en bok än ett litet kurshäfte, så det är en fin erfarenhet.

Även om jag själv uteslutande arbetar enligt *Samuel Hahnemanns* rena lära och hans sjätte utgåva av *Organon* och *Q-potenser,* så har jag valt att presentera andra homeometoder och läkemetoder i boken, det för att öka förståelsen mellan olika läkemetoder.

Det kommer förmodligen förekomma faktafel som för mig är okända och för det ber jag om ursäkt. Du modiga, nyfikna och alla andra, hoppas jag ska ha stort utbyte av informationen och kunskaperna i den här boken.

Efter genomförandet av EU-direktivens regleringar så har urvalet av homeopatiska läkemedel markant minskat på den svenska marknaden och även tillgången till växtbaserade läkemedel drabbades hårt. Jag vill därför lyfta att den homeopatiska läkemetoden också går bra att tillämpa med medicinalväxter vid enklare vardagsåkommor och akuta besvär, under förutsättning att växten inte är giftig. De växtbaserade läkemedlen i boken är utvalda för att kunna användas både i sin naturliga form och i homeopatisk beredning.

I hälsa & kunskap, Monika S Swärd

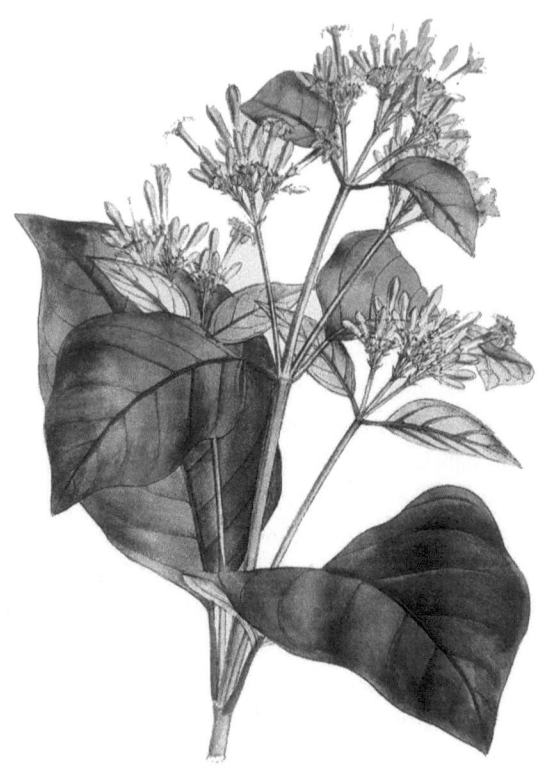

China officinalis

*På framsidan av boken finns en bild av växten som fick
Samuel Hahnemann att börja tänka "att om en lika sjuk-
dom kan upplösa en annan sjukdom, så kanske ett ämne som
skapar sjukdomssymptom, på ett artificiellt sätt, även kan
läka dem". Den idén fick han efter att ha läst William
Cullens avhandling om Quinine år 1790*

DEL I: TEORI OCH PRAKTIK

Läkekonstens läkemetoder

Läkemetoder vilka har för avsikt att bota sjukdomar utgår från sina egna principer för behandlingen. Man använder knådning av den ömma muskeln inom massage, man sätter nålar i huden enligt meridiansystemet inom akupunktur. Det förskrivs örter, växter och läkemedel inom nästan alla läkemetoder och traditioner.

Vi i västvärlden är i olika grad präglade av hälso- och sjukvårdens behandlings och läkemetod, att det finns ett läkemedel för en viss diagnos och om diagnosen är fastställd så finns det ett specifikt läkemedel. T. ex. när man besväras av smärta behandlas den med en värktablett, om huden är drabbad av utslag behandlas den med en salva och får vi ont i själen får vi prata med en psykolog och förskrivs antidepressiva läkemedel av psykiatriker.

Av de läkemedel som används inom skolmedicinen beräknas cirka 38 procent av den verksamma substansens formel härstamma från läkeväxter. En formel som sedan framställs syntetiskt i laboratorium. Exempelvis har läkemedlet Bamyl® sitt ursprung i vitpilens bark.

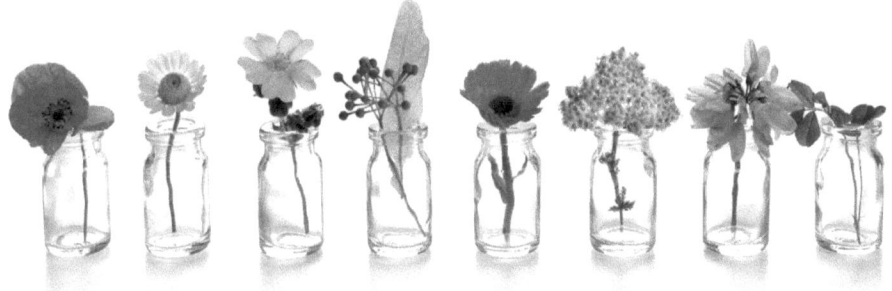

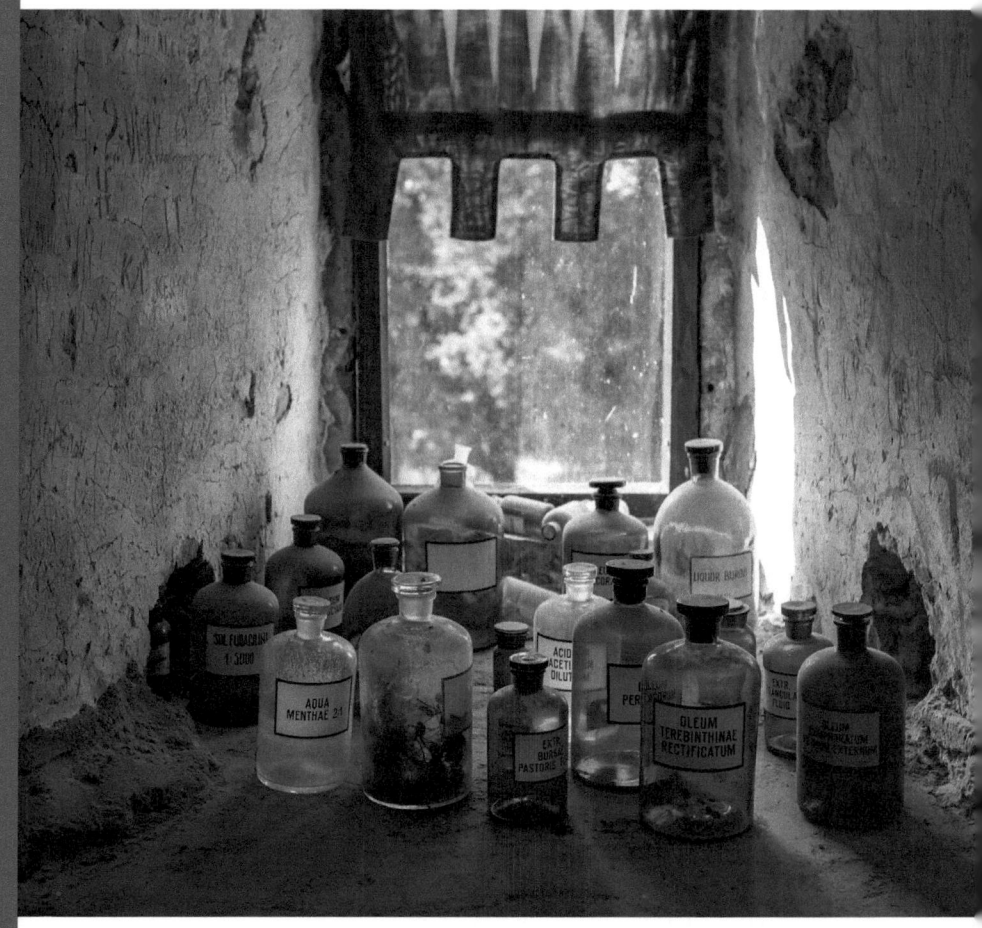

Organon § 1

Läkarens högsta och enda kallelse är att göra sjuka människor friska, vilket man benämner bota; icke äregirigt hopsmida s.k. system genom sammansättning av tomma hypoteser beträffande livsprocessernas egentliga väsen och sjukdomens uppkomst i organismens osynliga inre. Läkarna måste äntligen börja agera, d.v.s. verkligen hjälpa och bota.

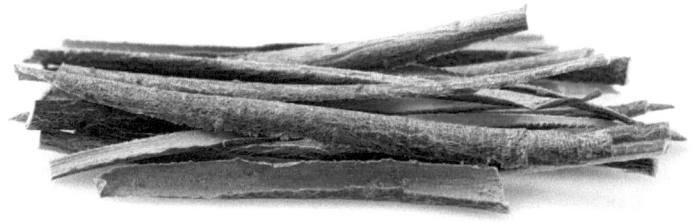

Vitpilbarken har sedan lång tid tillbaka använts inom folkmedicinen mot feber och värk. När den verksamma substansen i barken, *Salicin,* hade fastställts kunde den kemiska formeln patenteras som *Acetylsalicylsyra.* Vitpilsbarken har från att vara ett växtbaserat läkemedel blivit ett skolmedicinskt läkemedel. Förskrivningen och användningen av Bamyl® sker då utifrån den skolmedicinska läkemetoden och inte längre utifrån folkmedicinens läkemetod.

Den här utvecklingen har bidragit till att många äldre läkemetoder och deras läkemedel har fallit i glömska. Idag råder också oklarhet kring skillnaden mellan läkemetod och läkemedel. Förståelsen att läkemedel kan förskrivas utifrån olika läkemetoder, med helt skilda resultat, har gått förlorad.

WHO (The World Health Organization) kartlade de alternativa behandlingsmetoderna under begreppet TM/CAM (Traditional, complementary and alternative medicine), år 2000. WHO hade uppmärksammat att 75 procent av de läkemetoder som används globalt är alternativa och traditionella metoder och att endast 25 procent av vården utgörs av skolmedicin och västerländsk sjukvård.

Kunskapen om att sjukdomar kan behandlas utifrån olika läkemetoder är en viktig del i behandlingen av den sjuka och ger möjlighet till bättre behandlingsresultat. Då kan den bäst lämpade läkemetoden användas vid behandling av sjukdom. Den skolmedicinska läkemetoden är lämplig vid akuta skador och livsuppehållande behandling. Den homeopatiska läkemetoden är lämplig vid behandling av akuta sjukdomar, men framför allt av kroniska sjukdomar.

Olika läkemetoder för att behandla sjukdom

Redan läkekonstens fader Hippokrates (470–400 fv. t.)
definierade i sin skrift *Corpus Hippocraticum* (Om
människans natur)[i] tre olika metoder som
kan behandla sjukdomar med läkemedel.

1. ...av motsatser *Contraria*
2. ...av likheter *Simile*
3. ...*ibland det ena, ibland det andra*

Motsatsmetoden ligger till grund för den skolmedicinska
läkemetoden (allopati). Likhetsmetoden ligger till grund
för den homeopatiska läkemetoden (homeopati). Ibland det
ena, ibland det andra metoden, utvecklades senare till den isopatiska
läkemetoden (isopati).

Det var den tyska läkaren Samuel Hahnemann som senare förtyd-
ligade differenserna mellan de tre olika läkemetoderna[ii].

1. Den allopatiska läkemetoden utgår från
   tesen *Contraria contrariis* (motsatser/motsatt)[iii]
2. Den homeopatiska läkemetoden, utgår från
   tesen *Similia similibus* (lika/liknande)[iv]
3. Den isopatiska läkemetoden utgår från
   tesen *Aequalia aequalibus* (lika/lika)[v]

Allopati

Ordet *allopati* härrör från de grekiska orden *allon,* annorlunda och
pathos, lidande, ordet allopati betyder *annorlunda sjukdom* och finns
omskriven redan i Hippokrates texter. Läkemetoden omnämns också
som den *antipatiska, palliativa* läkemetoden.

Läkemetodens princip lyder på latin, *Contraria contrariis,* vilket
kan översättas till "motsatser botas av sina motsatser"[vi]. Allopati är den
läkemetod som benämns hälso- och sjukvård eller skolmedicin.

---

i. Peri tópon kát ánthropon, De in homine
ii. Spirit of the homeopathic doctrine of medicine: The lesser writings of Samuel Hahnemann
iii. Genuine works of Hippocrates. Vol. I. Francic Adams, Print. Sydenham Society. Kap. XXIII - On airs.
iv. Genuine works of Hippocrates. Vol. I. Francic Adams, Print. Sydenham Society. Kap. XXIV - Places in man.
v. Materia medica of Nosodes. O.A. Julian
vi. Det är heligt och heligt; ogenomtränglig för sjukdom eller någon motsatssituation.

Den allopatiska läkemetoden utförs med läkemedel, kirurgi, substitutionsprodukter, psykologi etc. Det är läkemetoden som ställer diagnoser och sjukdomarna namnges utifrån olika symptom-sammanställningar. Orsaken till sjukdomar anses finnas utanför den levande organismen, som bakterier, virus, pollen, födoämnen, stress m.m.

Läkemetoden allopati används bäst vid akuta situationer som snabbt kräver livsuppehållande behandling för att rädda liv.

Metoden ger en omedelbar förbättring och lindrar snabbt åkom-man, genom en synbar temporär förändring av sjukdomstillståndet. Vid upplevd smärta, förskrivs ett smärtlindrande läkemedel, som lindrar smärtan utan att bota den. Hudsalvor används vid hud-utslag, som temporärt lindrar utslagen, utan att bota dem. Får vi ont i själen får vi prata med en psykolog eller får utskrivet antidepressiva läkemedel av en psykiatriker som kan lindra men inte bota sjukdom i sinnet (psykiatri).

Läkemedlen innehåller oftast en kombination av flera olika patenterade kemiska substanser som förskrivs för att bota diagnos-tiserade namngivna sjukdomar. Först förskrivs ett läkemedel för det ena symptomet sedan ett till läkemedel för det andra symptomet. Exempelvis behandlas ödem med diuretikum (vätskedrivande läke-medel) och det höga blodtrycket med ett antihypertensivt preparat. Sedan förskrivs ett nytt läkemedel för att behandla biverkningar av de två första läkemedlen. Läkemedelsbehandlingen leder i många fall till en livslång medicinering, där diagnosen eller sjukdomen hålls i schack så länge medicineringen pågår. Den långa behandlingstiden av medicineringen ger oftast en ökad tolerans av det förskrivna läkemedlet och doseringen behöver därför efter hand ökas.

Organon § 56

Den palliativa (antipatiska) metoden har varit i bruk sedan 1700-talet, då den infördes enligt Galens lära: contraria con-trariis. Med dess hjälp kunde dåvarande läkarna förvissa sig om den sjukes förtroende genom att ge dem ett falskt intryck av nästan ögonblicklig bättring.

Här följer ett praktiskt exempel på hur den allopatiska läkemetoden användas vid *brännskador;* låt säga att en person råkar bränna sig på huden. Då ska brännskadan, enligt den allopatiska motsatsmetoden, direkt kylas med is, rinnande kallt vatten eller liknande. Man tillämpar alltså den *motsatta* behandlingen, kyla, i *motsats* till värme. Resultatet blir att den akuta smärtan snabbt avstannar och den drabbade upplever lindring i stunden, vilket senare leder till en bultande obehaglig smärta som pågår en lång tid efteråt. I regel bildas det stora och svårbehandlade brännblåsor som kräver en lång behandlingstid.

Allopatisk behandling av sjukdomssymptom kan alltså bara ge en kortvarig lättnad, varefter en försämring alltid följer.

Typ av läkemedel: Allopatiska läkemedel finns sammanställda i FASS, *Farmaceutiska Specialiteter i Sverige*, med läkemedelsfakta från läkemedelsindustrin. Godkända preparat finns att köpa på apotek efter receptförskrivning av en legitimerad sjukvårdspersonal. Vissa allopatiska läkemedel kan också köpas av kunden själv ur

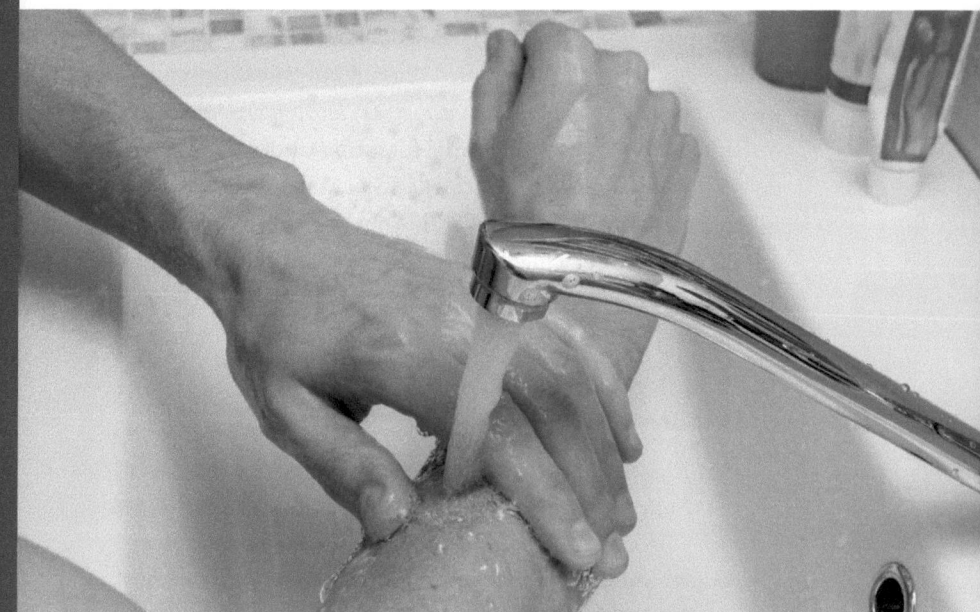

sortimentet av receptfria läkemedel. Läkemedlen framställs ur kemiska substanser som patenterats av olika läkemedelsbolag och kan därför ha olika namn även om innehållet i medicinen är detsamma.

Homeopati

Ordet *homeopati* härrör från de grekiska orden *homios*, liknande och *pathos*, lidande och betyder liknande sjukdom. Läkemetodens princip lyder på latin, *Similia similibus*, vilket kan översättas till lika (liknande) kan med liknande (lika) botas eller principen som upplöser sjukdomarna i sin helhet genom sin likhetsmetod.

Ordet lika (similia) avser sjukdomen som ska behandlas och liknande (similibus) läkemedlet som avser att behandla den lika sjukdomen. Det är metoden som bygger på *Simileregeln* som är en av homeopatins grundprinciper för ett lyckat behandlingsresultat.

Det var den tyska läkaren och vetenskapsmannen *Christian Friedrich Samuel Hahnemann* (1755–1843), som sammanställde och grundade den homeopatiska läkemetoden. Från början undersökte Samuel Hahnemann hur det kom sig att en starkare sjukdom kunde övervinna och läka en annan svagare sjukdom. Hans idé bygger på observationer där han iakttog att en kronisk sjukdom upphörde genom att organismen alstrade en annan och ny kronisk sjukdom. Den nya kroniska sjukdomen hade därmed upphävt den första och svagare sjukdomen. Han iakttog också att apotekare som hanterade t. ex. *Ipecacuanha* (kräkrot) fick astmaliknande kväljningar, som är typiska sjukdomsliknande symptom för just det läkemedlet. Med det födde kanske Samuel Hahnemann idén att om en substans kan framkalla sjukdomsliknande symptom så blir det en ny konstgjord sjukdom. Den nya konstgjorda sjukdomen kommer då att vara starkare än den befintliga och kan därför läka den.

Den homeopatiska läkemetoden passar lika bra för behandling av vardagliga åkommor som vid kroniska och långvariga besvär. Behandlingen befrämjar även den personliga utvecklingen, då den hjälper mot rädslor, humörsvängningar och det som begränsar en människas uttryck i livet. Om läkemetoden utförs korrekt, kan den dessutom hjälpa till att läka orsaken till framtida akuta och kroniska sjukdomar.

Homeopatiska läkemedel förskrivs utifrån den helhetsbild som framkommit av patientens sjukdomsberättelse (*anamnes*). Där det *individuella läkemedlet* förskrivs till den sjuka. Kunskapen om vilket läkemedel som förskrivs görs utifrån de sjukdomsliknande symptom som framkommit vid de *homeopatiska läkemedelsprövningarna* och som i sin tur överensstämmer med de sjukdomssymptom som den sjuka uppvisar. På så vis botas sjukdomar genom *Simileregeln*.

Här följer ett praktiskt exempel på hur den homeopatiska läkemetoden kan användas vid behandling av *brännskador;* låt säga att en person råkar bränna sig på huden. Då ska brännskadan, enligt den homeopatiska läkemetoden, behandlas direkt med något som liknar den tidigare värmen som orsakat skadan, t. ex. ljummet vatten på huden. Man tillämpar alltså den *liknande* behandlingen genom att tillföra något som är *lika* den ursprungliga orsaken. Resultatet blir först en ökad akut smärta som efter en stund upphör. Organismen reagerar genom en initial försämring för att bäst undvika bestående skador.

Homeopatisk behandling ger först ett ökat lidande för att sedan läka, utan att bilda brännblåsor eller bestående men och ytterligare behandling behövs i regel inte.

Typ av läkemedel som används: Homeopatiska enkelmedel och *nosoder.* (Se kapitel Homeometoder).

Läkemedel i homeopatisk beredning är registrerade och godkända läkemedel i Sverige och säljs på speciella homeopatiska apotek efter receptförskrivning av en homeopat. Homeopatiska läkemedel kan också köpas direkt av kunden själv utan recept.

Homeopatiska läkemedel framställs ur naturliga substanser som växter, grundämnen, metaller m. fl. För att räknas som ett homeopatiskt läkemedel ska det ha tillverkats i en homeopatisk beredning.

Förskrivningen av läkemedlen baseras på symptomen från den homeopatiska läkemedelsprövningen i relation till den specifika sjukdomens totala symptombild.

> Förordet till sjätte Organon, sidan 15
>
> "...läkemedel som äger kraft att ändra befinnandet genom sin likhet med den föreliggande naturliga sjukdomen (Similia similibus). Den förskrives enkelt och i lämpliga doser, lagom räcker för att upphäva det naturligt onda.
>
> Följden av detta är att sjukdomen förintas utan att plåga eller försvaga patienten det minsta och den sjuka blir redan under förbättringstiden snart starkare och tillfrisknar sålunda.

Isopati

Ordet *isopati* härrör från de grekiska orden *isos,* lika och *pathos,* lidande så ordet isopati betyder *lika sjukdom.* Läkemetodens princip lyder på latin, *Aequalia aequalibus,* vilket kan översättas till *lika botar lika* eller principen att alla smittor innehåller substanser som även är menade att bota. *Aequalia* översätts från latinet lik någon annan eller sinsemellan lika eller identiskt lika (*per idem*).

Hippokrates skriver i *Corpus Hippocraticum* att "...under tungan hos en rabiessmittad hund finns ett slem, som har skapats av saliven hos den sjuka hunden och om det slemmet intas i en dryck, kommer det att skydda mot rabies".

Andra dåtida författare tipsade om att äta köttet av samma orm eller skorpion som levererat giftet, för att bota. *Paracelsus* (1493–1541) skrev att "Lika ska bota lika, skorpionen botar skorpionen och kvicksilver botar kvicksilver". Vidare skriver han att "Gifter är dödligt för människan, såvida giftet inte redan finns i kroppen för då kan de ta ut varandra och patienten återfår sin hälsa".

Inom isopatin är läkemetoderna och läkemedlen indelade i olika undergrupper, beroende på vilket ursprung de härstammar från. Det kan vara *nosoder, sarkoder, tautopatiska läkemedel* eller *isopatiska läkemedel.* (Se kapitel Homeometoder).

Här följer ett praktiskt exempel på hur den isopatiska läkemetoden kan användas vid behandling av *brännskador;* låt säga

9

att en person bränner sig på huden. Då ska brännskadan, enligt den isopatiska likhetsmetoden, behandlas med det som brände huden. Om det var varmt vatten, så ska lika varmt vatten på nytt appliceras på det hudområdet eller om det var eld så ska eld återigen komma i kontakt med det drabbade hudområdet. Metoden kan också användas på frostskador som får lindring av snö, eller vid ormbett som då behandlas med giftet från samma orm som högg.

Typ av läkemedel: Vanligtvis används isopatiska eller bioterapeutiska produkter och nosoder, godkända läkemedel i homeopatisk beredning, som säljs på speciella homeopatiska apotek efter receptförskrivning av alternativmedicinare eller vanliga apotek efter receptförskrivning av leg. läkare. Isopatiska läkemedel kan också köpas direkt av kunden själv, utan recept.

Curantur eller curentur?

Den homeopatisk principen *Similia similibus curentur* har under lång tid felaktigt översatts till *lika botar lika* på svenska. Misstaget smög sig in från en engelsk översättning till svenska. Ordet *like* från engelskan har betydelsen *lika* men även *liknande*. Översättningen gjordes från latin till engelska och från engelska till svenska, det är varför *like cures like*, blev *lika botar lika* på svenska.

I den engelska översättningen förekommer även ett stavfel i det sista ordet av principen. Ordet *curentur*, att ha kurerat, botat en sjukdom till *curantur*, att ta hand om en sjukdom.

Läkekonstens fader Hippokrates använde betydelsen *curantur* "att ta hand om sjukdom". Samuel Hahnemann, homeopatins fader, använde alltid betydelsen av *curentur* "att ha kurerat, botat en sjukdom".

Att använda växtbaserade läkemedel utifrån den homeopatiska läkemetoden

Vanligtvis används inom den homeopatiska läkemetoden läkemedel i homeopatisk beredning. Fast det går också bra att använda läkeväxter, mineraler och andra ämnen utifrån den homeopatiska läkemetoden, under förutsättning att substanserna inte är giftiga.

För att avgöra vilket växtbaserat läkemedel som ska användas behöver först den sjukas symptombild kartläggas genom *anamnesen*. När symptomen är kartlagda börjar arbetet med att finna den växt som överensstämmer med symptomen i läkemedelsbeskrivningen (*Materia Medica*), precis som vid en homeopatisk behandling. Det växtbaserade läkemedlet förskrivs sedan utifrån likhetsregeln, *Simile*.

Typ av läkemedel: Växtbaserade läkemedel förekommer i färsk eller torkad form. Det är godkända produkter som säljs som traditionella växtbaserade läkemedel. Det går oftast bra att plocka i naturen eller odla själv i trädgården, om de inte råder under narkotikalagar eller hindras av allemansrätten.

Vitaminer och mineraler finns som kosttillskott i välsorterade hälsokostbutiker eller mataffärer. Dosering av mineraler och vitaminer anges på förpackningen eller av den terapeut som förskrev produkterna. Växtbaserade läkemedel distribueras som te, tinktur eller omslag.

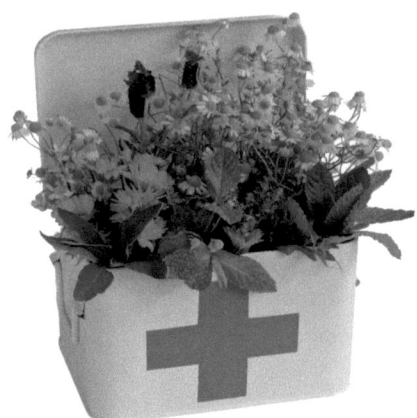

Det är mindre känt att den homeopatiska läkemetoden kan användas med växtbaserade läkemedel utifrån Samuel Hahnemanns homeopatiska läkemetod.
I del II, Materia Medica delen, finns beskrivningen av växter som passar utmärkt att förskriva både i homeopatisk och växtberedning.

Livsprincipens roll inom homeopatin

Orden livsprincip eller livskraft kan verka ålderdomliga i dagens språkbruk, men orden är fortfarande precis lika moderna i sina betydelser. Begreppen berör endast den levande organismen och är den avgörande skillnaden mellan det levande och det livlösa. Det är lika självklart som att död materia inte kan bli sjukt, känna kärlek, skratta eller gråta, utan är hängiven sin egen förruttnelseprocess[vii].

Samuel Hahnemann beskriver livskraften utifrån sin tids förklaringsmodeller som en osynlig kraft som inte är tillverkad mekaniskt av en människas hand som t. ex. ett kugghjul, maskin eller liknande. I *Organon* § 11 "När man lyfter en arm, sker det medelst ett materiellt synbart verktyg såsom en hävstång? Är det inte enbart den dynamiska kraften hos viljan, som höjer armen. [...] När man ser någonting vidrigt och vill kräkas har då något materiellt kräkmedel kommit in i magen, vilket framkallar denna anti-peristaltiska rörelse? Är det inte enbart och allena den dynamiska inverkningen på inbillningens kraft med anledning av den vidriga synen?"

"Livskraften är en inneboende neutral kraft med en förmåga till reaktion, något som inte kan ske i en död materia[viii]".

Livsprincipen (Lebensprinzip) kan man säga är den övergripande principen för begreppet liv. På Samuel Hahnemanns tid så syftade livsprincipen på det som styr och upprätthåller livets dynamik hos varje levande varelse. Ordet livsprincip används för att beskriva hela den övergripande, organiserande principen för alla livsprocesser. Livsprincipen innefattar alla funktioner som är typiska för den levande och medvetna individen som dynamiskt manifesteras och interagerar med organismens alla processer. Det är störningar i livsprincipen som ger upphov till symptom som är själva sjukdomen, en omstämd eller skadad livsprincip i disresonans påverkar hela kroppens förmåga att upprätthålla hälsa, men inte för att läka den. Precis som ett ostämt piano låter illa och uppvisar att det behöver omvårdnad. Livsprincipen kan ses som den övergripande förklaringsmodellen som sedan kan förtydligas och delas in i undergrupper.

---

vii. Sjätte Organon § 10 Den materiella organismen...
viii. Boken Die chronischen Krankheiten

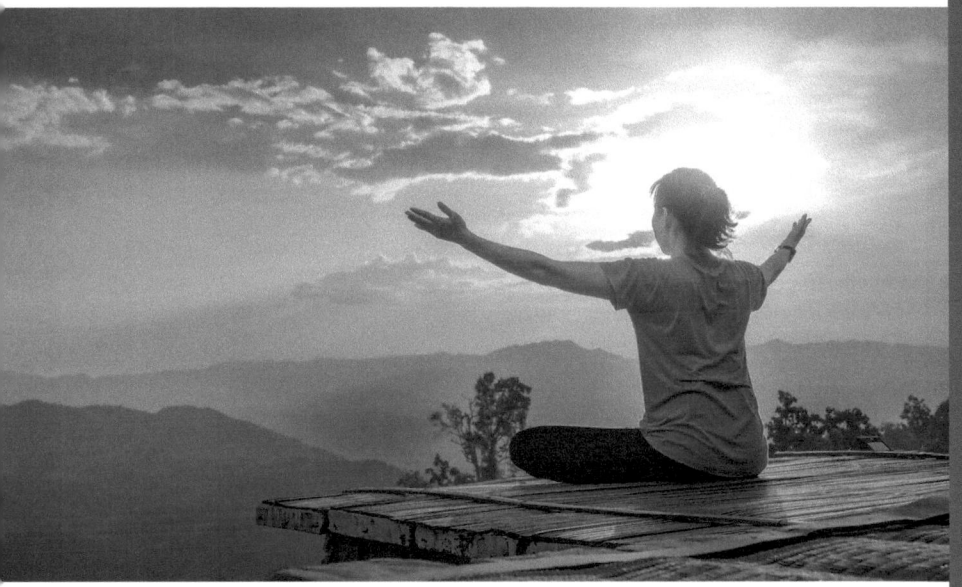

Livsprincipen är kommunikationen av den levande organismens identitet med sig själv och symptomen är vägvisare av den sjukligt omstämda livskraften.

Livskraften (Lebenskraft) är den dynamiska, livgivande energin som håller kroppen vid liv och upprätthåller hälsan, genom det observerbara livet som manifesterar sig i kroppens alla cykliska funktioner. Livskraften upprätthåller kroppens alla cykler och rytmer, som menstruationscykeln, den inre mat- och sov klockan. Det kraften som håller kroppen i balans. När livskraften är i ordning, är människan frisk, men när den störs eller försvagas uppstår sjukdomssymptom i de inre cyklernas rythmer.

Anden (Geist) avser den aktiva, rationella och medvetna delen av människan, den del som är kopplad till tänkande, omdöme och högre intellektuella funktioner. Geist handlar om det kognitiva, det moraliska eller kreativa, vilket ger individen möjlighet att förstå och forma sin omvärld.

Själen (Seele) representerar det inre, känslomässiga, subjektiva och är associerad med personlig identitet, känslor och upplevelser.

Hälsan är tyst och i det friska tillståndet upplevs begynnande förlust

av livsprincipens sömnbehov genom gäspningar eller som hunger
när det behövs mer föda och energi till kroppen. Åtgärdar
vi de symptomen med sömn och mat återställs balansen snabbt
i kroppen. I det friska tillståndet känner vi inte av vår kropps
inre funktioner, som hjärtslag, tarmrörelser, reglering av kropps-
temperaturen, syn, hörsel och alla andra autonoma funktioner
som kroppen obemärkt utför under dygnets alla timmar, medan
vi pysslar med annat.

Organon § 148

*Den naturliga sjukdomen kan aldrig anses vara någon skadlig
materiell substans, belägen någonstans inom eller utom män-
niskan. Snarare alstras den av en icke materiell, fientlig kraft,
vilken — liksom en forma av smitta stör den livskraft som nor-
malt ska behärska organismen i sin instinktiva verksamhet.
Det störande intrånget framkallar hos organismen lidanden
och oreda i livsfunktionerna eller det man kallar sjukdom.
När patienten av läkaren fått ett artificiellt verkande läkeme-
del, som mest liknar den naturliga sjukdomsalstrande kraften
(det homeopatiska läkemedlet) omstäms livskraften på ett
symptomatiskt sätt. Organismen befrias då från den ursprung-
liga sjukdomens inverkan och förnimmelser. Därmed har
det sjukliga förintats. [...] Om bara, som sagts det lämpligt
utvalda homeopatiska läkemedlet används på rätt sätt, för-
svinner den spontana sjukdom som skall botas och övervinnas
— om besvären uppstått nyligen — obemärkt, inte sällan endast
några timmar.
Det något äldre, spontana sjukdomsbesväret försvinner efter
användningen av ytterligare doser av det högre potentierade
medlet eller efter omsorgsfullt val av ett annat, ännu mer lik-
artat homeopatiskt medel, något senare tillsammans med alla
obehag. Sedan följer efter omärkliga ofta snabba övergångar,
inget annat än tillfrisknande. Livskraften är åter fri och i
stånd att i full hälsa föra organismens liv vidare. Krafterna
har återkommit!*

Sjukdom (dynamische, verstimmung eller krankheit) är osynlig men högst påtaglig via sina sjukdomssymptom. Sjukdom upplevs genom en dynamisk störning via livskraftens sjukdomssymptom. Den påvisar att en eller flera kroppsfunktioner har försämrats genom smärta, inflammation, förändring i sinnestillståndet etc. som över tid kan leda till patologiska förändringar och kronisk sjukdom.

Förståelsen av livsprincipen i nutid

En av de grundläggande skillnaderna mellan allopati och homeopati är att den allopatiska läkemetoden har sin uppkomst genom undersökningar och iakttagelser av den livlösa organismen. Anledningen tros vara att under den senare delen av medeltiden delades människans organism in i kropp *soma*[ix], och sinne *psyke*[x]. Kyrkan fick själen att vårda och läkarkåren fick kroppen på sitt bord. Över tid har omhändertagandet av de själsliga sjukdomarna lämnat kyrkan och råder idag under den allopatiska vården.

Moderna författare vill idag likställa begreppet livskraft med kroppens immunförsvar, men livskraften är så mycket mer. Immunförsvaret är en del av kroppens många organsystem och har till uppgift att bekämpa bakterier och virus, precis som matspjälkningsorganen fördelar vårt födointag. Vi kan överleva med ett bristfälligt immunförsvar, men vi kan inte överleva en sekund utan livskraft.

Den homeopatiska läkemedelsprövningen görs på levande och friska människor, läkemedel bereds av naturliga växter och substanser. Samuel Hahnemann beskrev aldrig sina läkemedel utifrån deras kemiska benämningar. Han ansåg att sådan beskrivning är namnet på kemiska ingredienser, vilket inte kan jämföras med det individuella uttryck som ses vid en homeopatisk läkemedelsprövning. Om man utvunnit alkaloider ur växter som, *Kinabark*, *Nux vomica* och *Opium* för att ta fram *Kinin*, *Stryknin* och *Morfin* kan de aldrig jämföras med ett homeopatisk läkemedel, därför att alkaloiden är inte den enda beståndsdelen i växten. Ett homeopatiskt läkemedel är så mycket mer än bara en substans, det är totaliteten av något naturligt, där varje del, varje molekyl har sin unika sammansättning och är läkemedlet.

---

ix. *soma, grekiska, kropp'*
x. *Psi är en bokstav i det grekiska alfabetet som förknippas med ordet Psyke (själ, liv).*

Organon § 9

I människans fullständiga hälsa, där härskar den själsliga, dynamiskt livgivande livsprincipen oinskränkt över den materiella organismen. I denna beundransvärda harmoniska livsprocess sammanhålles alla kroppens delar, förnimmelser i känslor och aktiviteter, så att vår inneboende, rationella dynamiska kraft fritt kan använda detta levande, friska instrument för vår existens högre syfte. Men livskraften är blott instinktiv och utan eget förstånd. Den har endast tillerkänts vår organism för att få vårt liv att löpa harmoniskt, så länge som organismen är frisk, men inte för att själv läka sjukdomen. Ägde den en sådan förmåga skulle den inte tillåta organismen att insjukna.

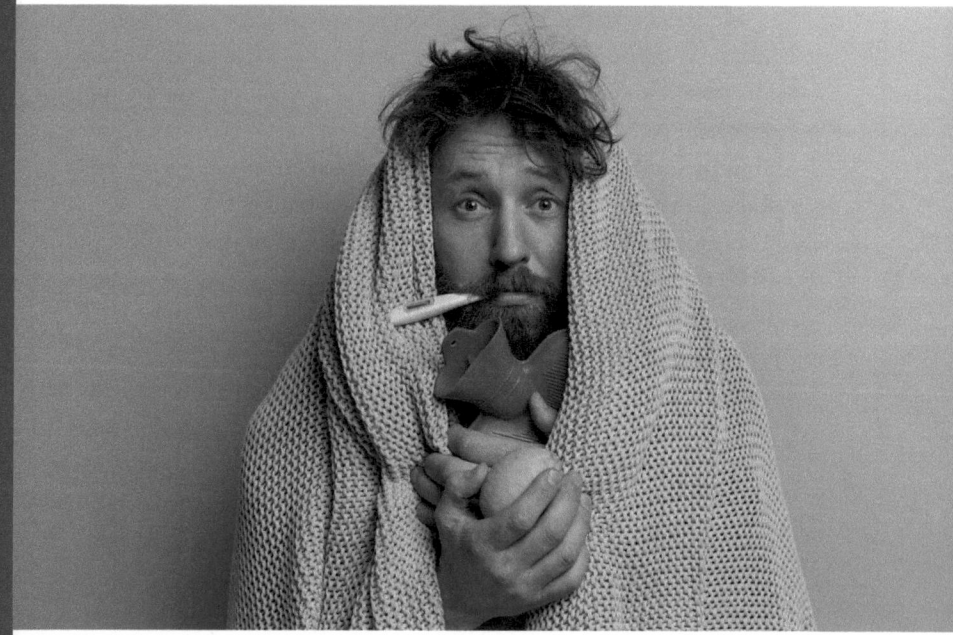

Olika typer av sjukdomar

Den homeopatiska läkemetoden delar in sjukdomar i olika kategorier, där man urskiljer; *akut sjukdom, kris, trauma, epidemisk sjukdom, influensasjukdom, iatrogen sjukdom, kronisk sjukdom eller sinnessjukdom.*
Den homeopatiska behandlingen utgår ifrån vilken typ av sjukdom det gäller och inte utifrån diagnos. Skillnaderna ligger dels i sjukdomens ursprung och dels i hur livsprincipen agerar och reagerar i relation till respektive sjukdomskategori. Sjukdom behöver därför behandlas olika i omvårdnaden och förskrivningen. Förskrivningen av det homeopatiska läkemedlet skiljer sig beroende på om det är en akut sjukdom eller kronisk sjukdom som ska behandlas. Valet av läkemedel avgörs dock alltid utifrån *Simile.*

Sjukdomskategorierna inom homeopatin är:

- Akut sjukdom (oföränderlig sjukdom)
- Tillfälliga besvär, *Morbi intercurrentes*
- Trauma och skador (lokalbesvär)
- Iatrogen och livsstilssjukdom (oegentlig sjukdom)
- Epidemiska, sporadisk växelfeberssjukdom (föränderlig sjukdom)
- Kronisk sjukdom och sjukdom i sinnet (egentlig sjukdom)

Akut sjukdom

(Oföränderlig sjukdom)

Definitionen av akut sjukdom är att den läker ut av sig självt inom en specifik och avgränsad tidsperiod (beroende på sjukdom), för att sedan återgå till hälsan utan att efterlämna några följdsjukdomar.

Det är viktigt, till och med nödvändigt, att i så stor utsträckning som möjligt behandla akut sjukdom med homeopati. Dels för att underlätta för organismen så att andra kroppsfunktioner inte behöver försakas för att kunna läka. Men också för att akut sjukdom kan vara livshotande, beroende på dess natur och patientens tidigare allmäntillstånd. Akut sjukdom är också en del av den inre latenta kroniska sjukdomen. Akut sjukdom benämns inom den homeopatiska läkemetoden *ett akut uppflammande* av den latenta kroniska sjukdomen.

Till akut sjukdom tillhör de redan kända och namngivna akuta infektionssjukdomarna som halsfluss, lunginflammation, förkylning, feber, etc. Den första fasen av influensasjukdom ingår i kategorin, akut sjukdom. Barnsjukdomar räknas också in, även om de bara drabbar organismen en gång i livet.

Vid akut sjukdom är kännedom om *sequelae* (utlösande orsak, etiologi, som leder till en sjukdom) av stor vikt för att särskilja vilket läkemedel som bör förskrivas. Akuta sjukdomar kan utlösas av bakterier eller virusinfektioner men också av yttre eller känslomässiga betingelser. Det kan vara följder av kyla, chock, varm eller kall dryck, födoämnen, tillfälliga utsvävningar från det normala vardagslivet, emotionell stress, astronomiska och *telluriska*ˣⁱ förändringar, brist på sömn, kall nordlig vind eller årstidsväxlingar, men även vid akuta emotionella förändringar av sinnet så som sorg, kärleksbesvikelser, följder efter att ha blivit kränkt, olyckor, misshandel m.m. Akut sjukdom behandlas, såsom ordet anvisar, som en akut sjukdom.

> **Organon § 72**
> *...hastigt påkomna sjukdomsprocesser hos en livskraft, som onormalt påverkats och störts. Detta tillstånd avslutas på relativt kort tid. Man talar här om akuta sjukdomar.*

---

xi. *Jordströmmar är elektriska strömmar som går under marken eller i havet*

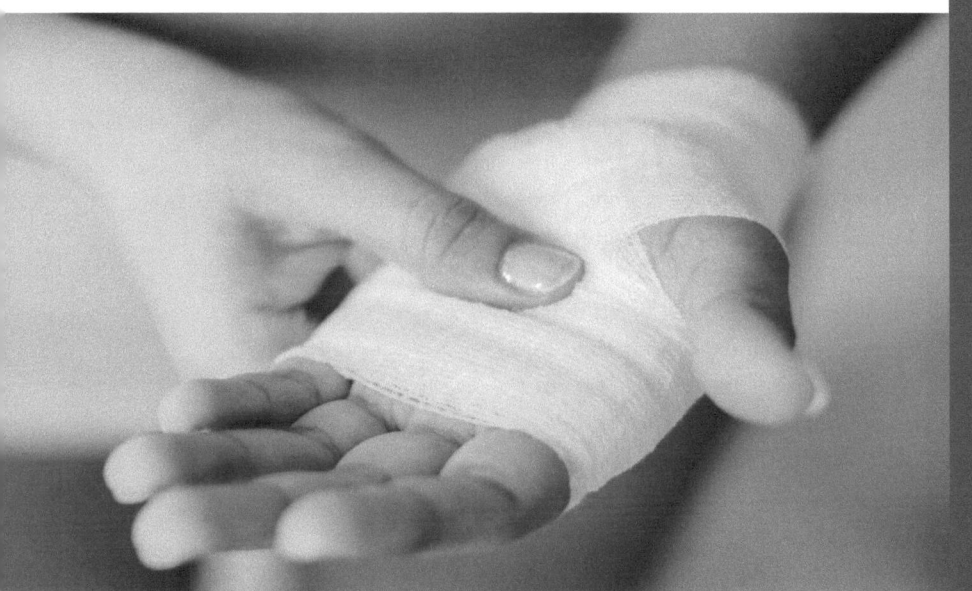

Olyckor och trauman kan hända oss alla. Den homeopatiska läkemetoden har mycket att bidra med för läkningen, både av den fysiska skadan och chocken.

Behandlingar, trauman & skador

Inom homeopatin kallas nyligen uppkomna skador för lokalbesvär.

Skador och olyckor är i sig ingen sjukdom, men det kan uppstå situationer som kräver omhändertagande och omvårdnad. I första hand behöver skadan tas omhand. Det brutna benet gipsas, stickan dras ur huden, såret sys och bandageras[xii]. Den här typen av behandling faller oftast in under den allopatiska akutsjukvården, men i eftervården och omvårdnaden har den homeopatiska läkemetoden mycket hjälp att bidraga med. Framför allt för att stödja och påskynda läkningen av skadan och lindra sinnet från chocken.

Krissjukdomar och traumaskador har sitt ursprung i yttre orsaker, men behandlas också som en akut sjukdom.

I dag finns det ett stort utbud av kurser och böcker som lär ut om egenvård och om hur homeopatiska hemmaförskrivningar utförs, vars innehåll framgångsrikt kan användas vid trauma och skador.

---

xii. Organon § 186

Iatrogen & livsstilssjukdom

(Oegentlig sjukdom)

Iatrogenes kommer från grekiskans *iatros,* som betyder läkare och *genesis,* som betyder ursprung. Betydelsen blir alltså "en av läkaren skapad sjukdom". Det kan vara sjukdom eller besvär som uppkommit till följd av operation, diet eller fasta (svält), åderlåtning (blodgivning) men också biverkningar av läkemedel och andra substanser så som, allopatiska mediciner, avföringsmedel, kosttillskott, kortisonpreparat, värktabletter, vaccinationer, alkohol eller tobak.

> **Organon § 74**
> *Ingen människa har sådant överflöd av livskraft att de frivilligt kan välja att offra sitt blod eller i onödan låta kroppen svälta, då det kan skapa besvär.*

När det gäller fasta (svält) och åderlåtning kan det verka besynnerligt att de räknas som iatrogena sjukdomar, då det är metoder som anses kunna lindra sjukdom. Samuel Hahnemann ansåg att en människa inte bör tömmas på sina vitala vätskor, för att det kan skapa sjukdom.

Inom homeopatin kallas den här typen av besvär för *oegentlig sjukdom,* eftersom besvären försvinner av sig självt om missbruket eller livstilsmönstret avslutas, så hälsa och balans återigen kan råda. Därav att iatrogena sjukdomar idag kallas för *livsstilssjukdomar.*

Om det rör sig om att avbryta ett missbruk kan hemmaförskrivning användas, tillsammans med annan adekvat hjälp som finns att tillgå. Rör det sig om ett kroniskt lidande, som följder av operationer, behandling med läkemedel som inte kan avslutas direkt, behandlas iatrogen sjukdom som en homeopatisk kronisk sjukdom och en yrkesutbildad homeopat behöver anlitas.

Epidemisk, pandemisk och sporadisk sjukdom

(Föränderlig sjukdom)

Epidemiska, Panademiska, sporadiska sjukdomar refererar till infektionssjukdomar som kan uppträda i större utbrott som drabbar befolkningen kollektivt (*epidemi*), antingen inom mindre geografiska områden (*epidemier*) eller globalt (*pandemier*) och ibland som enskilda fall (*sporadiskt*). Det kan röra sig om sjukdomar som influensa, kolera, difteri eller de sporadiska barnsjukdomarna som vattkoppor, röda hund, scharlakansfeber, mässlingen m. fl. Den här typen av sjukdomar kan även förekomma som *endemisk* sjukdom (inhemska) vilket är sjukdomar som ständigt finns inom ett viss geografisk område eller befolkning som malaria, chagas, gula febern, denguefeber med flera.

I de fall en nykomling besöker sumpmarksområden och blir sjuk kan de får lindring av några doser *China officinalis* i homeopatisk beredning samt att de behöver resa till ett annat torrare klimat.

Vissa typer av epidemisk sjukdom kan många gånger förebyggas genom att undvika förutsättningarna som främjar utbrotten såsom, trångboddhet, brist på hygien, smittade vattenbrunnar, vistelse vid sumpmarker eller äventyr i djungeln.

Homeopater som samarbetar med varandra nationellt och internationellt finner relativt snabbt, vid en ny epidemi, vilka homeopatiska läkemedel som hjälper patienterna att bli friska, det rör sig oftast om 1–5 olika substanser att välja i mellan. Förskrivningen av det aktuella homeopatiska läkemedlet avgörs sedan utifrån de individuella symptomen hos den sjuka personen i enlighet med *Simile*. Samlingsnamnet för läkemedlen under en epidemin är då *Genius epidemicus*.

I länder som har återkommande epidemier, som kolera, dysenteri, scharlakansfeber m. fl. så har homeopatisk behandling visat sig vara mycket framgångsrik.

Växelfebersjukdom

Växelfebersjukdomar kan förekomma under epidemier, pandemier, endemiskt eller sporadiskt och skiljer sig från övriga fasta akuta febersjukdomar. Växelfebersjukdom kan uppkomma efter t. ex. influensasjukdom eller som malariasjukdomar. Den här kategorin av sjukdomar har förmågan att vidareutveckla sig i *tre olika faser* och till tre olika former av sjukdom.

I den *första fasen*, förekommer den typiska akuta febersjukdomen med hög feber och muskelsmärtor t. ex. influensasjukdomar som covid-19 eller malariafeber. Om organismen inte kan läka ut den första fasen så går sjukdomen in i den *andra fasen*, växel febersjukdom. Där sjukdomen börjar växla mellan *må bra*-dagar med *må dåligt*-dagar. Något som vi tydligt kan se efter akuta malaria smittor eller influensasjukdomar. Om utvecklingen av sjukdomen får fortgå in i den *tredje fasen* väcks den latenta medfödda sjukdomen (den genetiska betingelsen eller predispositionen) och utvecklas då till en kronisk sjukdom. Här kan alla former av kroniska sjukdomar och symptom uppkomma, som hittills har legat latent och hållits i schack genom en god livsstil och ungdom, men som nu vaknar till liv och blommar ut i en för tidig ålder, symptomen antar en högst individuell och kronisk karaktär.

Inom homeopatin väljs läkemedel utifrån liknande sjukdomssymptom och inte utifrån liknande smitta.

Det är omöjligt att förebygga sporadisk epidemisk växel febersjukdom oavsett läkemetod, eftersom sjukdomarna hela tiden muterar. Varje ny epidemi behöver en helt ny undersökning göras, både lokalt och globalt. Därför kan det homeopatiska läkemedel som förskrevs föregående säsong automatiskt **inte** förskrivas vid nästa epidemi. Idén att använda ett virus från föregående års virusstam för att göra ett allopatiskt vaccin till nästkommande års malaria eller influensa är därför meningslöst.

Den första fasen av växel febersjukdom räknas som en akut sjukdom och kan behandlas med hemmaförskrivningar, framförallt för att ge palliativ lättnad. Under övriga faser av sporadisk epidemisk växel febersjukdom behöver en yrkesutbildad homeopat anlitas.

Det är något vi ännu kan se sviterna av efter coronaviruset SARS-CoV-2 som bröt ut år 2019. Där många insjuknade med influensasymptom, som hög feber med muskelvärk (fas 1). För vissa personer övergick det sedan till växelfasen (fas 2). Till de personer som fortfarande lider av allehanda individuella kroniska besvär (fas 3).

Kroniska sjukdomar

(Egentlig sjukdom)

Läran om kroniska sjukdomar inom homeopatin har egentligen inget att göra med hur benämningen används i vardagstal. Den beskriver i stället hur en korrekt utförd homeopatisk behandling bestående kan bota kroniska sjukdomar och även förebygga uppkomsten av eventuella nya sjukdomar längre fram i livet.

Definitionen av kroniska sjukdomar inom homeopatin är att organismen inte själv kan läka ut sjukdomen, vilket leder till olika typer av långvariga och kroniska besvär samt följdsjukdomar. Det rör sig då i regel om äldre och komplicerade sjukdomar som kräver lång behandlingstid för att läka med dagliga doser med hjälp av läkemedel i homeopatisk beredning.

Inom homeopatin kallas kroniska sjukdomar för *egentlig sjukdom.* Med det menas att allt levande är födda till ha ett liv utan sjukdom. Den dagen när livskraften är förbrukad så släcks livet av ålderdom och inte av sjukdom.

Läran om kroniska sjukdomar, deras uppkomst och ursprung *(miasmaläran)* var en del av det testamente som Samuel Hahnemann lämnade efter sig, ett arbete han påbörjade vid 73 års ålder. Han hade under en tid utforskat varför vissa sjukdomar var svårare att bota och varför de krävde längre behandlingstid.

Organon § 72

Den kan inte av egen kraft upplösa sjukdomen, utan måste vanmäktigt se den frodas och stämma om organismen på ett allt onormalare sätt, tills den slutliga förstörelsen inträder. Det kallas kronisk sjukdom.

Hans lära om de kroniska sjukdomarna beskriver källan till alla former av sjukdom[xiii] som finns i dag, hur de uppstår, vilka områden i organismen de påverkar och hur de överförs genetiskt från generation till generation.

Men framför allt hur de kan botas.

De här sjukdomarna behandlas som kronisk sjukdom och en yrkesutbildad homeopat behöver anlitas.

---

xiii. S Hahnemann benämner den Psora ett mer korrekt begrepp är Tzarhaat. Förf. anm.

Sinnets sjukdom

Samuel Hahnemann utarbetade också en mycket tydlig, systematisk och framgångsrik modell av bemötandet och omhändertagandet av en person som har sjukdom i sinnet[xiv]. Hit hör läran om sjukdom i sinnet (*psykiatri*) som neuroser, fobier, bipolära sjukdomar, schizofreni, depression m. fl.

> **Organon**
> **§230**
> *De för varje psykisk sjukdom utvalda läkemedlen måste vara helt homeopatiskt anpassade till sjukdomsbilden.*

Han skriver om de olika källorna till sinnets sjukdomars ursprung, såsom missbruk och nedsatt fysisk hälsa, och förklarar hur dessa härstammar ur den kroniska sjukdomen. Sinnets sjukdomar kan uppträda periodiskt. Under en period så är den sjuka vrede, manisk och vansinnig för att sedan efterföljas med dysterhet och melankoli. De alternerande symptomen behandlas då som en kronisk växelsjukdom.

De här sjukdomarna behandlas som kronisk sjukdom och en yrkesutbildad homeopat behöver anlitas.

---

xiv. *Organon § 228*

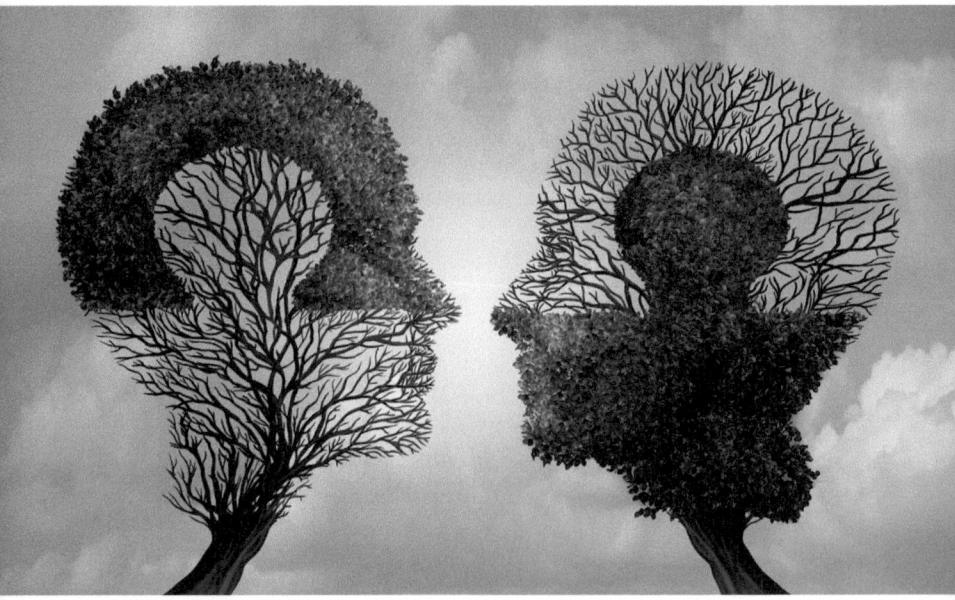

Behandling & omvårdnad

Behandling av akuta sjukdomar

Akut sjukdom kan framgångsrikt behandlas utifrån den homeopatiska likhetsregeln, *Simile*. Vid behandlingen ser man till den totala, uppvisade symptombilden hos den sjuka personen. Det är de upplevda symptomen som *är* och beskriver sjukdomen. Det går inte att förebygga akut sjukdom utifrån den homeopatiska läkemetoden. För att kunna behandla en sjuk krävs att det först finns en sjukdom att bota. Så försök med att förebygga sjukdom eller lidande genom att ge homeopatiska läkemedel inför t. ex. en vaccination eller operation, är lönlöst.

Under ett akut sjukdomsförlopp kan flera olika homeopatiska läkemedel behöva förskrivas, men bara ett läkemedel åt gången ges till patienten. Om den sjuka plötsligt uppvisar en ny symptombild, genom förändringar i t. ex. utsöndringarnas beskaffenhet eller från att ha haft frossa till att bli varm med hetta, börjat svettas efter att ha varit torr, från att ha varit lugn till att bli orolig, så behöver ett nytt läkemedel ordineras utifrån *Simile,* vilket överensstämmer med den nya aktuella sjukdomsbilden.

Akut sjukdom och influensasjukdom har oftast redan kategoriserats genom sitt sjukdomsnamn, sin diagnos eller sitt smittämne. Valet av läkemedel väljs utifrån den homeopatiska läkemedelsprövningen med den växt eller substans som bäst överensstämmer med hela symptombilden genom sjukdomens uttryck, förlopp och faser hos den sjuka.

Vid akut sjukdom är det av större vikt att patienten får rätt *Simile*-medel än i vilken potens. Om medlet eller ämnet i sig inte är giftigt, kan det förskrivas i sin råa naturliga form, om det är det

snabbaste sättet att få tag på läkemedlet. Exempelvis
kan den sjuka, som uppvisar en symptombild
som överensstämmer med *Allium cepas*
läkemedelsprövning, sniffa på och äta
den råa rödlöken tills läkemedlet finns
att tillgå i homeopatisk beredningen,
som t. ex. *All-c* D30.

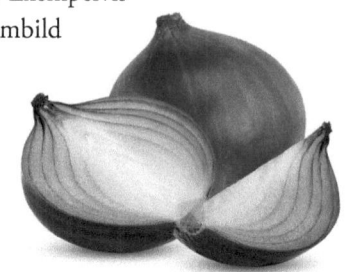

Omvårdnad och diet vid akut sjukdom

Vi berör här dietföreskrifter vid akut sjukdom utifrån Samuel
Hahnemanns lära. Den här typen av omvårdnad hör till de akuta
sjukdomarna som epidemiska, influensasjukdomar samt kris
och trauma.

Vid akut sjukdom är det instinkten och självbevarelsedriften
hos den sjuka som avgör hur omvårdnaden bäst kan ge lindring.
Här kan kroppens egen inneboende instinkt, som är mycket visare
och klokare än vad det mänskliga intellektet kan tänka ut, vägleda
kroppen till vad den behöver. Den sjukas behov av förtäring, dryck,
värme eller kyla, rör till största delen sådant som kan ge en palliativ
lättnad, men kan inte bota sjukdomen.

De personer som vårdar den akut sjuka patienten behöver därför
ödmjukt försöka uppfylla den sjukas alla önskemål vad gäller rums-
temperatur, hur varmt eller svalt täcke den vill ha, vilka födoämnen
eller drycker den har en längtan efter. Kallt eller varmt? Sött eller
salt? Är födan eller drycken möjlig att tillhandahålla så bör den
serveras i största möjliga utsträckning. Vid utpräglade inflamma-
tioner med feber har patienten nästan alltid endast behov av rent
vatten. Det är också viktigt att den som är akut sjuk är befriad från
alla tankekrävande bekymmer, onödiga sinnesrörelser och andra
störande intryck.

De iatrogena och kroniska sjukdomarna har egna strikta dieter
och omvårdnadsprogram, som en yrkesutbildad homeopat kan
informera om.

Morbi intercurrentes,

Mellankommande besvär

Tillfälliga besvär som uppkommit i samband med en kris kan orsaka övergående störningar, som Samuel Hahnemann skriver om i boken *Chronischen Krankheiten* teoretiska Del I. Han benämner dem som mellankommande besvär, *Morbi intercurrentes*, "På grund av deras praktiska betydelse bör vi uppmärksamma dem..." och hans råd är verkliga små guldkorn som lämpar sig väl vid hemmaförskrivningen.

Mellankommande besvär behandlas som en akut sjukdom. När tillståndet uppkommer görs ett uppehåll i behandlingen med det kroniska homeopatiska läkemedlet och det indikerade *Morbi intercurrentes* läkemedlet sätts in istället, tills besvären har upphört.

Mellankommande besvär uppkommer i livet utan att ha en grundorsak i den kroniska sjukdomen. Det rör sig mest om symptom med högt värde och en känd *sequelae*. De är heller inte förorsakade av en yttre skada, såsom ett trauma. Men något har hänt i den yttre omvärlden som skakat om i livsprincipen så pass att sjukliga besvär uppkommit som olycklig kärlek, ätit dålig mat, blivit utsatt för kall vind eller andra missöden. Vid den här typen av besvär finns orsaken utanför patienten och påverkar hela patienten men läker i regel snabbt ut av sig självt. Men för att minska lidandet kan de behandlas framgångsrikt med homeopatika.

På nästa uppslag följer några exempel på homeopatiska läkemedel som kan användas vid olika besvär som följd av en tillfällig kris.

De angivna läkemedlen i Samuel Hahnemanns tabell, kan endast förskrivas i homeopatisk beredning.

Morbi intercurrentes betyder "mellanliggande sjukdomar" eller "inskjutna sjukdomar" – det vill säga sjukdomar som uppträder under förloppet av en annan sjukdom. De kan framgångsrikt behandlas utifrån Simile.

Morbi intercurrentes

Förkylningar	Först och främst, stanna hemma och vila i sängen.
Första förkylningssymptomet	Behandlas med Nux vomica
...med diarré...	...med Dulcamara
...som efterföljs av smärtor (speciellt huvudvärk)...	...med Coffea cruda
...eller som efterföljs av feber och hetta...	...med Aconitum
...eller förkylning som efterföljs av kvävningsliknande anfall (astma)	...med Ipecacuanha
...eller förkylning som efterföljs av smärta och en benägenhet att gråta...	...med Coffea cruda
...förkylning med en bestående snuva och med förlust av lukt- och smaksinnet...	...med Pulsatilla

Överbelastad mage	Patienten ska fasta med en tunnflytande soppa och något bönkaffe istället för mat.
Överbelastad mage efter att ha ätit fett, kött, speciellt griskött...	Behandlas med fasta och Pulsatilla
Som orsakar halsbränna och olag i magen efter måltid med illamående och kräkningar...	...med Antimonium crudum
Som får magont efter att ha ätit vattniga frukter...	Behandlas med Arsenicum album helst genom olfaction.
Som får besvär efter alkoholhaltiga drycker...	...med Nux vomica
Magbesvär med feber, kyla och frossbrytningar...	...med Bryonia

Följder av fysiskt arbete	
Överansträngning och efter att ha gjort för tunga lyft...	Behandlas ibland med Arnica men mest troligt hjälper Rhus toxicodendron
Klämskador, blödningar under huden eller förosakade av trubbiga föremål...	...med Arnica
Brännskador på huden...	Behandlas med omslag av en kompress med vatten och Arsenicum album eller med alkohol som blivit upphettad med väldigt varmt vatten, pågående i flera timmar.

Följder av bekymmer och förargelser	
Förargelser som orsakar ilska, hetta och irritation…	*Behandlas med Chamomilla*
…men om de istället skulle vara förenade med frossa och kyla i kroppen…	*…med Bryonia*
Förargelse med vrede och en djup inre förödmjukelse tillsammans med att man kastar i väg det som hålles i handen…	*…med Staphisagria*
Vrede med en djup inre förödmjukelse…	*…med Colocynthis*

Följder av skräck	
När man omedelbart kan ge läkemedlet och när rädslan skapar skygghet…	*Behandlas med Opium*
…men om man endast senare kan ge läkemedlet till patienten som då lider av oro och ångest förenad med ilska…	*…med Aconitum*
…men om sorgsenheten är orsakad av rädsla…	*…med Ignatia*

Följder av kärleksbekymmer	
Misslyckade kärleksaffärer med en tyst inre sorg…	*Behandlas med Ignatia*
Olycklig kärlek med svartsjuka…	*…med Hyoscyamus*
Svaghet med blodförlust eller förlust av andra kroppsvätskor…	*…med China*
Hemlängtan med röda kinder…	*Behandlas med Capsicum[i]*

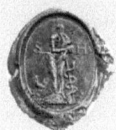

Samuel Hahnemanns sigill

---

i. *I Gert Eselböck, Materia Medica Prima, framgår att symptomet ej framkommit i Samuel Hahnemanns läkemdelsprövningar, utan först hos C Hering som ett kliniskt symptom.*

Samuel Hahnemann-medalj på Uppsala universitet

Läkaren Erik Waller (1875-1955) blev under sitt liv internationellt känd som boksamlare, men han hade också en omfattande medaljsamling som år 1950 donerades till Uppsala universitet. Erik Waller samlade främst på medaljer föreställande framstående och berömda läkare genom historien. Många av medaljerna har utgivits med anledning av kongresser i olika medicinska specialiteter och av medicinska sällskap och akademier.

Medaljerna ingår idag i universitetets mynt- och medaljkabinett. I samlingen finns en medalj (nr 261) utgiven i Frankrike den 25 juni 1835 till Samuel Hahnemanns ära.

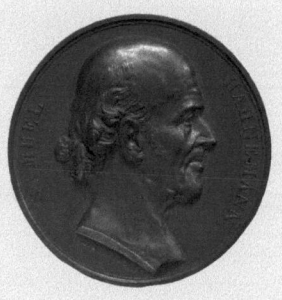 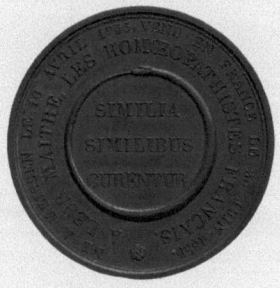

261.

Hanemann, Samuel Christian Friedrich, 1755–1843. Tysk läkare.
Åtsidan: SAMUEL HAHNEMANN.
Halsbild höger sida. Under halsavskärningen.
Frånsidan: NÉ A MEISSEN LE 10 AVRIL 1755, VENU EN FRANCE
LE 25 JUIN 1835. /A LEUR MAITRE LES HOMŒOPATHISTES
FRANÇAIS. (Född i Meissen den 10 april 1755, kom till Frankrike den
25 juni 1835. Gav homeopaterna i Frankrike till sin mästare.) I centrum,
SIMILIA/ SIMILIBUS/CURENTUR. (Lika må med lika botas.)
Präglingsår: 1836. Konstnär: Rogat, Émile, 1770–1852
Diameter: 50,5 mm. Vikt: 63,3 gram. Material: Brons.
Litteratur: Storer 1435. Freeman 222.

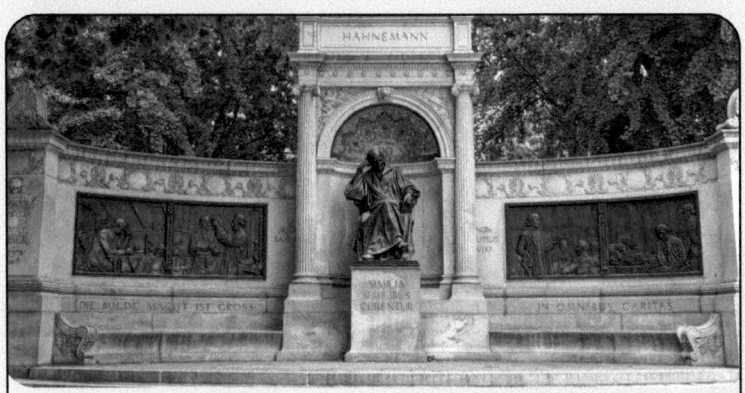

Monumentet i Washington D.C.
Till minne av Samuel Hahnemann

Monumentet av vit marmor har i mitten en bronsstaty med
avbilden av Samuel Hahnemann. På statyns piedestal finns den
latinska inskriptionen *Similia Similibus Curentur*.
Nischen bakom statyn är dekorerad med glaserad, färgad, mosaik
som representerar bladverken av växten Cinchona *China officinales*.
På den vänstra böjda sidan som flankerar statyn finns ett basrelief
som återspeglar studier och experiment ur Samuel Hahnemanns liv.
Andra inskriptioner som finns på monumentet är det på tyska *Die
Milde Macht ist Gross*, "Den milda kraften är stor". Bredvid finns
Aude Sapere som betyder "Våga veta" samt *In omnibus caritas*
"Visa alltid kärlek och omsorg".
Tre kända citat av Samuel Hahnemann.
Det var vid det årliga mötet 1892 vid *American Institute
of Homeopathy* som idén om ett minnesmärke över
Samuel Hahnemann föddes. En kommitté bildades ledd av
J. H. McClelland från Pittsburgh, Pennsylvania. Arbetsgruppen
utlyste en designtävling och vinnaren av finast förslag blev
Charles H. Niehaus N.Y.C. år 1895.
Minnesmonumentet är unikt, främst för att det är det första
monument i Amerika som avbildar en utländsk person som inte
har en politisk eller militärisk bakgrund.
Invigningsceremonin av monumentet ägde rum den 21 juni
1900. Statyn avtäcktes medan marinkårens
musikkår spelade *America*.

Polycrest & oligocrest

Polycrest är ett samlingsnamn för homeopatika som är brukbart
och nyttigt till många och där symptomen är så alldagliga att de
kan stämma in på nästan vem som helst. Det är läkemedel som
kan användas vid behandling på de flesta sjukdomskategorier samt
akuta- och kroniska sjukdomar. *Oligocrest* är det motsatta, det är
substanser som är brukbara vid ytterst få behandlingsområden.

Det finns i dag cirka 55 – 65 polycrester som är väl kända,
beprövade homeopatiska läkemedel som varje utbildad homeopat
känner till. Det finns idag läkemedelsprövningar av cirka 4 000
olika läkemedelssubstanser vilka finns att läsa om i olika
homeopatiska *Materia Medicas* texter.

Organon § 3

Läkaren skall:
a) Klart inse vad som måste botas i varje enskilt sjukdomsfall
– kunskap om sjukdomen
b) Veta vad som verkar läkande hos varje läkemedel
– kunskap om läkemedelskrafterna
c) Skall förstå att på saklig grund anpassa de läkande egen-
skaperna hos läkemedlet till det som han utan tvivel känner
igen som något sjukligt, så att botande måste följa.
– val av läkemedel
d) Anpassa det efter sin verkan lämpligaste läkemedlet för det
enskilda fallet, så att han exakt känner till erforderlig bered-
ning, lämplig mängd och behörig tid intill förnyad dosering.
– rätt dosering
e) Känna till vad som kan hindra tillfrisknandet i varje
enskilt fall och veta att röja undan sådant, så att hälsan
återställes på ett varaktigt sätt.
Endast så kan han handla ändamålsenligt och grundligt och
– är en ÄKTA läkare i botandets konst.

Att använda homeopati
...tre principer och två arbetssätt

Tre principer...

Vi kommer här att gå djupare in i hur den homeopatiska läkemetodens grundläggande principer lyder och hur arbetsmetoden utförs. Vi börjar med principerna och fortsätter längre fram i boken med arbetsmetoderna.

Simileregeln (1)

Likhetsregeln, även kallad *Simile,* är den grundläggande förutsättningen för att den homeopatiska läkemetoden ska kunna utföras. För det behövs kunskap om de symptom som framkom vid den homeopatiska läkemedelsprövningen och information om sjukdomens symptom. Målet för att kunna behandla sjukdom utifrån *Simile* är att i så stor utsträckning som möjligt täcka in sjukdomens alla symptom, som i sin tur ska överensstämma med det förskrivna läkemedlets prövningssymptom. Ett exempel på prövningssymptom är den av *Allium cepa,* rödlök. När lök hackas och skärs börjar ögonen automatiskt att svida och tåras, näsan rinner med en vattnig frätande snuva som leder till talrika nysningar samt att besvären blir bättre av att andas in utomhusluften och det sker utan att den som hackar löken lider av någon sjukdom.

Symptomen är snarlika de som upplevs vid förkylning eller allergi. Därför kan det homeopatiska läkemedlet *Allium cepas liknande* läkemedelsprövningssymptom förskrivas för att läka just de individuella symptom som är den *lika* sjukdomen, oavsett om det rör sig om en allergi eller förkylning.

Homeopatiska läkemedelsprövningar (2)

Den homeopatiska läkemedelsprövningen är homeopatins viktigaste kunskapskälla och har genomförts på friska människor långt innan läkemedelsindustrin började utföra sina. Även om ordet läkemedelsprövning är detsamma så är tillvägagångssättet och avsikten för studierna helt olika.

Samuel Hahnemann började göra läkemedelsprövningar på sig själv och den första kända läkemedelsprövningen som han gjorde var på Kinaträdets bark. Genonomförandet och studien av en läkemedelsprövningen sker genom att försökspersonerna får inta en förutbestämd substans. Genom observationer av de upplevda prövningssymptomen, kan de rena läkemedelssymptomen skönjas.

Deltagarna i studien för noggranna dagboksanteckningar över alla sina subjektiva, objektiva avvikelser och upplevelser i kropp och sinne. Med noteringar såsom var i kroppen förändringen uppträder, i vilken kroppsdel, i vilken miljö, eventuella utsöndringar och deras beskaffenheter o.s.v. Deltagarna får dokumentera hur förändringar upplevs i tankar, humör, sömn, drömmar och i sinnet.

Idag utförs homeopatiska läkemedelsprövningar vanligtvis i grupper om 10–30 deltagare. Gruppen bör uppvisa en bred spridning gällande ålder, kön och nationalitet. Prövningsdeltagarna ska vara friska då de påbörjar läkemedelsprövningen. Studien görs i en enkelblindtest, d.v.s. endast prövningsledaren vet vilken växt eller substans som prövas. Prövningsdeltagarna delas in i två olika grupper. Den ena gruppen av deltagarna får en verksam substans, *verum* och den andra gruppen får en overksam substans, *placebo*. Det är bra att efter en avslutad studie låta deltagarna skifta grupp så att de deltagare som fått *verum* får *placebo* och vice versa. Det är för att skilja äkta symptom från förväntade symptom hos den enskilda deltagaren. När studien är avslutad insamlas materialet och slutligen sammanställs alla deltagares observationer och symtomen av den ansvariga prövningsledaren. Inget symptom får tas bort, negligeras eller ändras, de nedtecknade symptomen ska bevaras i sin ursprungliga ordalydelse, utifrån varje deltagares unika formulering av sina symptom. När sammanställningen av alla deltagares läkemedelsprövning är klar så går det att urskilja de vanligare symptomen, som de flesta eller många prövningsdeltagare upplevt, till de mer sällsynta symptomen, som bara några få eller enstaka deltagare har upplevt. Det framkommer också tydligt i vilken eller vilka delar av organismen som den prövade substansen har störst påverkan. När sammanställningen är gjord, sammanställs symptombeskrivningen i ett huvud- till fotschema och förs in i *Materia Medica*.

Individuellt anpassat läkemedel (3)

Ordet individuell kommer från latinets *individuum*, som betyder "odelbar enhet" och är synonym till säregen, egenartad och karaktäristisk och syftar här på de individuella symptomen som framkom vid läkemedelsprövningen. Även generella symptom framkommer i prövningssymptomen vilka är ospecifika tecken på sjukdom och som inte tydligt kan kopplas till ett specifikt organsystem, som trötthet, feber, sjukdomskänsla, aptitlöshet eller viktnedgång.

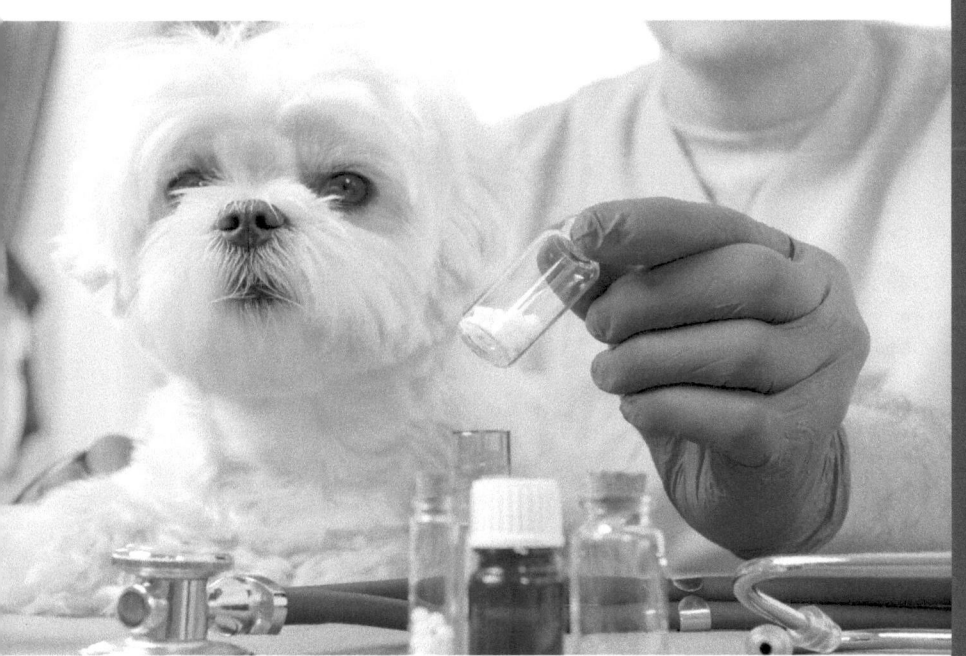

I dag används den homeopatiska läkemetoden för bot och behandling av allt levande, både människor, djur och växter.

Varje substans som genomgått en homeopatisk läkemedels-
prövning uppvisar därför sina egna individuella symptom och
blir på så vis det individuellt anpassade läkemedlet i relation till
sjukdomens säregna, egenartade och karaktäristiska symptom.

Om tre personer lider av huvudvärk (generellt symptom) finns
det ca. 350 olika homeopatiska läkemedel att välja mellan som alla
indikerar huvudsymptomet, huvudvärk.

Låt säga att den ena personen upplever huvudvärkens smärta som
bultande och pulserande samt att båda kinderna är blossande röda.
Den andra personens huvudvärk börjar alltid efter ett gräl och smär-
tan är skärande och lindras av att ligga i ett mörkt och svalt rum.
Den tredje får alltid huvudvärk på sina lediga lördagar tillsammans
med diarré tidigt om morgonen. På så vis särskiljs de egenartade
individuella läkemedlen åt och rätt homeopatika kan förskrivas.

Läkning sker vartefter sjukdomstecken försvinner och hälsan
återkommer för att stanna kvar, ett äkta bot.

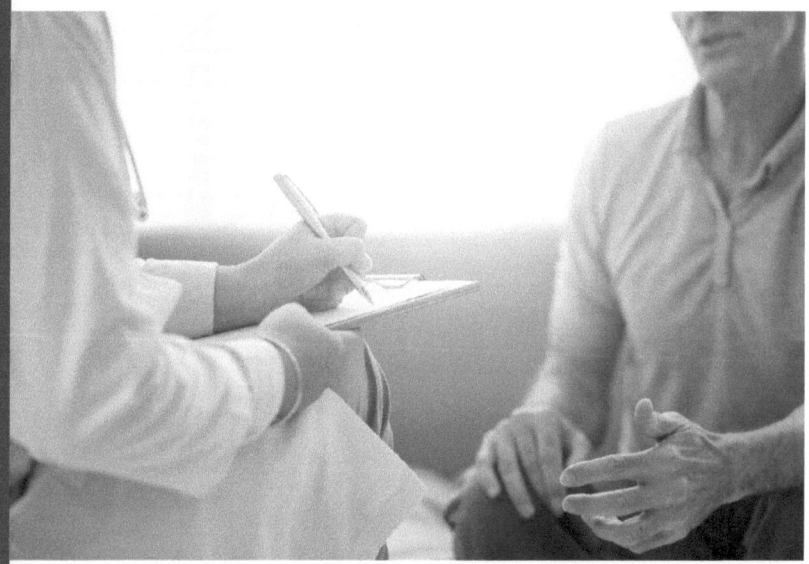

*Vid ett besök hos en homeopat får patienten berätta om alla sina symptom och endast ett
enkelmedel förskrivs för alla upplevda besvär, oavsett om det gör ont i knoppen eller kroppen.*

Organon § 83

Individuell undersökning av ett sjukdomsfall fordrar endast att läkaren är fördomsfri, uppmärksam och noggrann och användersitt sunda förnuft vid upptecknandet av sjukdomsbilden.

...två arbetssätt

Den homeopatiska anamnesen (4)

Ordet *anamnesis*, härstammar från grekiskans *ana*, åter, *mnēsis*, erinring och innebär att den sjuka återerinra sin sjukdoms-historia. *Anamnesis* är ett begrepp som den grekiska filosofen *Platon* (428–348 f. vt.) använde i sin kunskapsteori. Termen används inom alla medicinska behandlingar och ligger till grund för behandlingen.

Den homeopatiska behandlingen börjar i mötet med den sjuka, där alla sjukdomstecken ligger till grund för och urskiljer vilket läkemedel som ska användas för just den patienten. Det uppnås genom den homeopatiska anamnesen. Målet med anamnesen är att få information om, och förståelse av patientens upplevda sjukdoms-symptom genom beskrivningen av hela sjukdomsförloppets faser och förlopp

Hur en homeopatisk anamnes genomförs

Små upplevda förändringar i den sjukas tidigare friska tillstånd ligger till grund för det som sedan avgör vilket homeopatiskt läkemedel som förskrivs. Därför behöver det vid anamnesen insamlas en så detaljerad information som möjligt. Informationen dokumenteras noggrant på papper eller i en dator. Den som dokumenterar sjukdomsyttringarna hos den sjuka antar ingenting, utan håller ett öppet sinne och lyssnar på vad som berättas. Den

sjuka får tala fritt utan att bli avbruten och den som dokumenterar
är tyst, lyssnar och söker efter det spontana uttrycket i berättelsen.
Därefter kan anamnesen behöva fyllas på med mer information och
tydligare detaljer i sjukdomsberättelsen. Det görs genom ytterligare
kompletterande följdfrågor, tills en så fullständig symptombild som
möjligt har uppnåtts. Observationer från anhöriga till den sjuka
noteras också.

Sjukdomstecken innebär förändringar av det tidigare friska till-
ståndet som den sjuka nu upplever begränsande. De mer allmänna
symptomen är inte till så stor hjälp vid den homeopatiska anamne-
sen t. ex. ont i halsen vid halsfluss, ont i örat vid en inflammation
i örat eller ont i den stukade kroppsdelen vid en stukning. Av större
intresse är informationen om vad som är särskiljande. När gör det
ont i halsen vid en halsinfektion. Blir det värre när den sjuka sväljer?
I så fall vad? Fast föda? Dryck? Blir det onda bättre eller sämre om
drycken är varm eller kall? Symptom som uppkommit samtidigt
men som till synes inte tillhör själva sjukdomen är av stor betydelse.
Det kan vara t. ex. huvudvärk samtidigt med näsblod. Variablerna
kan vara hur många som helst, men det är de små skillnaderna som
visar vägen till rätt *Simile*.

Tips på följdfrågor vid en anamnes

Lokalisering: Var på kroppen sitter symptomet? Var finns smärtan?
Förnimmelse: Hur känns det just där? Hur upplevs obehaget, är det
bultande, skärande? Flyttar smärtan på sig, i så fall i vilken riktning?
Sequelae: Förståelse för sjukdomens uppkomst eller händelser som
utlöst orsaken till lidandet har en central betydelse i valet av läke-
medlet utifrån *Simile* och är bra att känna till.

Har den sjuka blivit kraftigt nedkyld innan förkylningen bröt ut?
Blivit kall och våt om sina fötter? Haft en upplevelse av att ha blivit
kränkt innan magknipet startade?
Modaliteter: Anger vad som förbättrar eller försämrar ett visst
symptom och kallas för modalitet. Blir symptomet bättre eller sämre
av värme, kyla, drag eller fukt? Finns det kroppsställningar som för-
sämrar eller förbättrar, som att stå, ligga ned, böja sig framåt

eller bakåt? Upplever den koliksjuka försämring eller förbättring av tryck på magen? Blir smärtan bättre eller sämre av rörelse? Lindras symptomen av värme eller kyla? Vill den sjuka ha varm eller kall dryck? Vill den som gråter ha tröst eller bli lämnad i fred?

Valet av ett homeopatiskt läkemedel (5)

Inom homeopatin används endast ett läkemedel åt gången, vilket ska överensstämma med den totala sjukdomsbilden.

Yrkeskunskapen ligger i att finna det homeopatiska läkemedlet vars individuella läkemedelsbild uppvisat liknande symptom vid läkemedlsprövningen som den sjukas lika och säregna, egenartad och karaktäristisk[xv] sjukdomssymptom uppvisar.

Sjukdomens symptomyttringar är de *lika* och jämförbara med de *liknande* symptomen som återfinns i läkemedelsprövningarnas beskrivningar i *Materia Medica.*

Utifrån symptomsammanställningen (*anamnesen*) avgörs vilket läkemedel som kan bota och förskrivs till den sjuka. Enklast görs detta genom att följa symptomatologins uppställning, där § 153 betonar att det säregna, egenartade och karaktäristiska symtom utgör den bästa vägledningen för att finna rätt *Simile*. Genom jämförelsens överensstämmelse med den enskildes samtliga och *lika* sjukdoms-tecken och symptom uppfylls principen *Similia similibus.*

Om en person t. ex. lider av pollenallergi, finns det i det här fallet två olika läkemedel som kan verka lämpliga, *Allium cepa* eller *Euphrasia officinalis,* men bara ett läkemedel överensstämmer med sjukdomens totala symptombild. Den här personen lider av typiska generella allergisymptom med rinnande näsa, talrika nysningar och

---

xv. *Sjätte Organon § 153*

> ## Organon § 154
> *Den samlade motsvarigheten från ett visst läkemedels symp-tomlista skall i största möjliga antal och likhet innehålla just den behandlade sjukdomens speciella ovanliga och karaktäri-tiska kännetecken.*

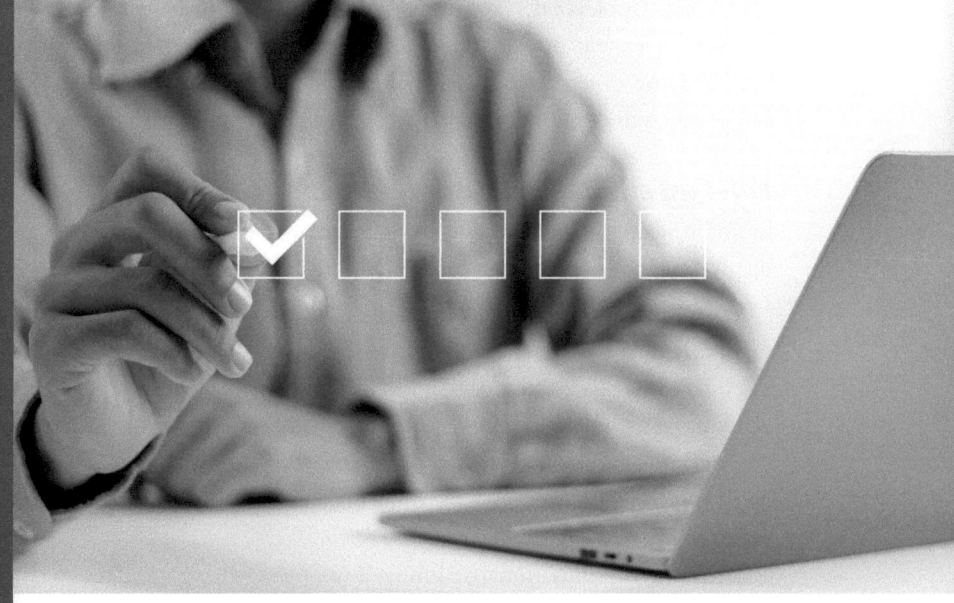

Arbetet ligger i att checka av alla symptomen som framkom under anamanesen mot de symptom som finns beskrivna Materia Medicans läkemedelsprövningar.

kliande ögon. Utsöndringen från näsan är rinnande och klar. Näsvingarna är ilsket röda och nariga, nysningarna kommer tätt och är talrika. Den sjuka mår samtidigt bättre av att vara utomhus, då lättar nästäppan och det går lättare att andas, samtidigt som det rinner mindre från ögon och näsa. Det framgår också att symptomen från näsan blir värre om personen ligger ned i sängen om kvällen.

Sjukdomssymptomen är här mer *lika* och överensstämmer bättre med de *liknande* symptombeskrivningarna som finns att läsa i homeopatiska *Materia Medicia* under *Allium cepa*. Den totala symptombilden och modaliteter överensstämmer **inte** med *Euphrasia officinalis* och därför förskrivs, i just det här fallet, *Allium cepa* till den sjuka.

En annan person som också lider av allergi upplever kanske istället att tårarna är svidande och blir värre av solljus och att vara utomhus i blåsten. Har nysningar med snuva som rinner ned i luftstrupen och skapar heshet. Upphostningarna är rikliga och förekom-

mer alltid tillsammans med snuvan. Det kittlar i halsen vilket leder
till en våldsam hosta, som blir bättre om natten och av att den sjuka
ligger ned, men då blir snuvan värre. Den här patientens sjukdoms-
symptom liknar istället mer symptomen som finns beskrivna om
i den homeopatiska *Materia Medica* för *Euphrasia officinalis* (och
inte *Allium cepa*) och därför förskrivs *Euphrasia officinalis* i det här
sjukdomsfallet.

I patientbeskrivningarna var diagnosen allergi, men symptomen
är också snarlika de som förekommer vid en förkylning, influensa
eller katarr i de övre luftvägarna. Det finurliga med den homeopa-
tiska läkemetoden är att sjukdom behandlas utifrån sin likhet och
inte utifrån en fastställd diagnos, smittämne eller allergen. Det är de
små detaljerna som skiljer de olika homeopatiska läkemedlen åt och
avgör vilket läkemedel som ska förskrivas.

Ett och samma läkemedel kan alltså användas vid flera olika slags
sjukdomar och diagnoser om symptomen överensstämmer. T. ex.
kan rödlök vara gasbildande. En ofrivillig läkemedelsprövning kan
uppstå vid förtäring av en större mängd lök. Då börjar magen rumla
runt och personen börjar släpper illaluktande väder, samtidigt som
koliksmärtorna i buken förbättras. Buken är svullen och kläder
som trycker mot buken känns obehagliga. I *Materia Medica* under
Allium cepa, finnas en mängd symptombeskrivningar av olika mag-
problem, bland annat de som beskrevs tidigare i texten och därför
är *Allium cepa* också ett läkemedel som kan bota kolik. Samma
homeopatmedel kan användas för många olika generella besvär
av helt olika art, sjukdomsnamn eller diagnos.

Arbetet kan vara både tidskrävande och fantastiskt intressant,
då varje nytt sjukdomsfall blir ett nytt eget mysterium att lösa.

Symptomatologi

Symptomatologi kommer från grekiskans *symptōma*, tecken, tillfäl-
lighet och *logia*, lära, studie. Den *symptomatologiska* uppställningen
beskriver i vilken ordning symptomen bör prioriteras och vilka
symptom som behöver finnas med. Uppställningen är till hjälp för
att underlätta arbetet med att hitta rätt läkemedel utifrån *Simile*.

När anamnesen är gjord och rätt läkemedel ska arbetas fram så rang-
ordnas symptomen utifrån den *symptomatologiska* uppställningen.
Där § 153 i *Organon* är den första att beakta (se ruta) sedan följer
humörsförändringar som uppkommit tillsammans med sjukdomen.
Till exempel, om den sjuke i vanliga fall är en social och trevlig per-
son men under sjukdomstillståndet blir självupptagen, förvirrad
och innesluten i sin egen värld, räknas det som ett *sinnessymtom*.
Blir huvudvärken värre av dagsljus och ögat känns bättre när det
blir gnuggat så är det en vägledande *modalitet*.

Samuel Hahnemanns symptomatologiska uppställning:

- Påfallande, särskiljande, ovanliga symptom § 153
- Beteende- och sinnessymptom § 210
- Modaliteter § 133
- Livsstilssjukdom och gynekologiska symptom § 94
- Symptom hos inre, vitala organ
- Symptom på kroppens yta

Samt "...nyligen uppkomna symptom av en kronisk sjukdom botas
alltid först under en homeopatisk kur. De äldsta, oförändrade och
mest varaktiga besvären botas sist och bara när alla övriga besvär har
gett vika och hälsan är helt återställd avslutas behandlingen"[xvi].

Läkningens ordning vid homeopatisk behandling

Homeopati är **inte** en riktad terapibehandling utan en läkemetod
som innefattar hela den sjukas lidande. Vi är kanske vana vid att
om vi tar en spray för näsan så försvinner snuvan, för att sedan
återkomma när vi slutar med sprayen. Eller att vi tar en tablett mot
huvudvärken och när verkan av tabletten har upphört känns
smärtan återigen i huvudet.

Vid den homeopatiska behandling kommer livsprincipen att
avgöra i vilken ordning som sjukdomssymptomen läker. Läkningen
kommer först att övervinna sjukdomssymptomen i de organ-
system som är mest vitala för kroppens överlevnad, som hjärna,
hjärta, lunga, urinvägar o.s.v.

xvi. Boken Kroniska sjukdomar 1828

Organon § 153

Vid detta sökande efter ett homeopatiskt specifikt läkemedel måste man, för att bland dessa finna de konstgjorda symptom (från läkemedelsprövningen) som är lik det onda som ska botas, speciellt och nästan enbart uppmärksamma de påfallande, särskiljande, ovanliga och karaktäristiska tecken och symptomen som utmärker sjukdomsfallet. Dessa drag måste nämligen i hög grad motsvara det sökta läkemedlets symptomserie, om de skall vara lämpligaste botemedlen.

De mera allmänna och generella symptomen som bristande aptit, huvudvärk, matthet, orolig sömn, obehag förtjänar i detta sammanhang, och om de inte beskrivs mer ingående, föga uppmärksamhet eftersom man ser sådana generella tecken i samband med nästan varje sjukdom och läkemedel.

Vid behandling av akut sjukdom bör tillfrisknandet fortgå enligt följande förlopp; ganska omgående upplever den sjuka ett uppklarnande som att livskrafterna har återkommit. Vid t. ex. en akut förkylning med snuva, huvudvärk och hosta, så kommer huvudvärken att läkas först, sedan hostan och sist snuvan. Vartefter symptomen försvinner återinträder hälsan i kroppens olika delar tills det att sjukdomen är helt läkt och hälsan tiger still!

Det finns en regel (lag) som beskriver läkningens ordning och förekommer vid nästan alla alternativmedicinska terapier och behandlingar. Inom homeopatin kallas den för *Herings lag* och sker alltid vid ett äkta bot både vid akut och kronisk sjukdom.

Constantine Hering (1800–1880) fick äran att namnge regeln. I förordet till den amerikanska utgåvan av *The Chronic Disease* skriver C Hering år 1845 "Varje homeopat måste ha iakttagit att smärtor förbättras uppifrån och ned, sjukdomen inifrån och ut. Det förklarar varför kronisk sjukdom, efter grundligt botande, alltid slutar med ett hudutslag, vilka skiljer sig från patient till patient".

Herings lag

"Vid ett äkta botande försvinner symptomen uppifrån och nedåt, inifrån och utåt och i omvänd kronologisk ordning"

Det genomgripande botandet av en i organismen vitt förgrenad kroniska sjukdom visar sig genom att först avlasta de mest livsviktiga organen och lidandet försvinner enligt samma ordningsföljd så som de organ som har drabbats. De mest livsviktiga organen avlastas först, sedan de mindre viktiga och huden avlastas sist".

Det var när *J T Kent* (1849–1916) höll sin föreläsning *Korrelationen mellan organen och riktningen av bot*[xvii]. Det var i samband med detta som begreppet *Herings lag* föddes. Även Samuel Hahnemann hade uppmärksammat att sjukdomar läker i en viss bestämd ordning och skriver om det i sin bok *Die chronischen Krankheiten*[xviii].

Regeln har stötts och blötts och den slutgiltiga formuleringen kokades ned av *Pierre Schmidt* (1894–1987) till;

Vid ett äkta botande försvinner symptomen uppifrån och nedåt, inifrån och utåt och i omvänd kronologisk ordning.

Organon § 269

Den homeopatiska läkekonsten (potentiering) utvecklar för sitt särskilda ändamål råsubstansernas inre, själsliga läkekrafter till en tidigare oväntad dignitet genom en för dem karakteristisn behandling, som före min tid inte prövats.

---

xvii. *Correspondence of organs and direction of cure, föreläsningar vid Post Graduate School, år 1911–1912*
xviii. *År 1828 "Symptom som nyligen uppkommit vid en kronisk sjukdom botas alltid först under en homeopatisk kur".*

Den homeopatiska farmakopén

Ordet farmakopé kommer från grekiskans *pharmakon,* läkeört, läkemedel, trolldryck, gift och *poiein,* göra, frambringa, att tillverka läkemedel.

Idag finns riktlinjer om hur beredningarna ska utföras samlade i den homeopatiska farmakopén HAB (*Homöopathisches Arzneibuch*) som fortfarande delvis bygger på Samuel Hahnemanns ursprungliga anvisningar. Hans anvisningar finns att läsa i förorden till varje läkemedel i hans böcker *Materia Medica Pura* och *Die chronischen Krankheiten Del II.* I förorden framgår uppgifter om substansens ursprung, mineralens eller saltets löslighet och renhet eller vilka delar av växten som ska användas. Där beskrivs hur ämnet ska bearbetas om de ska rivas, finfördelas, malas, pressas, hur beredningen ska behandlas samt hur den färdiga produkten ska lagras. I förorden finns också information om när den homeopatiska läkemedelsprövningen var gjord samt, vilka personer som deltog i den.

Homeopatiska läkemedel som säljs i Sverige i dag är av läkemedelsverket godkända produkter och registrerade läkemedel enligt HSLF - FS 2017:75 samt uppfyller kraven för GMP (Good Manufacturing Practice) och GDP (Gross domestic product).

Homeopatisk läkemedelsberedning

Läkemedel som förskrevs i början av Samuel Hahnemanns homeopatiska utveckling var oftast giftiga ämnen som *arsenik, stormhatt, digitalis* m. fl. Om en växt ska fungera som ett läkemedel behöver den till viss del vara giftig, annars uppfattar organismen växten som föda. Salter, metaller och mineraler, som i sin natur inte är giftiga eller, som intas i liten mängd, spjälkar organismen som spårämnen och accepteras som näring. Om ämnet däremot intas i för stor mängd, blir det i stället ett gift som skadar organismen utan att bota någon sjukdom.

Även Samuel Hahnemann arbetade under större delen av sitt yrkesverksamma liv med de läkemedelsämnen och doseringar som var gängse på den tiden. Han iakttog att läkemedlen i sin naturliga form skapade häftiga reaktioner som organismen hade svårt att klara av. Han började därför laborera med hur man skulle kunna förhindra de häftiga reaktionerna. Han ville framställa läkemedel som uppfyller det högsta målet för bot enligt principen, *Cito, tuto et jucunde*[xix].

"Rivningen och skakningen av de minsta delarna skiljer alltså potenserna från de blotta förtunningarna."

Det vill säga att läkemedlet ska verka:

1. Snabbt 2. Utan att skada 3. Med lindring

Eller *snabbt, enkelt* och *smärtfritt,* som vi säger till vardags.

Samuel Hahnemann började med att ge läkemedlet i "minsta möjliga dos" (så liten mängd som möjligt) sedan laborerade han

xix. *Citat av den grekiska filosofen Celcius 100-talet e.vt.*

Homeopatiska ursprungssubstanser

Homeopatika framställs av ämnen från:

Växtriket: såsom örter, växter, bark, svampar, parasitväxter, träd, mossor, gräsarter, svampar och hallucinogena växter.

Mineralriket: såsom, mineraler, halvädel- och ädelmetaller, halvädel- och ädelstenar, gasföreningar, olje- och petroleumföreningar samt jordarter.

Djurriket: såsom gifter från ormar och paddor, saliv samt ämnen från djurkörtlar.

Vattenriket: såsom vatten från olika hälsokällor runt om i världen.

Kemiska ämnen: såsom grundämnen, gaser, syror, salter, mjölk och andra kemiska föreningar.

med att späda ut de olika ämnena, så som vi späder blandsaft, men insåg snabbt att de förblev endast spädningar eller förtunningar som inte var dugliga som läkemedel. Han citerar i sin bok *Organon* § 269 "Enbart förtunning eller utspädning av t. ex. en liten mängd, ett gran (0,06 gr) koksalt [NaCl], som löstes upp i vatten blir enbart vatten med en gnutta salt i och kan aldrig användas som ett läkemedel. För det krävs en väl genomförd trituration vilket ger substansen i fråga en utomordentlig styrka". Samuel Hahnemann började kring år 1824 laborera med olika beredningsformer i stället och uppnåde målet år 1827. Genom att att låta den utvalda substansen bearbetas i **tre olika steg.** I det **första steget** genomförs *trituration* av substansen tillsammans med mjölksocker i det **andra steget** till en *flytande lösning* med vatten och alkohol och i det **tredje steget** *dynamisering,* där de två sista stegen sedan upprepas. Det tre stegen sammanfattas då som en potentiering (potentizing). Hur många steg potentieringen genomgått anges på produkten med en siffra som kallas för *potens,* som påvisar att substansen har genomgått en homeopatisk beredning. T. ex. **Arnica D6.** *Arnica* beskriver vilken substans som bearbetats. Bokstaven D anger skalan som använts vid dynamiseringen, i det här fallet 1:10. Sifferbenämningen anger i hur många steg som substansen dynamiserats, i det här fallet i sex (6) steg.

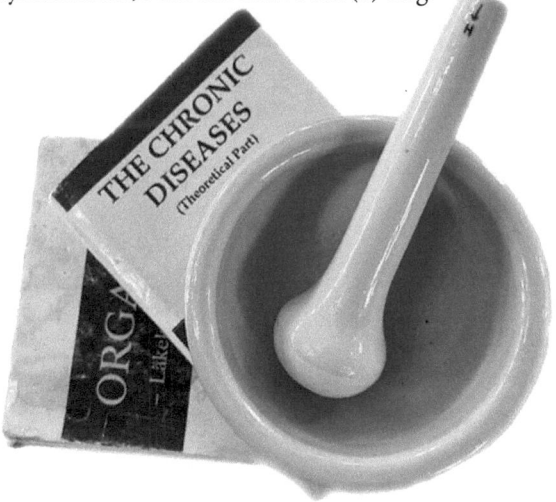

Författarens privata böcker och mortel

Läkemedel som är framställda i den homeopatiska berednings-
formen kallas för *homeopatiskt enkelmedel* eller *homeopatika*.

Det är ingen skillnad i tillvägagångssättet av beredningen mellan
C och D potenser, mer än antalet dynamiseringar (bankningar)
och mängd vätska i de olika stegen vid en potentiering. Standard-
potentieringarna är D, som är lika med 10 (1:10), C, lika med 100
(1:100) och *Q-potens,* lika med 50 000 (1:50 000). Beredningen
av Q-potenser skiljer sig dock ifrån hur de andra beredningarna
genomförs. *Q-potens,* bereds utifrån C3 potens, tinktur eller sin
ursprungliga växtsaft som tritueras[xx] tillsammans med mjölksocker.
Därefter görs beredningen i två steg, till förhållandet 1:50 000.
Q-potensens första steg är att omvandla triturationen till en flytande
lösning och det görs genom att man tillsätter destillerat vatten (som
löser upp mjölksockret), som då blir C3/500. Av den lösningen
fördelas en del i en ny flaska, som späds med alkohol som sedan
dynamiseras[xxi] 100 gånger och som då blir en Q1. Sedan fortsätter
beredningen i det mellanliggande steget Q1/500 som då blir
modertinkturen till Q2 o.s.v.

---

xx. *Att finfördela en substans genom bearbetning i en mortel*
xxi. *Behållaren får hårda skakningar eller slås mot ett hårt, men elastiskt underlag som t. ex. en bok bunden i läder.*
Eng. succussion

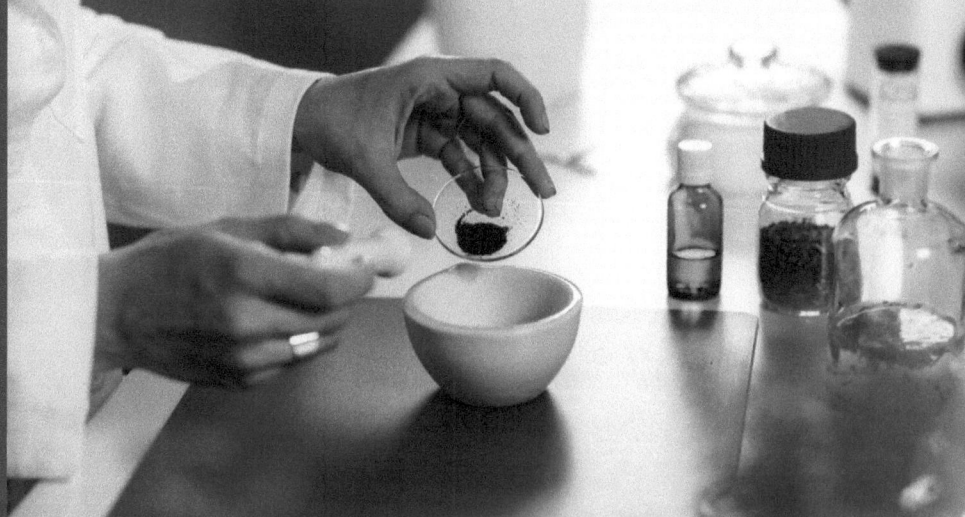

Efter potentieringen kan beredningen anpassas efter vilken form av bärare som slutprodukten av läkemedlet ska ha, exempelvis tabletter, granulat eller i flytande lösning.

Beredningen och användningen av C-potenser beskrivs i den tredje till femte *Organon*. I den sjätte *Organon* samt boken *Die chronischen Krankheiten* beskrivs beredningen av Q-potenser. I samband med utvecklingen av Q-potensen ändrade Samuel Hahnemann förfarandet kring doseringen av det homeopatiska läkemedlet till patienten. I sina tidigare texter skriver han att läkemedlet ska förskrivas "i minsta möjliga dos" och att en "ny dos inte ska upprepas, innan verkan av den föregående dosen fått fullfölja sitt förlopp". Nu ordinerade han i stället att "...läkemedlen ska ges i en homeopatisk beredning" och med "upprepad och daglig dosering av läkemedlet under en längre tid vid kronisk sjukdom och att ett nytt läkemedel ska ordineras och förskrivas i täta doseringar vid akut sjukdom". Vidare ska det homeopatiska läkemedlet nu distribueras i flytande form och inte längre som i tidigare läror i torr substans. Han vidhöll att endast förskriva **ett** läkemedel i taget, utifrån *Simile*, oavsett vilken typ av sjukdom som behandlas.

> *" C-potenser var den potensskala som Samuel Hahnemann först utvecklade och arbetade med under hela sitt liv. Senare utvecklade han divisions infinitèsemales potens som nu mera benämns Q-potens".*

Mer att veta om potenser

C-potenser var den potensskala som Samuel Hahnemann först utvecklade och arbetade med under hela sitt liv. Ibland benämns de som *CH-potens* till hans ära, eftersom han utvecklade ett nytt och säkrare sätt att hantera svårhanterliga ämnen såsom *Mercurius*, *Causticum* och *Calcium carbonicum* med flera. Bokstaven *C* står för potensen och *H* för hans efternamn. Senare, under sina sista levnadsår i Paris, utvecklade han tillsammans med Mèlanie en helt ny beredningsmetod, som de kallade för *divisions infinitèsemales potens* och som nu mera benämns *Quinguaginta milia* som förkortats till *Q-potens*.

D-potensen infördes år 1836 av den tyska läkaren *Albert Vehsemeier* som tyckte att bearbetningen av ämnet var viktigare än själva potentieringen. D-potens användes av *Constantine Hering* i hans arbete med djur- och ormgifter. D-potenserna blev snabbt uppskattade i främst i Tyskland, Österrike och Sverige. I de engelsktalande länderna benämns D-potens ibland som X-potens.

Om en potens är hög eller låg är en oviktig diskussion. Trots det diskuteras frågan flitigt i homeopatisk litteratur och på homeopatiska forum på internet. Generellt kallas D4 och upp till D6 för lågpotenser och D12 till D24 (D30) mellanpotenser. Alla potenser över det benämns som högpotenser t. ex, D200, M och CM.

Ämnen som metaller och svårlösliga mineraler, är inte lösliga i låga potenser och därför finns de inte att tillgå i lägre potens än D10. Svensk lagstiftning förbjuder försäljning av homeopatika i beredningar under D4.

Plusmetoden

Begreppet *plusmetoden* användes inte av Samuel Hahnemann, men beredningsförfarandet använde han vid behandling av känsliga patienter, akut sjukdom eller då en liten mängd homeopatika behövde räcka till många doseringar. Det var de engelsktalande homeopaterna som instiftade begreppet, de utgick ifrån att Samuel Hahnemann markerade ett plustecken (+) i sina journalanteckningar, när han förskrev med det spädningsförfarandet till patienten. Man utgår här från C30 potens. Ett eller flera *globuligryn* löses upp i 8 msk vätska (120 ml). Av den väl omrörda lösningen tas en tesked i ett nytt glas med vätska som rörs om väl. Läkemedelslösningen doseras till patienten med en tesked eller mer, per dos. Varje kväll hälls vätska som fanns kvar i glaset ut och en ny blandning bereds nästkommande dag.

Korsakoffpotenser

Kallas för K-potens och utvecklades av den ryska fältläkaren och homeopaten *Simon Nicolaievitch von Korsakoff* (1788–1853). Vid beredning av K-potenser används en medicinflaska till flera olika potenser där innehållet i flaskan hälls ut mellan gångerna. Sedan fortgår beredningen genom att man återfyller medicinflaskan med en ny vätska. Läkemedelslösningen från insidan av flaskan upplöses tillsammans med den nya mängden vätska, som ges till patienten. Det var en nödlösning som Simon Korsakoff utvecklade och använde när han arbetade ute i fält, då det kunde vara svårt att få tillgång till rena flaskor och på så vis klarade han sig med ett färre antal flaskor. I ett brev till Samuel Hahnemann undrar han om man kan hälla några droppar av det potenserade läkemedlet över torra sockerkulor och skaka flaskan tills de har torkat? Samuel Hahnemann svarade att det i så fall är bättre om grynen blandas med en silver- eller glasstav tills de torkat.

Samuel Hahnemann ansåg att torra gryn var det bästa sättet att förvara och transportera de homeopatiska läkemedlen på.

Breven från deras korrespondens vittnar om att de två hade stort intellektuellt utbyte av varandra kring utvecklingen av den homeopatiska beredningen och potentieringens utveckling.

Piller, gryn eller salva?

Det finns olika sätt som det homeopatiska läkemedlet kan distribueras till den sjuka och som varierar mellan de olika homeometoderna. Vid homeopatisk behandling tillhandahålls läkemedlen vanligtvis i form av piller, tabletter eller som flytande oral lösning.

Piller och tabletter kan variera i utseende, färg, form och storlek beroende på vilken leverantör som har tillverkat dem. Tabletter med homeopatisk beredning är oftast tillverkade av en bas på mjölksocker och talk. Globuli och granula (granulat) är sockerpiller med olika benämningar utifrån storlek. Globuli är små sockerkulor vilka i sin tur finns i olika storlekar från cirka 3–6 mm. Granulat är pyttesmå sockergryn från cirka 1–3 mm i omkrets. Basen är gjord på rörsocker där den verksamma substansen sprejas över sockerkulorna, så att den absorberas av sockret, som sedan får torka. I mixturer eller medicinsk lösning då den verksamma substansen är upplöst i en vätska som sprit, vatten eller vin. Ampuller med homeopatiska läkemedel finns dels som drickampuller som intas genom munnen, *per oralt*, som injektionsampuller för subkutan behandling (kvaddlar under huden som injiceras) och som doftampuller där man inandas medicinen, vilket benämns *olfaction*, medicinsk term för att sniffa.

Salvor, tinkturer och krämer för utvärtes bruk finns på marknaden i olika beredningar och av olika ämnen för behandling på huden.

Stolpiller, vagitorier, kapslar och sprayer finns också att köpa, men används inte direkt längre för att distribuera homeopatiska läkemedel.

Injektioner är ej tillåtna i Sverige sedan 1980-talet, men används med stor framgång i andra delar av Europa.

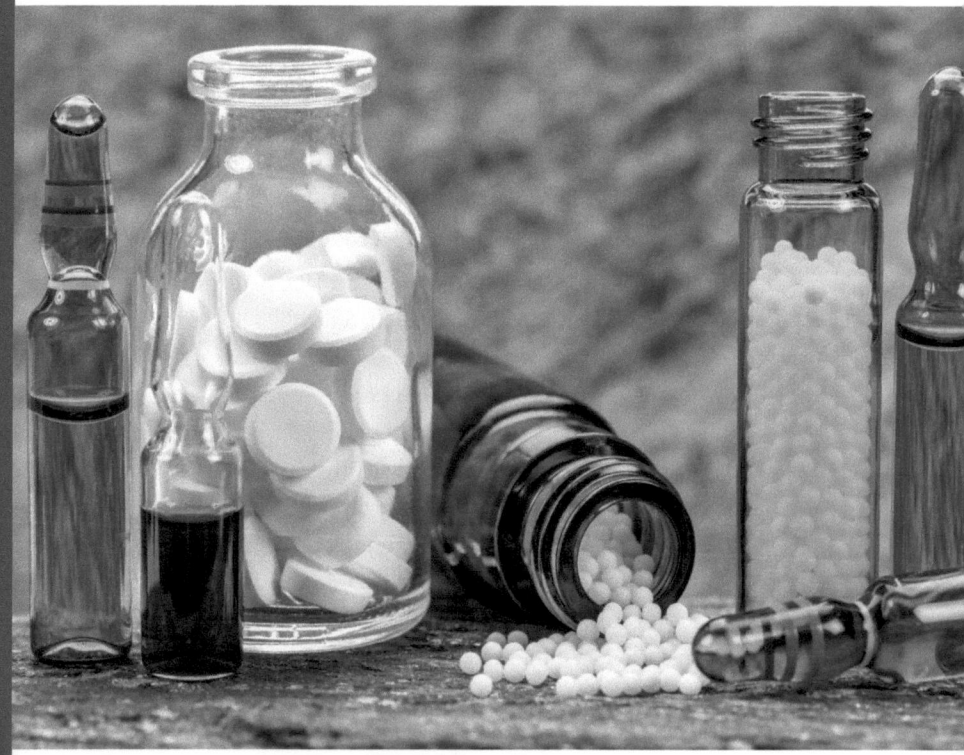

Vid homeopatisk behandling tillhandahålls läkemedlen vanligtvis i form av piller, tabletter eller som flytande lösning.

Dosering, homeopatiska läkemedel

Förskrivningen av homeopatiska läkemedel skiljer om det är en akut sjukdom eller en kronisk sjukdom. Vid akut sjukdom, kriser och trauma används oftast D-potens, vanligtvis D6, D12, D30 och D200, för att de potenserna är enklast att tillhandahålla i Sverige.

Doseringen av homeopatiska läkemedel avgörs primärt i hur ofta intaget görs, mängden i den enskilda dosen, alltså antalet kulor eller droppar, har sekundär betydelse.

Standarddoseringen, vid akut sjukdom, för potenserna D6, D12, D30 till D200 är tre globuli, eller 1–2 tabletter per dos, tre gånger om dagen eller vid behov. Vissa leverantörer tillverkar sina homeopatiska läkemedel i pyttesmå granulat, då passar mängden en knivsudd bättre som en dos, eftersom grynen är för små för att kunna räknas.

Hur tätt det är mellan doseringsintervallet beror främst på hur häftig sjukdomen är och hur snabbt medlet verkar. Vid häftiga, kraftiga symptom som t. ex. hög feber med riklig svettning, då törsten är stor och den sjuka behöver dricka ofta, är det den kortare tidsintervallet som tillämpas. Om det däremot rör sig om en stukad fot, så kan den längre tidsintervallet tillämpas.

Så länge läkemedlet och potensen verkar vid akuta sjukdomar, så låt det vara, men om patienten börjar tappa energi och åter klagar över sina symptom och sitt lidande, ge då en ny dos.

När homeopatika distribueras till patienten är det bra att dosera kulorna, grynen eller dropparna på en sked. Vilket material skeden är gjord av spelar mindre roll, bara den är torr och ren. Den verksamma substansen finns främst på utsidan av globuli som därför är känslig för fukt och värme.

När symptomen försvunnit och hälsan åter råder, så avslutas behandlingen.

> Organon § 246
> *När en varaktig påfallande förbättring inträtt vid en akutbehandling behöver inte längre medicineringen upprepas...*

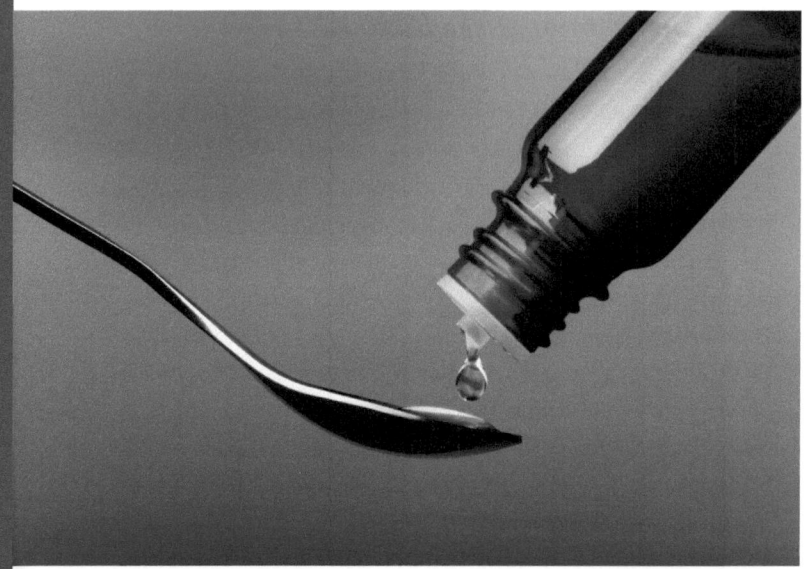

En droppe i havet

Misstolkningen att homeopatiska läkemedel bara är spädningar är en urvattnad diskussion som fortsatt sedan Samuel Hahnemanns tid ända in på 2000-talet. Homeopati jämförs i många sammanhang med placebo och redan på Samuel Hahnemanns tid fick han brottas med offentligt förlöjligande i frågan. Men det är det motsatta, Samuel Hahnemann fastslog att, *trituration,* beredningen till *flytande lösning* och *dynamisering* sammantaget är en *potentiering.* Vid potentieringen av en substans, så frigörs slumrande inneboende krafter och egenskaper ur ett ämne som gör det mer potent (utvecklad läkekraft). Genomgående använde Samuel Hahnemann i sina böcker *Die chronischen Krankheiten* och *Organon,* ordet *potenzirten,* som inte direkt kan översättas från tyska till svenska. I det svenska språket används ordet potens för att ange antal steg i den homeopatisk beredning. Tyvärr har tolkningen använts utifrån den grekiska matematikern *Diofantos* (300-talet fv.t.) matematiska formel. Potenstal inom matematiken används för att förenkla beräkningen där man multiplicerar samma tal, eller variabel, med sig själv två eller flera gånger. Inom biologi och medicin används ordet *potens* istället för att ange en förstärkning och ökad effekt av ett ämne eller en biologisk egenskap. Ordet *potens* förekommer heller inte i den svenska översättningen av sjätte *Organon*, där används ordet *läkekraftsutveckling*. Däremot förekommer ordet *potens* i sin böjda form som *potentiering* eller *potenserade*.

I svenskan blir *dynamisering* ett nytt och eget ord. I den tyska utgåvan av *Organon* används ordet *dynamischen* och söker vi på det i våra lexikon så översätts det till *dynamisk*. Vad betyder och hur används ordet inom medicinvetenskapen? Tittar vi i NE (Nationalencyklopedin) så blir betydelsen, *dynamisk*, att göra mer kraftfull, *dynamik*, med krafter och rörelser.

Det engelska ordet *dilution*, som betyder utspädning eller förtunning, förekommer också i svenska homeopatiböcker, vilket förvillar det hela ytterligare, men inom homeopatin syftar det endast till att beredningen distribueras i flytande lösning.

Det finurliga med en homeopatisk beredning är omvändningen av giftiga ämnen. Med den homeopatiska beredningsmetoden som Samuel Hahnemann utvecklade uppstår det fantastiska; giftverkan minskar och botverkan kvarstår. Där substanser som *arsenik, stormhatt* eller *kvicksilver* m. fl. kan förskrivas till sjuka människor som ett läkemedel. Hur det går till är något vi ännu i dag inte kunnat förklara med våra nutida naturvetenskapliga modeller.

Organon § 269
[...] Man kallar därför denna bearbetning av dem för dynamisering, potentiering (läkekraftsutveckling) och produkterna av dessa dynamiseringar eller potenser av olika grad.
Man får fortfarande ofta höra, att homeopatiska läkepotenser blott utgör förtunningar. De fungerar emellertid på rakt motsatt sätt. De frigör och utvecklar nämligen natursubstansernas och dessas märkliga inre gömda, specifika läkekrafter – vilket alltså sker genom rivning och skakning.
Enbart förtunning eller utspädning t. ex. av en liten mängd salt ger nästan bara vatten, en koksaltlösning. [...]

Antidot (homéodote)

Antidot eller motgift är ett ämne eller läkemedel som kan ta bort effekten eller verkan av ett annat ämne. Läran och metoden används inom alla genrer av medicin. Vissa homeopatiska skolor ger ett antidotämne till patienten innan det förskrivs ett nytt homeopatiskt läkemedel, vilket inte nödvändigtvis behövs och skulle det av misstag ha förskrivits ett felaktigt läkemedel så går besvären snabbt över av sig självt när man slutat med läkemedlet. Inom homeopatin har det utarbetats beprövade kunskaper om vilka ämnen som upphäver verkan av andra ämnen när en förgiftning har uppstått. Den yrkesverksamma homeopaten har förteckningar över vilka ämnen det är.

Lite intressant är att te fungerar som antidot mot den dåliga efterverkan av öl och antidot efter den dåliga efterverkan av sprit är kaffe.

Om ett intag av ett mycket giftigt ämne inträffat är det givetvis giftcentralen och akutmottagningen som gäller för vidare information och behandling.

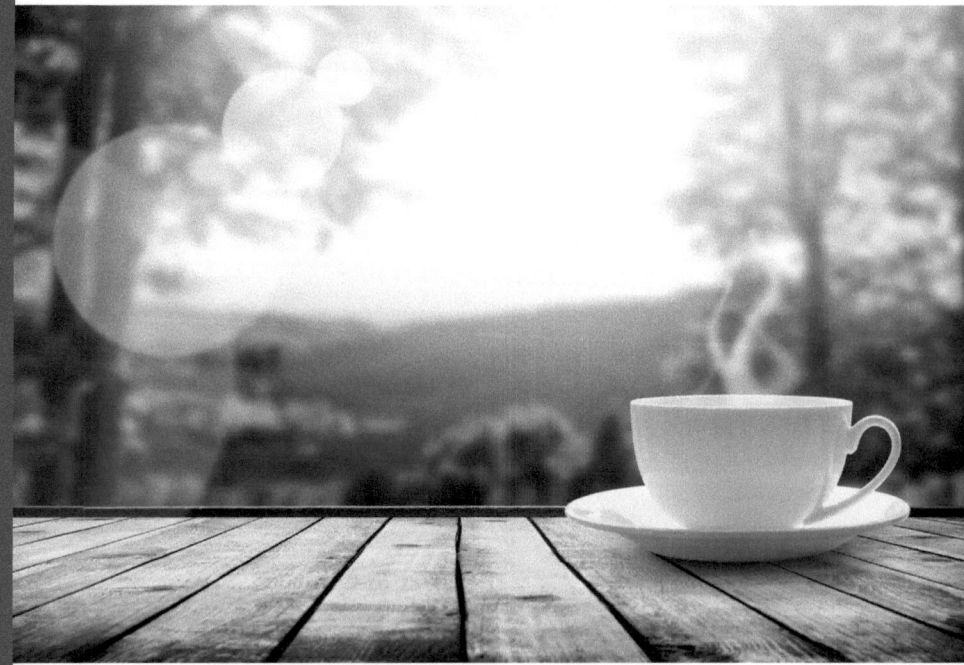

Behandla eller inte behandla?

I vissa fall måste hänsyn tas till den svenska lagstiftningen då den förbjuder alternativmedicinsk behandling av vissa sjukdomstillstånd. Det är vid bl. a. cancersjukdomar, graviditetssymptom, veneriska sjukdomar, diabetes och epilepsi. Det gäller för alla som arbetar yrkesmässigt med behandling på sin mottagning och behandling för att hjälpa sina nära och kära som lekman. Det är tyvärr inte heller lagligt i Sverige att behandla barn under åtta år med alternativmedicinska behandlingsmetoder.

Det är viktigt att vi som yrkesutövare eller hemmaförskrivare alltid rekommenderar den som söker vår hjälp att först uppsöka läkare, om det verkar röra sig om allvarligare tillstånd eller vid en sjukdomsbild vi inte har kunskap om. Vi behöver bilda oss en uppfattning om personen har en någorlunda sund livsföring med mat, motion, hemförhållanden eller om det föreligger orsaker i det vardagliga livet som kan orsaka lidandet och behöver åtgärdas.

Vi kan behandla allt som kan upplevas som ett besvärande lidande för en människa, djur eller växt, men också det som kan och inte kan diagnostiseras eller behandlas med den allopatiska läkemetoden. Styrkan i den homeopatiska läkemetoden är att behandlingen görs utifrån den sammansatta, uppvisade och upplevda symptombilden och inte en bestämd diagnos.

De typer av sjukdomar och lidande som de flesta söker hjälp för och där den homeopatiska läkemetoden har stor framgång är exempelvis; hormonella obalanser, oro, sömnstörningar, återkommande infektionssjukdomar, akuta infektioner, förkylningar, nervskador, besvär med huden, eksem, mag- och tarmbesvär, smärtproblematik eller psykisk ohälsa.

De yrkesverksamma homeopaterna i Sverige råder under, Patientsäkerhetslagen (PSL). Vårdinsatser som bedrivs av andra än hälso- och sjukvårdspersonal regleras enligt Patientsäkerhetslagen (2010:659, 5 kap. och 10 kap), De är dessutom anslutna till yrkesförbund som säkerställer att medlemmarna har ansvarsförsäkring, följer etiska regler, hanterar journaler i enlighet med GDPR, samt bedriver seriös och lagenlig marknadsföring.

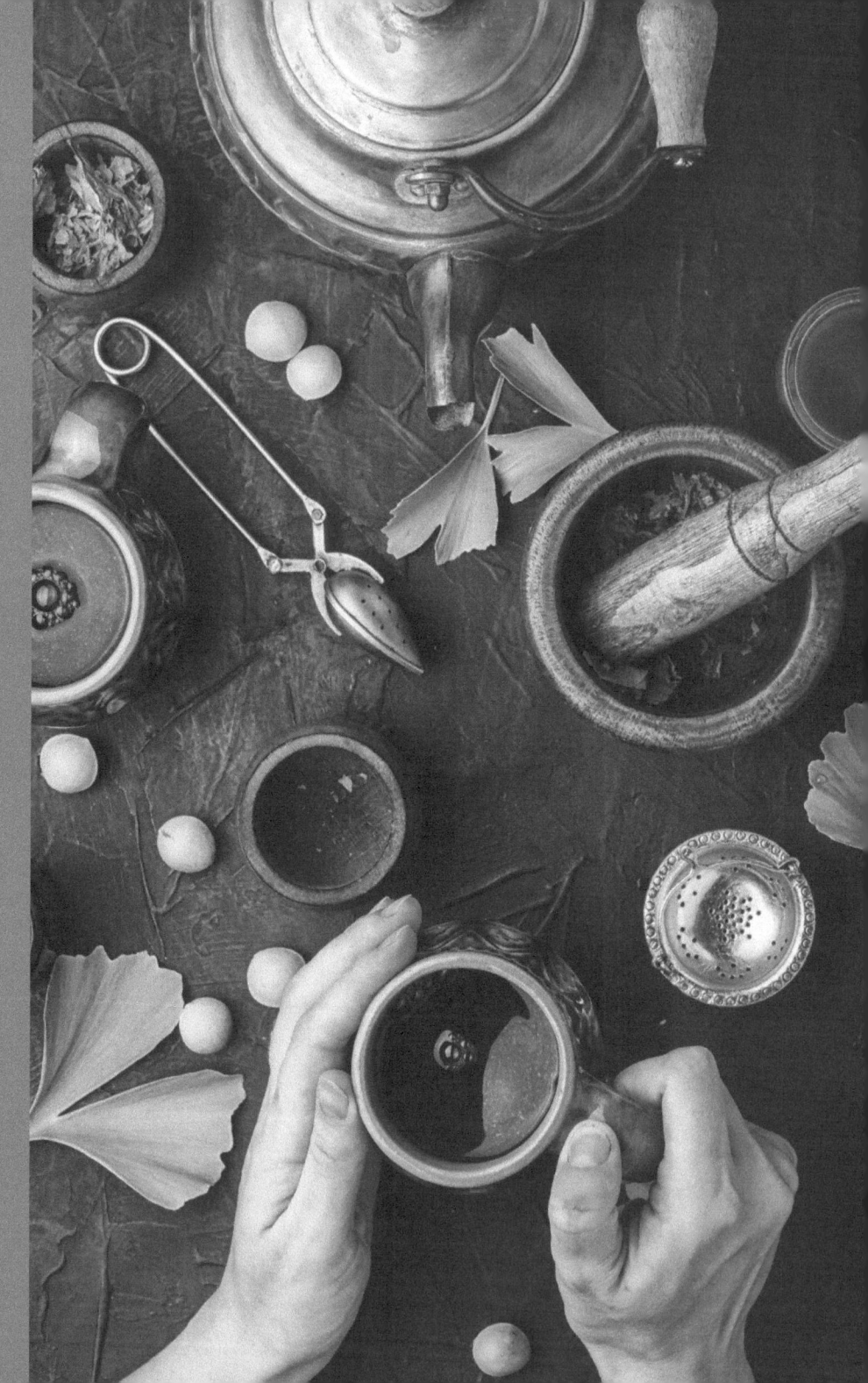

Beredning av urtinkturen enligt Samuel Hahnemann

Beredning av urtinkturer enligt Samuel Hahnemann

För den som är nyfiken på att göra sin egen homeopatiska beredning av läkeväxterna enligt anvisningarna från Samuel Hahnemann, så finns det instruktioner att läsa i hans bok *Organon,* den sjätte utgåvan.
Här följer ett utdrag.

Snabbförfarande Organon § 271

När läkaren själv framställer sina homeopatiska läkemedel kan han använda den färska växten. Endast litet råmaterial är nödvändigt för ändamålet, om han inte händelsevis behöver den pressade saften för läkningens ändamål. Han lägger då några gran (1 gran=0,06 gram) i en rivskål för att överföra det till millionfaldig finfördelning med 3x100 gran mjölksocker. Sedan potentieras en upplöst mindre del därav genom skakning. Detta förfaringsätt kan även användas för övriga, råa läkepreparat, som är torra eller oljeartat saftiga.

Förvaring av växterna Organon § 266

Substanser från växt- och djurriket har sin största läkekraft i färskt eller rått tillstånd. Men till och med de starkast verkande växterna förlorar helt eller delvis denna kraft genom felaktig behandling.

Efter fullständig uttorkning har rötterna av följande växter förlorat nästan all sin styrka: iris-arter, pepparrot, aronia-arter och pioner. Saften från växter med stark läkeverkan förvandlas ofta av värme vid vanlig extraktberedning till en helt overksam seg massa. Vid långvarigt lufttillträde blir pressade råsafter av de allra giftigaste växterna helt kraftlösa. De genomgår alkoholjäsning vid måttlig luftvärme, varigenom de direkt mister mycket kraft och genast därefter vidtager ättiksyrajäsning och nedbrytning, varvid deras säregna läkemedelskraft försvinner. Bottenfällningen är sedan en fullkomligt harmlös substans, som vilket stärkelsemjöl som helst.

Även vid avdunstning från en ihopsamlad hög med gröna växter försvinner deras läkande krafter till största delen.

Beredning av urtinkturer Organon § 267

1) Krafterna hos de inhemska växter som kan fås färska utvinner man fullständigast och säkrast genom att omedelbart blanda den färskpressade saften väl med lika delar fnösketändande alkohol. Av det fiber- och äggviteämne som avsatt sig som bottensats efter ett dygn i tilltäppta glas, häller man av det klara skiktet, som förvaras för läkemedelsbruk. Genom den blandade alkoholen förhindras omedelbart all jäsning av växtsaften och hela dess läkekraft håller sig så (fullständig och oförändrad) för alltid i väl tilltäppta glas, som är tätade i mynningen med smält vax, vilket skyddar mot solljus och förhindrar avdunstning.

2) Till växter som innehåller mycket med segt slem som *Symphytum, Viola tricolor,* eller proteinöverskott, som *Aethus cynapium, Solanum nigra* med flera, behövs vanligen dubbla mängden alkohol.

3) Mycket saftfattiga växter som *Oleander, Buxus, Taxus, Ledum, Sabina* med flera måste först sönderdelas till en fin fuktig massa. Denna rörs ut i dubbel mängd alkohol, så att blandningen av saft och alkohol sedan kan pressas ut ur massan. Man kan av sistnämnda även i torkad form, med mjölksocker, framställa millionfaldig förtunning och sedan kan ytterligare vätskedynamisationer erhållas när ett *gran* därav upplösts.

Utländska växter Organon § 268

Övriga utländska växter, som ej kan fås färska och växtdelar som bark, frön och rötter bör en förnuftig läkare aldrig utan vidare godtaga i pulverform. Han måste alltid i förväg övertyga sig om deras äkthet i ursprungligt, icke sönderdelat tillstånd före den medicinska användningen.

I icke luft- och ljustäta kärl förlorar alla substanser från djur- och växtriket så småningom sin läkekraft. Pulvriserade substanser måste befrias från all fuktighet och förvaras i väl tillslutna glas, där de sedan aldrig möglar.

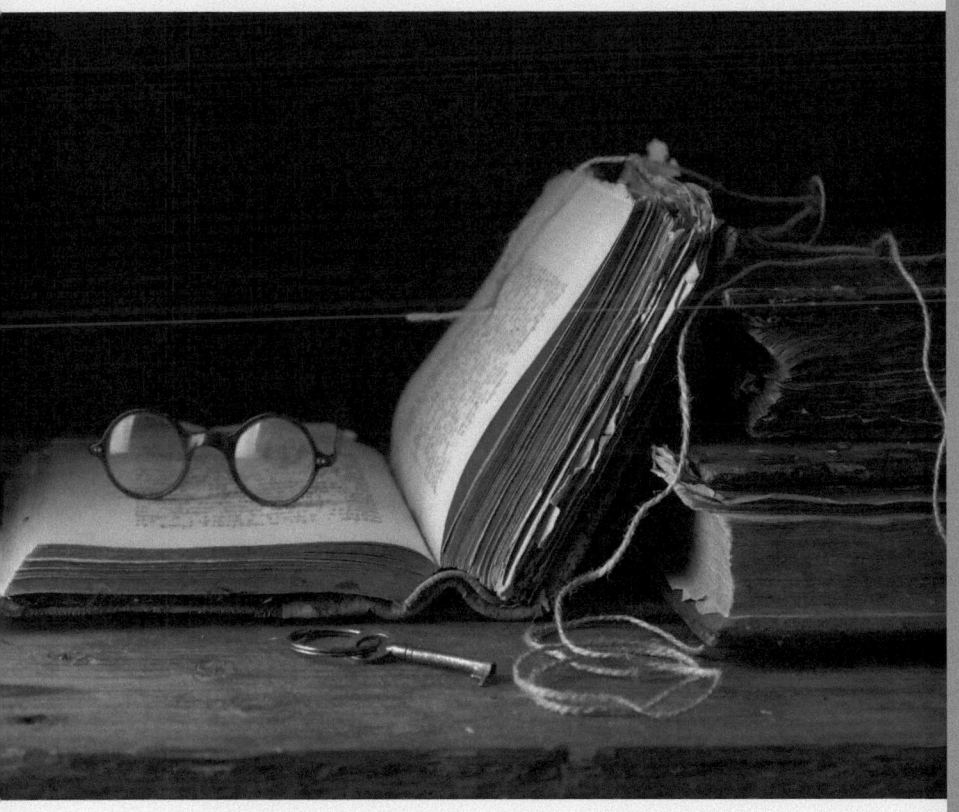

Patientberättelser

Här presenteras patientberättelser som behandlats utifrån den homeopatiska likhetsregeln, *Simile*, som alla har uppnått läkning oavsett om läkemedlet har förskrivits i växtbaserad eller homeopatisk beredning. Patientberättelserna är från flera olika läkare och århundranden, men ändå samtida och fortfarande lika aktuella. De är en liten glimt av hur den homeopatiska behandlingen kan hjälpa vid akuta sjukdomar.

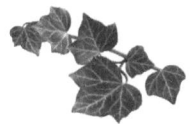

Vi börjar med en patientberättelse ur kartoteket från Samuel Hahnemanns journalarkiv.

Källa: Sid 376 i *Lesser Writings* av **Samuel Hahnemann**
Datum: Okänt

Belladonna
Patientberättelsen gäller en 10-årig flicka med scharlakansfeber. Troligen blev hon smittad av sin mamma. Hon fick på kvällen en tryckande smärta över buken med en bitande klåda på kroppen och på huvudet, vilken sedan spred sig från huvudet och ned över armarna, med en paralytisk stelhet i lederna. Hennes sömn var väldigt rastlös om natten, med skrämmande drömmar och hon svettades över hela kroppen, förutom om huvudet.

När Samuel Hahnemann besökte henne om morgonen hade hon tryckande huvudvärk, dimsyn och hennes tunga var täckt med en slemmig beläggning och med en viss mängd saliv. Hennes svullna halsmandlar var hårda och smärtade vid beröring. Det smärtade i halsen när hon svalde, men även vid andra tillfällen.

Hon hade inte den minsta törst, hennes puls var hård och snabb och även hennes andning var snabb och ång-estladdad. Fast hon var väldigt blek, så kändes hennes hud het och varm vid beröring. Håret på huvudet stod rätt upp. Hon satt lätt framåtböjd för att undvika den skjutande smärtan i buken, som blev väldigt på-taglig när hon sträckte på sig eller böjde sig bakåt.

Hon klagade över en förlamande stelhet i benen med en tydlig skygghet och hon undvek alla former av konversation.

Hon sa: "Jag känner mig som om jag bara skulle kunna viska när jag talar". Hennes blick var matt men ändå stirrande, och hennes ögon vidöppna, hennes ansikte var blekt och insjunket.

Hon ordinerades en dos av *Belladonna* C30.

Hon fortsatte att sitta upp hela dagen, utan att lägga sig ned. Hettan i kroppen minskade en aning och hon drack lite vätska. Inga av hen-nes symptom ökade under dagen och inga nya uppstod. Hon sov lugnt hela natten och nästföljande morgon, 20 timmar efter att hon tagit medlet, hade de flesta symptomen försvunnit. Hon hade lite ont i halsen, men det försvann om kvällen då hon började leka och inte längre hade några klagomål.

Hon fick en till dos med *Belladonna* C30 och efter den dosen blev hon helt återställd.

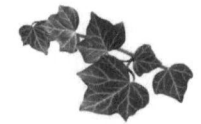

C M F Bönninghausen
Källa: *Lesser Writings of C M F Bönninghausen, år 1908*
Vol. 81, sid. 115.

Arnica montana
Herr B S, en 52-årig bonde, hade för åtta dagar sedan fallit på
ett skarpt föremål och landat på sitt brösts högra sida, vilket hade
orsakat en våldsam smärta på sidan av hans bröstkorg. Smärtan
tilltog mot kvällen.

Även hostan som han hade haft sedan tidigare
blev nu värre. Den gamla kroniska hostan hade
skapat slem. "Något speciellt med hostan eller
upphostningarna, som smak eller färg, lyckades
jag inte få fram och inte heller något om hur
patienten levde, eftersom han bodde 50 mil
härifrån och själv inte kunde komma till
mottagningen". En läkare som hade besökt
honom hade gett honom lavemang
och åderlåtning, utan lyckat resultat.

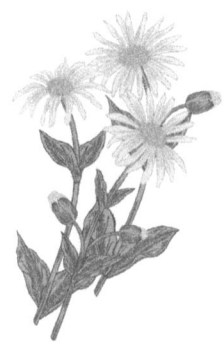

Den 4 januari 1852 ordinerades han *Arnica montana* D200.

Sju dagar senare, den 11 januari; Viss förbättring, men otillräcklig.
Nu hade upphostningarna antagit en saltsmak. Smärtan i bröstet
fortsatte dag som natt och blev värre efter varje gång han hade sovit.
C M F Bönninghausen skrev i sina anteckningar "Jag förskrev då
Kalium carbonicum D200, sedan botades han även från hostan".

Författarens anmärkning:
Här kan vi tydligt se hur C M F Bönninghausen börjar med att först
behandla den akuta skadan (smärtan i bröstet efter fallet) och när
den akuta skadan är läkt finns endast den kroniska sjukdomen
(hostan) kvar.

En patientberättelse till av **C M F Bönninghausen**
Lesser Writings of C M F Bönninghausen, år 1908
Vol 81. Sid. 151

William A, en ung bonde på 24 år, hade fallit av en vagn för ett
halvår sedan och slagit i huvudet. Sedan dess hade han lidit av
våldsamma smärtor i sitt bröst, varje gång han fick ett tryck på
bröstkorgen eller om han ansträngde sig.

Problemen blev värre om kvällen och morgonen, samt när han
började arbeta, men även när han låg helt stilla i sängen. Dock
blev smärtan bättre om han arbetade i ett väldigt långsamt tempo.
Åtta år tidigare i sitt liv hade han haft hosta om morgonen med
väldigt mycket slem som smakade sött.

Han svettades rikligt, speciellt när han arbetade om morgonen,
men inte i sängen om natten. Fötterna svettades han om hela tiden.
Han mådde bättre i friska luften. Många medel och mediciner
hade provats, utan något som helst resultat.

Den 20 januari 1853 ordinerades han *Arnica montana* D200.

I februari hade en tydlig förbättring av alla symptom inträtt, även
om mannen ännu inte var fullt frisk. Han ordinerades *Calcium
carbonicum* D200 och symptomen läktes, även hostan, och efter
det har patienten behållit sin goda hälsa.

Författarens anmärkning: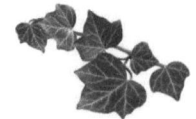
Även här kan vi se hur en lyckad behandling först behandlar den
senaste uppkomna sjukdomens symptom, alltså den akuta sjuk-
domen/skadan för att sedan framgångsrikt kunna behandla den
kroniska sjukdomen. Enligt C M F Bönninghausen utsago, så
var patientens hälsa bestående under resten av hans liv.

William Jefferson Guernsey (1854–1935) USA.
Tog sin läkarexamen vid *Hahnemann Medical College, Philadelphia*
år 1875. Vidareutvecklade ett flertal olika symptomlexikon som
(repertorium) anpassades för att användas vid särskilda händelser
som förlossning, vid resor eller difteri.

Författarens anmärkning: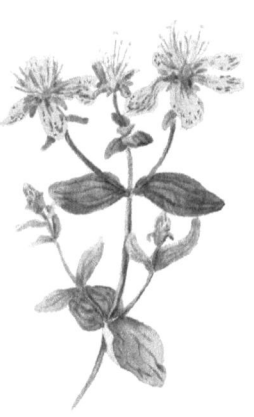
Antagligen ansåg Bönninghausen att *Jefferson Guernsey* arbete var
viktigt, eftersom han tog med hans patientberättelser i sin skrift,
Lesser Writings, varifrån informationen är hämtad.

Hypericum perforatum
Datum: Okänt
Jefferson Guernsey skriver om ett patientfall,
en 9-årig pojke, som hade blivit biten av sin
tamråtta i vänsterhandens tumme.

Efter ett tag började pojken känna sig
dålig och blev sjuk. Dr Guernsey kallades
då till sjuksängen. Pojken kunde endast
tala under stor ansträngning, tänderna
var sammanpressade, nacken var så stel
att han knappt kunde vrida på huvu-
det. Såret där han hade blivit biten var
smärtsamt.

Pojken ordinerades *Hypericum perforatum* D200

Dosen upprepades en gång i kvarten och efter ett tag blev det
en förbättring, varpå han fick medicinen varannan timme, och
följande morgon när han vaknade var han helt återställd och
risken för stelkramp var övervunnen.

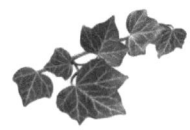

Henry Clay Allen (1836–1909) USA
H C Allen tog sin läkarexamen år 1861 vid *Western Homeopathic College*, Cleveland. Efter examen värvades han till den amerikanska armén och tjänade där som kirurg. Under sitt resterande liv arbetade han som läkare inom homeopati. Han erhöll många hedersamma titlar och hedersutnämningar.

Han skrev ett flertal böcker och artiklar i ämnet homeopati, framför allt inom växelfebrar och tuberkulos.

Författarens anmärkning:
C M F Bönninghausen tog med H C Allens patientberättelser i sin skrift *Lesser Writings* och det är därifrån informationen är hämtad.

Symphytum
Datum: Okänt
Fru J hade halkat och stukat sin fot. Inom några minuter började ankeln bli svullen och smärtsam, smärtan ökade hela tiden gradvis och efter ett par timmar var hon förtvivlad av smärta.

Det fanns ingen missfärgning av benet. Hon konstaterade dock att hennes ben var brutet då "hon kunde känna hur benbitarna skar i och tryckte på inuti hennes ben".

Hon ordinerades *Sympytum officinale* D30
Efter 48 timmar kunde hon fortsätta med sina dagliga bestyr.

En till patientbesrättelse:
Datum: Okänt
En 14-årig pojke hade brutit sin underarm på mitten för 2 år sedan. Brottytan hade åter öppnat sig efter två små olyckor och läkte aldrig på ett tillfredställande sätt.

Han ordinerades *Symphytum* D30
Han blev helt botad och kunde leva vidare som en robust ung pojke.

James Tyler Kent

The Materia Medica av James Tyler Kent från år 1905.

Coffea cruda

Det här är en patientberättelse som J T Kent
skriver om i sin bok under kapitlet *Coffea*.

"Jag kommer ihåg ett speciellt fall. Det var
en kvinna som låg till sängs och hade sitt
ben utanför sängen och det var blossande
rött ända ned till foten.

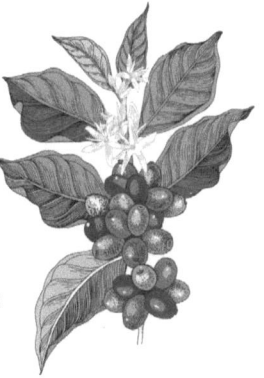

Jag förflyttade mig mot sängen där hon låg
och lade min hand på hennes ben. Hon sa då:
"Oh nej, rör det inte! Jag tål inte beröring av
benet, jag kan inte ens ta på det själv".

–Jag frågade henne hur länge detta hade pågått och hon svarade att
allt börjat för en timme sedan.

Kents redogörelse:
Det här är ett vanligt symptom hos kaffedrickare. Det finns ingen
feber, smärtan är intensiv, stingande och brännande på huden,
som är röd med utslag. Smärtan och utslagen börjar plötsligt
och försvinner lika plötsligt.

Den drabbade kroppsdelen försämras av kall luft, av vinddrag,
av att det fläktas mot det området eller av rörelse. Det blir en för-
sämring om någon går på golvet, även om det är i rummet bredvid.
Kvinnan i fråga skrek när jag gick på golvet mot hennes säng.

Några gånger i mitt liv har jag sett dessa tillstånd som inom några
minuter blivit bättre av *Coffea cruda* i en homeopatisk beredning.

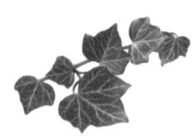

Dipl. Homiatriker **Monika S Swärd**
Författarens egna patientberättelser.

Allium cepa

En 35-årig kvinnlig patient besöker mig
år 1998, då hon har fått en bondsnuva.
Nysningarna var talrika, ljudliga och kraf-
tiga. De kommer som i attacker om 5–10
åt gången. Snuvan är klar, rinnande och lite
frätande men framför allt riklig. (Hon använder
kökshanddukar som näsdukar eftersom vanliga näsdukar
blir genomblöta efter ett par snytningar).

Hon har svårt att andas genom näsan då slemhinnan är irriterad
och svullen, men hon upplever ett uppklarnande i andningen
och nässlemhinnan när hon andas in den friska utomhusluften.

Hon har ingen direkt feber, men uppger att "hela jag känns
förkyld".

Iakttagelser: Ögonen är vattniga och blanka och hennes näsvingar
är ilsket röda och nariga.

Hon ordinerades *Allium cepa* Q6

Hon förskrevs en dos varannan timme. Hon tillfrisknade helt
inom ett dygn.

Författarens anmärkning:
Här ser vi en klassisk förkylning med de tydliga symptom som
rå rödlök skapar.
Min erfarenhet är att organismen då och då behöver ha en bond-
snuva. Jag brukar kalla det "för en av kroppen beordrad vila".

En akut förkylning fullbordar normalt sin livscykel som sjukdom
inom tio dygn, men kan behandlas framgångsrikt och få ett betyd-
ligt kortare sjukdomsförlopp om behandlingen sätts in i början av
förkylningen eller den akuta sjukdomen.

Chamomilla matricaria

En väninna kontaktar mig år 2003 efter att hennes dotter fötts tre veckor tidigare. Barnet led nu av kolik.

Mamman ammar barnet, men har haft en del problem med att få i gång sin mjölkproduktion. Det var först på tredje dygnet som hennes mjölkproduktion kom i gång ordentligt. Så under det andra dygnet fick barnet mjölkersättning, och sedan dess har hon lidit av kolik.

Koliken börjar vid sextiden om kvällen och håller på fram till midnatt. När kolikanfallen börjar blir barnet illrött i ansiktet samtidigt som det skriker och kryper ihop i fosterställning.

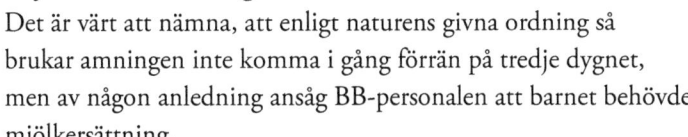

Barnet har även en gul-grön diarré som luktar mycket. Barnet blir lugnare och mår bättre ifall föräldrarna bär runt på henne, "speciellt om vi bär barnet på axeln, då blir det lugnt", berättar mamman.

Mamman ordinerades *Chamomilla* M. Mamman tog tre doser, eftersom hon ammar barnet och flickan var helt återställd från sin kolik inom ett dygn.

Författarens anmärkning:
Det är värt att nämna, att enligt naturens givna ordning så brukar amningen inte komma i gång förrän på tredje dygnet, men av någon anledning ansåg BB-personalen att barnet behövde mjölkersättning.

Vid behandling av dibarn ges läkemedlet i den homeopatiska beredningen med fördel till modern och inte till barnet.

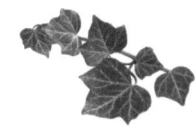

Urtica urens

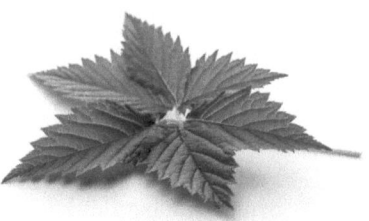

År 1992 kom en 35-årig man som patient till mig, han sökte för nässelutslag.

Han berättar att han har haft nässelutslag förut, men den här gången ville utslagen inte lägga sig och han har nu haft dem i en vecka. Han berättar vidare att nässelutslagen brukar komma om han ätit skaldjur eller har varit ute i snöväder och blivit nedkyld. Han uppger att nässelutslagen är som stora röda blaffor som kliar och bränner. De är placerade på överarmar, lår och bål. Han hade varit ute och arbetat i skogen och vädret hade under dagen växlat om till nederbörd med blötsnö. Han upplevde att han hade arbetat lite för länge och kände sig rejält nedkyld när han kom hem. Han berättar vidare, att han nu får gå och kissa allt oftare och att urinen luktar lite mer än vad den brukar.

Han kände sig också stel i alla leder.

Han ordinerades *Urtica urens* D200. En dos morgon och kväll.

Efter ett dygn har nässelutslagen stillat sig och urinen doftar normalt. Efter två dygn kände han sig "hyfsat som vanligt". Han fick fortsätta med läkemedlet i ytterligare tio dygn. Sedan dess har han aldrig fått tillbaka nässelutslagen, även om han har varit ute i kyla eller ätit skaldjur.

Författarens anmärkning: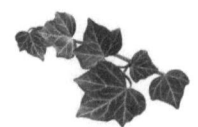

Här ser vi ett tydligt fall av ett akut uppflammande skov av den latenta kroniska sjukdomen. Det är nödvändigt att behandla dessa akuta skov som en akut sjukdom för att kunna komma åt att bota den latenta kroniska sjukdomen.

Achillea millefolium

En sommar på 1990-talet hade jag och maken gäster på besök, vars dotter var en livlig flicka på 9 år. Hon älskade att klättra i träd och att undersöka vår gamla ladugård, samt att springa i skogen bakom husen. Så, hur det nu begav sig så trillade hon och slog sig, inget allvarligt men ganska ordentligt. Hon hade blåmärken, skrubbsår

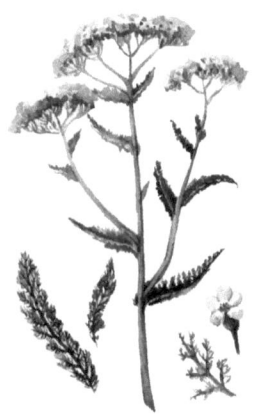

och en lätt vrickning av foten, vilket fick mig att direkt tänka på *Arnica montana*, som är standardmedlet vid stukningar och efter att ha blivit blåslagen. Men hon hade även näsblod, ett symptom som inte indikerar läkemedelsbilden för *Arnica montana*. Det var ett klarrött näsblod som inte gick att stoppa och hon klagade på att det gav henne huvudvärk. Så vi gav oss ut på ängen och plockade Rölleka (*Achillea millefolium*), eftersom röllekan bäst överensstämde med *Simile,* som vi kokade te på och som hon fick att dricka. Avkoket användes även som omslag på näsan, foten och där hon var som mest blåslagen.

Näsblodet upphörde i princip omedelbart efter en mugg av brygden och hon kände sig generellt bättre direkt. Hon fick fortsätta med brygden i tre dagar tills hon kände sig helt återställd från stukningen, blåmärkena och den allmänna känslan av att vara blåslagen.

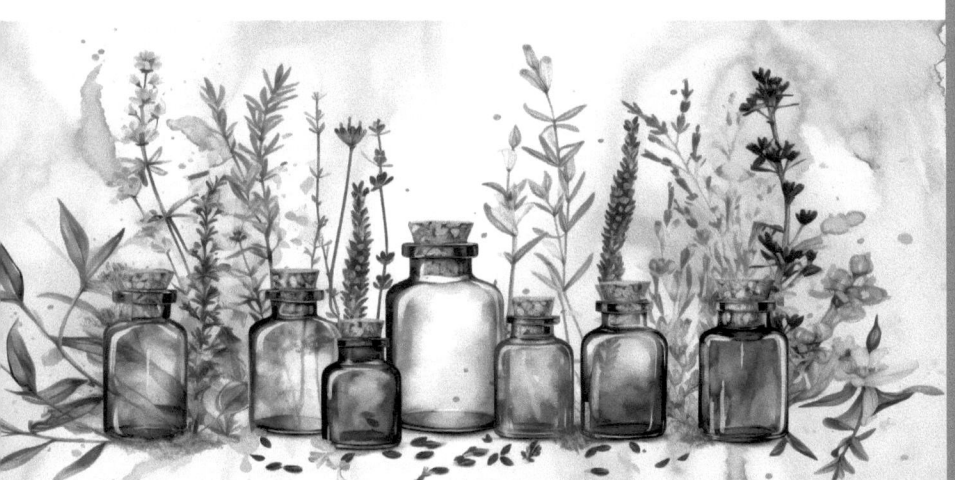

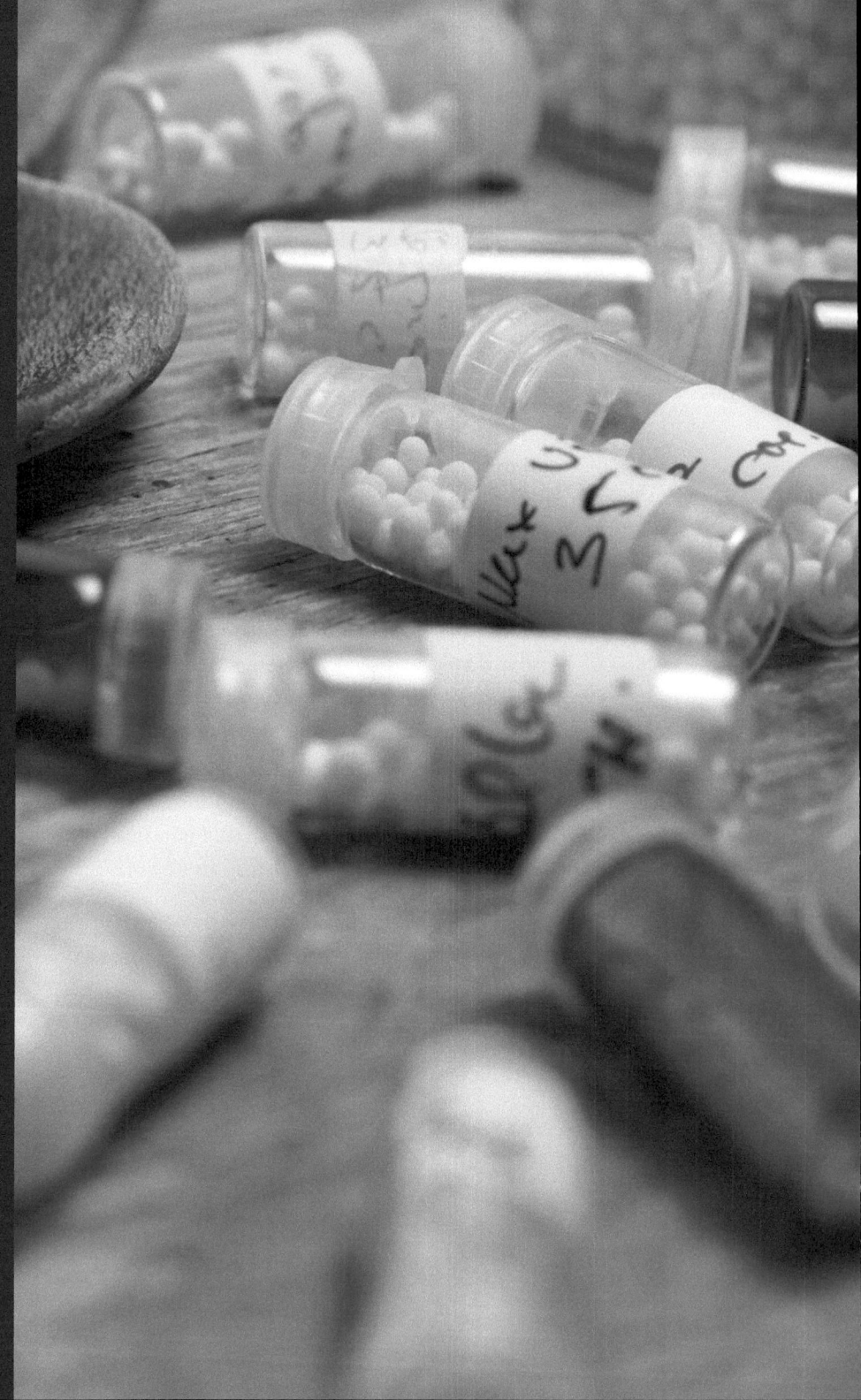

Homeometoder

Det finns flera andra läkemetoder som använder läkemedel i homeo-
patisk beredning och många tror felaktigt att läkemedel som är fram-
ställda i en homeopatisk beredning är att jämställa med homeopati.
Homeopati och läkemetodens grundprinciper skapades innan upp-
täckten av den homeopatiska beredningen gjordes, så läkemetoden
är primär och beredningsformen sekundär.

Idag används ordet homeopati dagligdags bl. a. som synonym
till försvinnande små doser eller placeboeffekt. Men också när det
förskrivs någon form av läkemedel, som inte är från hälso- och sjuk-
vården, kallas de ofta för homeopati. Det har skapat oklarheter kring
vad homeopati egentligen är som läkemetod och hur homeopatiska
läkemedel används.

I början av 1900-talet började det dyka upp nya läkemetoder som
använde läkemedel i homeopatisk beredning. Varje läkemetod har
sin egen unika tes som har utvecklats av läkare och vetenskaps-
personer. Vissa läkemetoder har sina egna läkemedelsberedningar
och produktnamn, medan andra har en egen läkemetod, men
förskriver läkemedel framställda i homeopatisk beredning.

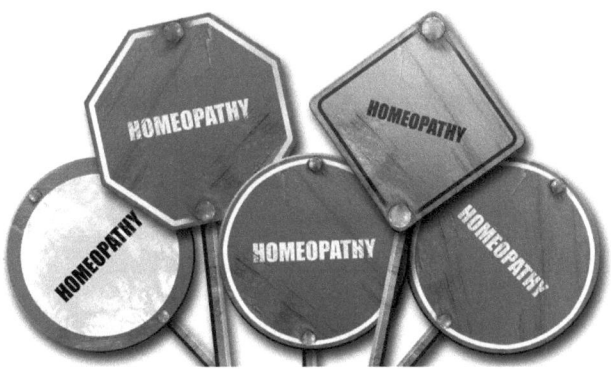

Klassisk homeopati

Många som arbetar med homeopati idag använder begreppet
Klassisk homeopati, ett begrepp med en brokig historia.

Samuel Hahnemann använde inte något sådant begrepp, utan
det är något som vuxit fram efter hans död, i början av 1900-
talet. Det var i ett försök att skydda de grundläggande principerna
i homeopatins läror från andra terapimetoder med homeopatiskin-
riktningar s.k. *Homeometoder* som hade börjat dyka upp under den
här tiden. Det var främst homeopater som *James Tyler Kent, Pierre
Schmidt, Hanns Rabe* och *Jost Künzli von Fimmelsberg* som ville
betona vikten av en klassisk och ren form av homeopati. Därifrån
har sedan begreppet utvecklats, då främst bland de engelsktalande
homeopaterna runt om i världen. Gemensamt inom klassisk homeo-
pati idag är att man utgår från J T Kents filosofi och symptomatologi.
J T Kents homeopatiska kunskaper innefattar läran fram till den
femte *Organon,* den sjätte utgåvans innehåll var då fortfarande okänt
och kunde läsas först efter hans död. J T Kent godtog inte den nya

Områden	S Hahnemann	J T Kent
Lära (filosofi)	Empirisk, kliniskt baserad	Idealistisk, andlig, inspirerad av teosofi, Swedenborg
Syn på sjukdom	Dynamisk rubbning av livs-principen	Sjukdom börjar på det mentala och andliga planet
Symtomhierarki	Fokus på ovanliga och karak-teristiska symptom § 153	Mentala symtom prioriteras först
Behandlings-principer	Ett medel åt gången, efter den totala symtombilden	Ett konstitutionellt medel, styrt av en psykologisk profil
Potensval	Q-potens och utifrån den sjätte Organon	Högpotenser som höga C-poten-ser, 200C, 1M, 10M, etc.
Dosering	Upprepade doser, i flytande form, skillnad mellan akut- och kronisk sjukdom	En singeldos för att starta läkningsprocessen, ofta följt av ett längre uppehåll
Teoriböcker	Organon der Heilkunst, Die chronischen Krankheiten	Lectures on Homoeopathic Philosophy av J T Kent

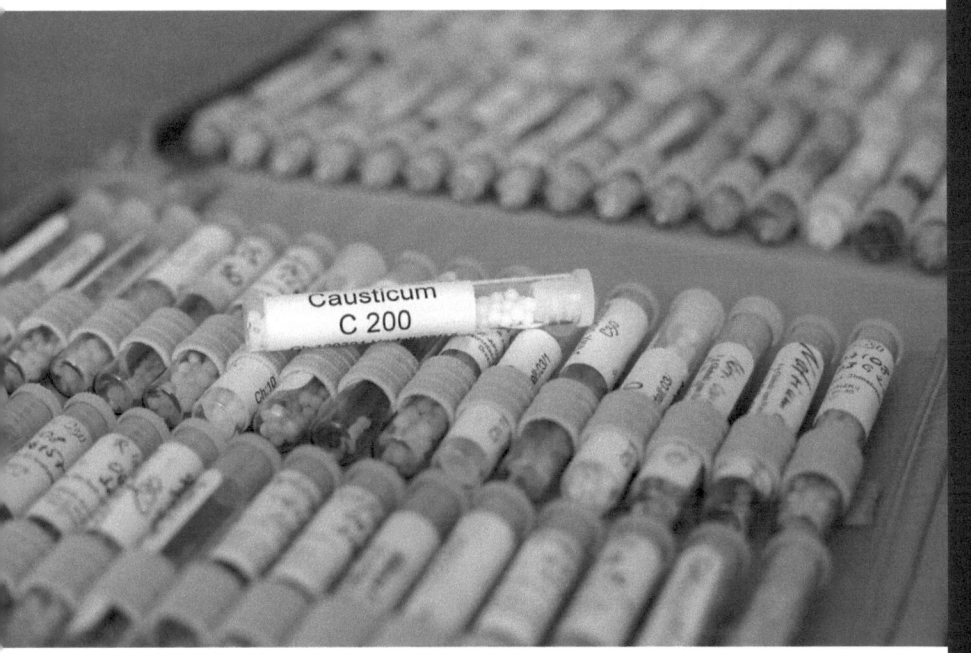

läran Samuel Hahnemann utarbetade som finns omskrivet
i *The Chronic diseases* (*Die Chronischen Krankheiten*).

J T Kent utbildade homeopaterna *Pierre Schmidt* (Schweiz), som
i sin tur spred hans läror i Europa. *Hanns Rabe* och *Jost Künzli von
Fimmelsberg* som vidareutvecklade och försvarade Kentiansk homeo-
pati i de tyskspråkiga länderna. Idag finns en känd internationell
homeopatisk skola i Grekland, *International Academy of Classical
Homeopathy*. Utbildningen har examinerat tusentals homeopater
som kan titulera sig Klassisk homeopat efter avslutad utbildning
och godkänd examen.

Det har medfört att Klassisk homeopati skiljer sig aningen från
Samuel Hahnemanns rena läror, speciellt de senare han utvecklade
i slutet av sitt liv, som inte överhuvudtaget finns med inom Klassisk
homeopati. J T Kent utvecklade under tiden sin egen unika filosofi
i homeopatins grunder som skiljer sig från Samuel Hahnemanns.

Typ av läkemedel som används: Enkelmedel och nosoder i homeo-
patisk beredning. Här används potenserna C, M eller CM.

Felkes kur

Den tyskfödda protestantiska pastorn *Leopold Erdmann Emanuel Felke* (1856–1926) från München omnämns, märkligt nog, inte så ofta vare sig i historieböckerna eller inom den homeopatiska yrkeskåren, här i Sverige.

Emanuel Felke anlade spaanläggningar, där gästerna kurerades med sittbad i zinkbaljor, gyttjebehandling, barfotagång i naturen, att sova nakna på golvet och en strikt kost. Hans terapimetoder var mycket framgångsrika och uppskattade, ända fram till första världskriget, då hans spaanläggningar istället kom att användas som krigssjukhus.

Som homeopat hade Emanuel Felke lärt sig Samuel Hahnemanns rena homeopatiska lära, men under en *difteriepidemi* tröttnade han på det tidskrävande arbetet det innebar att alltid finna det individuella läkemedlet till varje ny patient. Så han tog helt sonika och slog samman alla de större enkelmedel som indikerades vid behandling av difteri i en och samma flaska och gav till sina patienter. Med det föddes komplexmedelsterapin. Den nya terapiformen blev väldigt populär bland både läkare och homeopater i Europa och Skandinavien under 1900-talets början.

Emanuel Felke använde sig av en kortfattad anamnes samt irisdiagnostik och utifrån vad som framkom i den sammanslagna analysen förskrev han flera olika enkelmedel i en och samma flaska till patienten.

Hans institut finns fortfarande kvar i Tyskland och undervisar om irisdiagnostik. Än idag förknippas en homeopat många gånger med en terapeut som skådar patienten i ögonen och som sedan förskriver ett eller flertal olika homeopatiska läkemedel åt gången.

Komplexmedelsterapi

Bedömningen av vilket eller vilka *komplexmedel* (sammansatta läkemedel i homeopatisk beredning) som förskrivs till en patient görs utifrån den helhetsbild som framkommit genom anamnesen, diagnosen och terapiundersökningarna. Vanligtvis används diagnostiska metoder såsom irisdiagnostik, zonterapi, håranalys eller blodanalys.

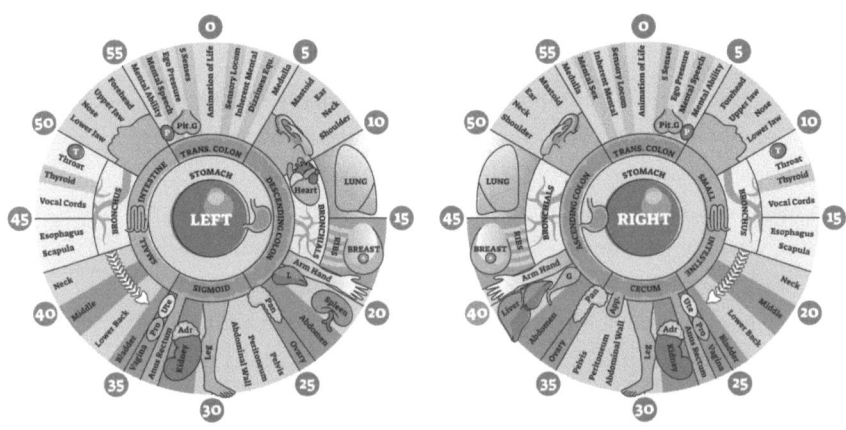

Bilden är ett exempel av olika alternativmedicinska diagnostiskametoder, där irisdiagnostik är en av dem.

Den sammanställda diagnostiska informationen påvisar vilket eller vilka organfunktioner som orsakar störningar i organismen och är kopplade till besvären som patienten söker för såsom återkommande huvudvärk, hudbesvär, inflammationer, olika smärttillstånd och andra invärtes sjukdomar eller besvär. Symptomen kan t. ex. härröra från att levern är belastad och inte fungerar optimalt som ger upphov till kroniska mag- och tarmbesvär eller eksem på huden.

När terapeuten vet vilken organfunktion som är försvagad förskrivs ett homeopatiskt enkel- eller komplexmedel. Valet av läkemedlen görs utifrån hur de påverkar olika organfunktioner. Informationen inhämtas från vad som framkommit vid homeopatiska läkemedelsprövningar eller av kliniska observationer. Enkelmedlet *Lycopodium* förskrivs t. ex. om det framkommit att gallalever är den bakomliggande orsaken till mag- och tarmbesvären.

Typ av läkemedel som används: Komplexmedel används vid flera olika läkemetoder. Komplexmedel innebär att flera enkelmedel som är tillverkade i en homeopatisk beredning har sammanförts i en och samma produkt.

79

Klinisk homeopati

Klinisk homeopati har sitt ursprung i Tyskland och kallas för symptomatisk läkekonst. Utgångspunkten är det kliniska symptomet samt organbelastningar, som en eller flera diagnosmetoder påvisat. Komplexmedel används för behandling av specifika åkommor och diagnoser. Det kliniska symptomet ska vara mätbart och ha en namngiven diagnos, som t. ex. migrän, reumatism eller fibromyalgi. Klinisk homeopati används också med förskrivning av homeopatiska enkelmedel. Då förskrivs läkemedlet utifrån den aktuella diagnosen och inte utifrån *Simile*. Flera olika homeopatiska medel kan vara lämpliga vid en specifik diagnos så ett eller flera enkelmedel förskrivs åt gången. Förslag på vilka enkelmedel som kan användas, går det att läsa om i homeopatiska böcker eller forum. Där finns t. ex. förslag på omkring 3–20 olika enkelmedel som behandlar magbesvär och där *Lycopodium* troligen är ett av dem. Det här arbetssättet är vanligt hos yrkesutövande homeopater, men används även vid hemmaförskrivning.

Typ av läkemedel som används: Vanligast inom den kliniska homeopatin är användningen av enkelmedel, komplexmedel, antroposofiska läkemedel, örtmediciner, kosttillskott, nosoder eller sarkoder.

De olika alternativmedicinska läkemedelsföretagen runt om i världen har oftast utvecklat och namngivit sina egna produktserier som Dr Reckewegs olika medel, Pekanaserien eller Nelfabserien.

Biokemiska cell- eller vävnadssalter

Wilhelm Schüßler (1821–1898) medicine doktor, homeopat och naturvetenskapsman med inriktning inom fysiologi, kemi och fysik.

Bakom behandlingsmetoden ligger principen att de valda läkemedlen väljs utifrån någon eller några av de saltföreningar som finns naturligt i kroppen. Diagnos och förståelse av vilket eller vilka medel som indikeras hos patienten görs utifrån kroppsvävnadernas beskaffenheter. Diagnosen fastställs utifrån ansiktets, tungans och hudens olika nyanser och sjukliga förändringar, samt anamnesen. De biokemiska salterna numreras från 1–12.

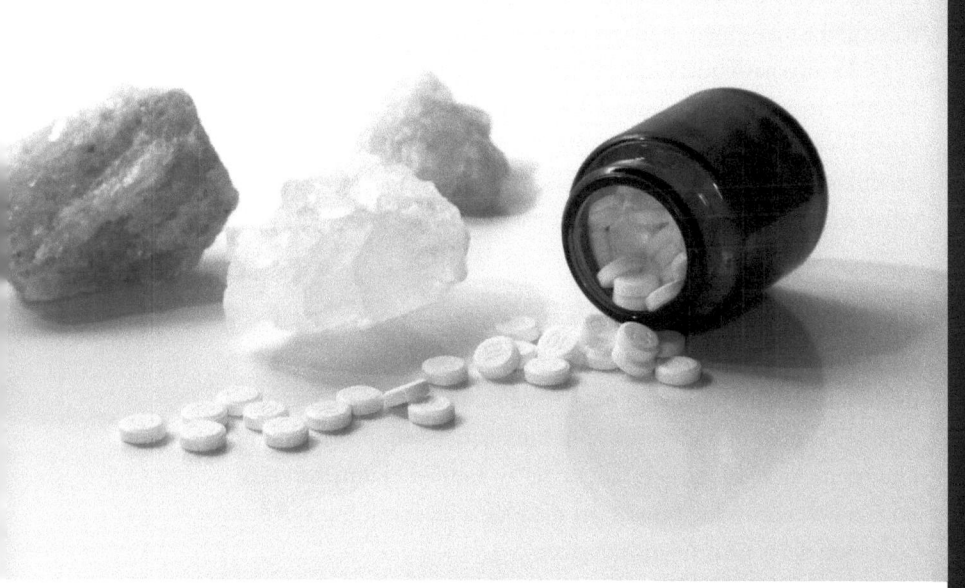

Följande salter används:

Nr 1:   Calcium fluoratum
Nr 2:   Calcium phosphoricum
Nr 3:   Calcium sulfuricum
Nr 4:   Ferrum phosphoricum
Nr 5:   Kalium chloratum
Nr 6:   Kalium phosphoricum
Nr 7:   Kalium sulfuricum
Nr 8:   Magnesium phosphoricum
Nr 9:   Natrium chloratum
Nr 10: Natrium phosphoricum
Nr 11: Natrium sulfuricum
Nr 12: Silicea

Substanserna i de 12 olika saltföreningarna används också inom homeopatin, men då utifrån den homeopatiska läkemetoden. Läkemedlen är då tillverkade i homeopatisk beredning och benämns med sitt latinska eller homeopatiska namn.

Typ av läkemedel som används: Beredningen av salterna är inte gjorda i en homeopatisk beredning, utan har istället blivit triturerade tillsammans med mjölksocker och är inte dynamiserade.

Olika alternativmedicinska läkemedelsföretag runt om i världen har ofta utvecklat och namngivit sina egna produktserier av cellsalter, innehållet är dock alltid detsamma. De finns att tillgå från olika produktserier som HBM-salter, Stjärnstoff, Schüsslermedel, cellsalter, vävnadssalter eller funktionsmedel.

Bachdroppar eller blomsterterapi

Dr Edward Bach (1886–1936) brittisk läkare med specialitet inom bakteriologi och immunologi, arbetade som kirurg vid *University College Hospital* i London och som husläkare på sin privata klinik i London. År 1919 började han ta del av Samuel Hahnemanns skrifter och samtyckte till viss del med hans idéer om hur sjukdom botas och deras ursprungliga orsaker.

Dr Bachs definition av hälsa är "den fullständiga harmonin mellan kropp, själ och ande" och han menade på att sjukdom är resultatet av en bristande harmoni mellan aspekterna. För att kunna behandla bristande harmoni i kroppen sökte Dr Bach bland naturens växter. Med hjälp av sin intuition skapade han en egen läkemetod och läkemedel som kom att bli blomstermedicinerna. Efter att ha experimenterat med flera olika växter och utvecklat sin egen konstitutionslära med olika personlighetstyper, kom han slutligen fram till sju olika grupper av personlighetstyper (temperament) och sju olika blomsterdroppar. Indelningen är gjord utifrån Dr Bachs egna observationer av hur människor agerar och hanterar olika situationer i livet. Grupperna är; *rädslo-gruppen, ensamhets-gruppen, osäkerhets-gruppen, brist på intresse-gruppen, förtvivlan och desperations-gruppen, överkänslighets-gruppen* och *överbeskyddande-gruppen.*

År 1930 stängde han sin klinik i London och flyttade för gott till Wales för att forska vidare om blomsterdropparna, som till slut blev 38 olika blomstermedel.

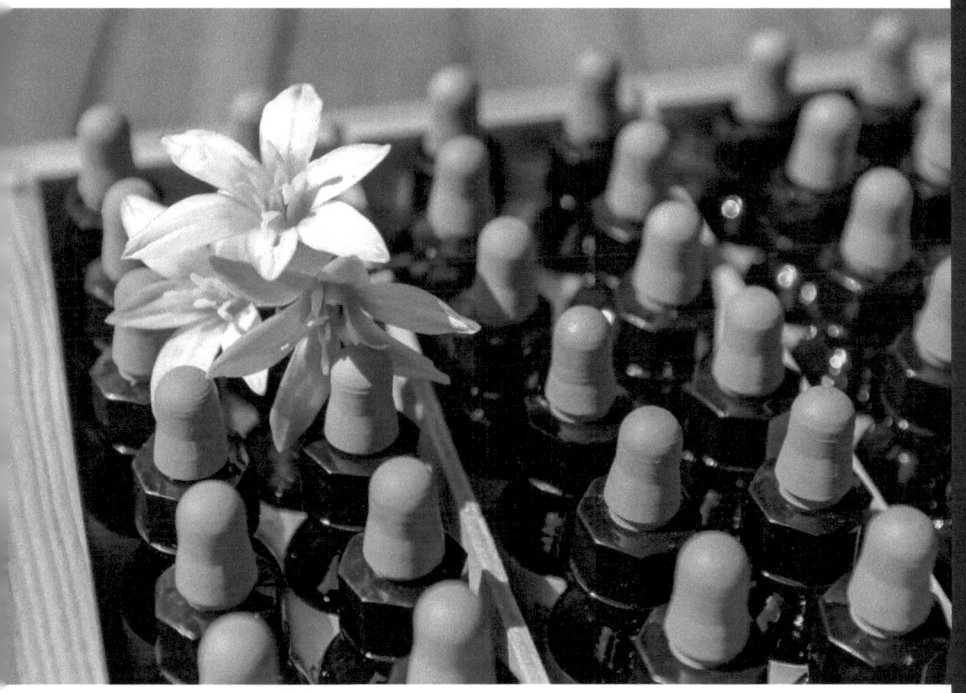

Typ av läkemedel som används: Terapins egna läkemedel, Bach-droppar. Den enskilda blomman bereds i en konjaksbaserad tinktur och förskrivs, enskilt eller tillsammans med flera olika blommor i en och samma flaska som t. ex. de välkända *rescue-dropparna*.

Spagyriska läkemedel

Ordet kommer från grekiskans *spao*, dra ut, och *agerio*, kombinera, slå ihop. Separationsmetoden har sitt ursprung i det antika Egypten och blev tidigt populär bland Europas alkemister. Beredningen avser en alkemisk extraktionsberedning av ämnen som är vegetabiliska, animaliska, svampar eller mineraler. Läkemedlerna används främst inom örtmedicinen. Både *Paracelsus* och *Hildegard av Bingen* använde spagyriska produkter i sina arbeten. Metoden har levt kvar och har vidareutvecklats främst i Tyskland och Schweiz.

Framställningen görs genom att ämnena destilleras i fyra olika steg; *separation, rening, askbränning* och *återförening.* Separationen sker genom extraktion av en alkohollösning i en vacuumbehållare vid 50 grader Celsius. I reningsfasen separeras växtmassan från extraktet som sedan renas genom förbränning i olika steg till en vit aska. Återföreningen görs genom att de tre tidigare framställda ämnena återigen förs samman.

Typ av läkemedel som används: Varje företag som tillverkar spagyriska läkemedel har sina egna produktserier. Innehållet och beredningen görs utifrån HAB (*Homöpathisches Arzneibuch*). Spagyriska läkemedel finns som tinktur och i homeopatisk beredning. Läkemedlen framställs av företag runt om i världen, men främst i Tyskland och finns att tillgå i Sverige.

Antroposofi

Ordet *antroposofi* härrör från de grekiska orden *antropos,* människa, och *sophia,* vishet, som betyder en väg till visdom om människan.

Antroposofins grundare *Rudolf Steiner* (1861–1925) levde i Österrike och Schweiz. Han studerade filosofi, matematik, naturvetenskap och kunskapsteori. Rudolf Steiner utvecklade läran och strävade efter att skapa en själslig vetenskap. För att uppnå det utarbetade han olika metoder, för att utveckla slumrande sinnen som vilar omedvetna hos människor.

Inom antroposofin betraktas människan som en helhet kropp, själ och ande, förenade i en ständig levande utveckling genom två energiströmmars samverkan, den jordiska substansen och den kosmiska kraften. Den antroposofiska läran tillämpas i dag praktiskt inom områden som medicin, pedagogik, arkitektur, konst och odling. För att sjukdomsprocessen ska vägledas mot en helande riktning används antroposofiska läkemedel, massage, badterapi, konstnärliga terapier och läkeeurytmi.

I Sverige fanns tidigare den antroposofiska vårdcentralen och sjukhuset *Vidarkliniken* i Järna (1985–2019) med 74 vårdplatser. Antroposofiskt orienterade privatläkare är ännu yrkesverksamma på olika orter runt om i landet.

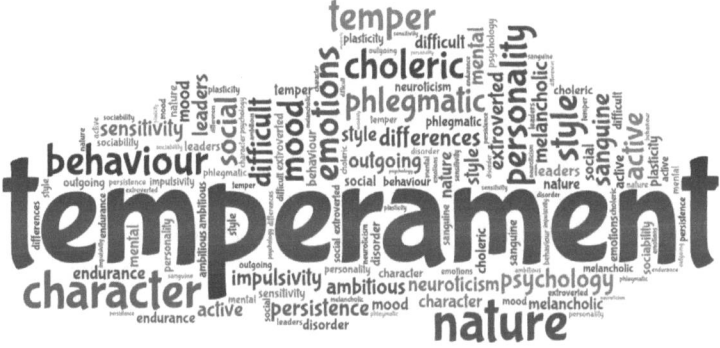

Typ av läkemedel som används: Enkel- och komplexmedel och främst antroposofiska läkemedel.

Beredningen av antroposofiska läkemedel är snarlik den homeopatiska beredningen men skiljer i vissa steg. Vid tillverkning av antroposofiska läkemedel värms vätskorna upp till 37 grader Celsius och istället för bankningar används pendelrörelser.

Konstitutionsterapi

Ordet *konstitutionell* härrör från det latinska ordet *constitùo corporis,* som betyder, sammansättning eller anordning.

Begreppet används för att beskriva en människas kroppsliga anlag och yttre egenskaper, men även för att beskriva sinnelag och humör, vilket då kallas för *temperament.*

Begreppet har vuxit fram och utvecklats över flera tidsepoker och i flera olika traditioner för att klassificera olika kropps- och personlighetstyper, på ett unikt sätt. Generellt har konstitutionsterapin för avsikt att påvisa ogynnsamma dispositioner eller hälsostörningar hos den sjuka, vilka funnits sedan födseln och innan de patologiska symptomen manifesterats som sjukdom i kroppen.

Begreppet konstitution är så frekvent förekommande i homeopatisk litteratur och har anammats i så hög grad av praktiserande homeopater, att läran idag uppfattats som en del av den grundläggande homeopatiska läkemetoden. Begreppet konstitution är **inte** en del av den homeopatiska läkemetoden. I Samuel Hahnemann texter finns inget skrivet om konstitutionstyper eller olika typer och indelningar av patienten utifrån utseende, temperament, kroppsbeskaffenheter, ögon- eller hårfärg. Ordet konstitution förekommer tre gånger i den svenska översättningen av *Organon*, paragraferna 5, 81 och 138, där Samuel Hahnemann hänvisar till kroppsbyggnad (tyska; *körper-constitutionen*). Översättningen från tyska till engelska i homeopatisk litteratur blev istället *constiution*, och härstammar från det tyska ordet *beschaffenheit* som betyder, någon eller någons natur, anlag, beskaffenhet, kroppsbyggnad och kondition.

Samuel Hahnemann har dock gjort vissa anmärkningar i sina texter som påvisar ordination utifrån en viss läggning. Under föreläsningarna som Samuel Hahnemann höll i Leipzig kring år 1818 uttalade han följande, "Nästan aldrig kan vi förvänta oss en snabb och varaktig botande effekt av *Aconitum* i en jämnmodig, lugn och fridfull individ, av *Nux Vomica* i en mild individ med ett flegmatiskt humör, av *Pulsatilla* i en gladlynt och lycklig individ med en envis läggning, eller av *Ignatia* i en oföränderlig karaktär, som inte har en läggning för rädslor och förargelser".

Typ av läkemedel som används: Enkelmedel, komplexmedel och nosoder.

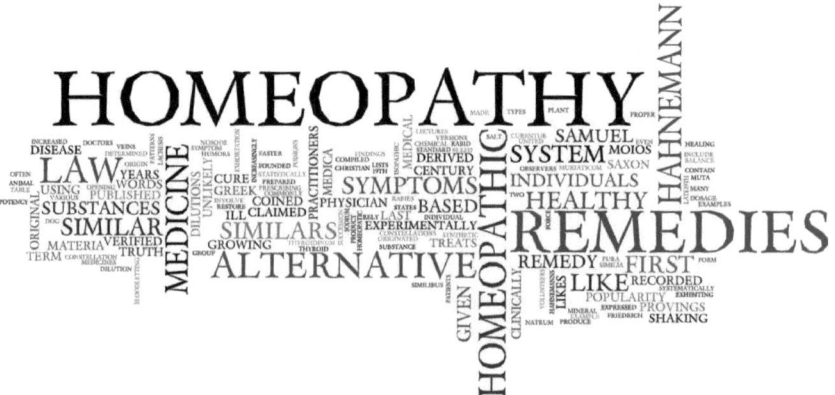

Bioterapeutiska läkemedel

Bioterapeutiska produkter förekommer i alla genrer inom medicin och är ett samlingsnamn för läkemedel som härstammar från biologiska ämnen. Substanser som används är; mikrober, virus, patologiska sekretioner, frisk eller sjuklig human eller animalisk kroppsvävnad, allopatiska läkemedel, metaller, allergener, vaccinsubstanser eller svampar.

Inom *allopatin* används ämnen som framkallar biologiska reaktioner vid behandlingen som antitoxiner, vacciner, celler, vävnader eller organsubstanser. Det inkluderar även *substitutbehandling* där ett läkemedel får ersätta det som saknas i kroppen, som insulin till personer som är diabetessjuka eller hormonbehandlingar med t. ex. östrogen eller testosteron. Bioterapeutiska produkter inom den *homeopatiska* nischen har genomgått en homeopatisk beredning och läkemedelsprövning som sedan förskrivs utifrån likhetsregeln, *Simile*.

Produkterna kallas då för *nosoder* t. ex. *Psorinum, Tuberculinum, Medorrhinum* eller *Carcinosinum*. Vanligast är användningen av bioterapeutiska produkter inom den *isopatiska* läkemetoden, där metoderna och läkemedlen är indelade i olika undergrupper, beroende från vilket ursprung den bioterapeutiska produkten härstammar. Det kan vara; *nosoder, sarkoder, tautopatiska läkemedel,* eller *isopatiska läkemedel.*

Isopatiska läkemedel & nosoder

Ordet *nosod,* härrör från det grekiska ordet *nòsos,* sjukdom, att vara sjuk eller ett sjukligt tillstånd.

Under 1800–1900-talet var det främst två personer som vidareutvecklade den isopatiska läkemetoden. Den första personen var

Constantine Hering, den andre var den tyska veterinären *Johann Joseph Wilhelm Lux*, född 1777 i Opole i södra Polen.

Det var Constantine Hering som införde ordet *nosod* till homeopatin. Det var även han som instiftade att "...om en isopatisk produkt tillverkas i en homeopatisk beredning, så blir den liknande till sjukdomen som har skapat den och klassas då som en nosod".

Han experimenterade med olika ämnen, som saliven från en rabiessmittad hund (*Lyssinum*) samt gjorde en beredning av sekret från en skabblåsa (*Psorinum*). Han förordade även att sekret eller vätskor från en persons egna utsöndringar kan beredas för egenbehandling. Efter genomförd beredning kallas läkemedlen för *autonosoder* och läkemetoden för *autoisopati*.

Wilhelm Lux däremot hade blivit ombedd att hitta ett läkemedel mot mjältbrand och rots. Rots är en sjukdom som skapar feber och bölder, som sprids via lymfsystemet och drabbar hästar och boskap. Han tog sekret från sjuka djur och framställde, i homeopatisk beredning, läkemedlen *Malleinum* (Rots) och *Anthracinum* (mjältbrand).

Det var Wilhelm Lux som utvecklade den isopatiska tesen *Aequalia aequalibus*. Han utvecklade en läkemetod vid överdosering eller följdsjukdomar av allopatiska läkemedel, *tautopati*. Det överdoserade läkemedlet förskrivs då i en homeopatisk beredning för att läka sjukdomen av biverkningarna. I hans första experiment rörde det sig om grundämnet svavel, *Sulfur*.

Idag används metoden vid olika former av läkemedelsförgiftningar, biverkningar eller vaccinationsskador. Nosoder klassas i olika undergrupper, här följer några:

Klassiska nosoder har genomgått en homeopatisk beredning och läkemedelsprövning som förskrivs utifrån *Simile*. Nosoder som används inom homeopatin är t. ex. *Psorinum, Tuberculinum, Medhorinum* eller *Carcinosinum*.

Enkelnosoder är produkter som härstammar från olika mikrober, som virus eller bakterier. De tillverkas i en homeopatisk beredning, men de har inte genomgott någon homeopatisk läkemedelsprövning och förskrivs inte heller utifrån *Simile*. Idag antyder namnet på produkten vilket ursprung läkemedelsberedningen härstammar

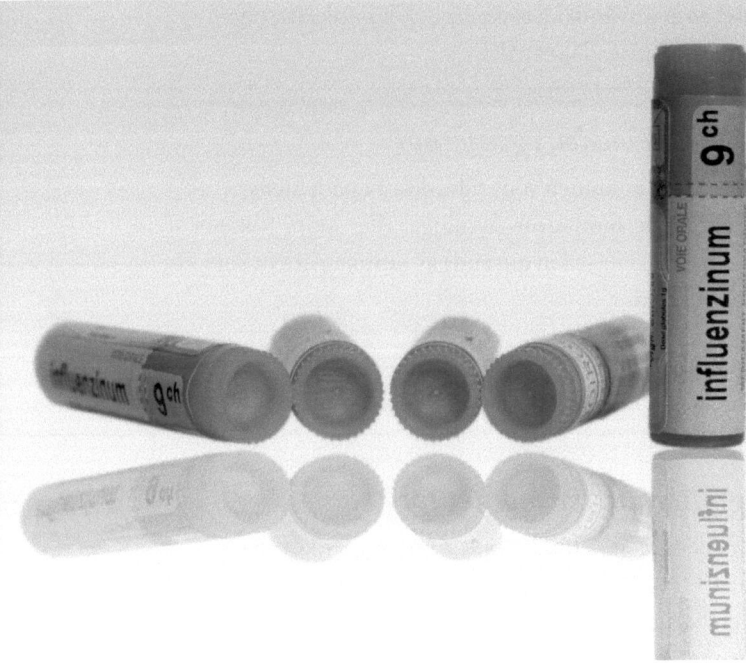

Influenzinum är ett exempel på produktnamn som beskriver enkelnosoder, vilket är ett läkemedel som härstammar från någon typ av mikrob, virus eller bakterier.

i från exempelvis kolibakterier *Colibacillum*, stafylokockbakterier *Staphylococcinum* eller influensavirus *Influenzinum*.

Komplexnosoder är sekretet eller saliv från en sjuklig organism. Saliven från en rabiessmittad hund *Lyssinum*, vätskan ifrån en skabblåsa *Psorinum*, spottet från en tuberkulossmittad *Tuberculinum* och sekret från urinröret av en gonorrésmittad *Medhorrinum* är några exempel.

Härstammar läkemedlet från rabiesbakterier räknas det som enkelnosod och används saliven från en rabiessmittad hund så räknas det som en komplexnosod.

Stora nosoder är nosoder som förskrivs utifrån en klinisk diagnos som vid diagnosen tuberkulos *Tuberculinum,* vid diagnosen syfilis *Syphilinum* och vid diagnosen gonorré *Medorrhinum*.

Typ av läkemedel som används: Enkelnosoder, komplexnosoder, isopatiska- och autoisopatiska läkemedel.

Autoisopatiska läkemedel, egenterapi

Autoisopatiska läkemedel är ämnen som tillverkas av patientens egen utsöndring som t. ex. blod, urin, flytningar eller spott. Sekretet bereds till ett läkemedel, som sedan används av samma patient som sekretet härstammar i från.

Typ av läkemedel som används: Patientens egen utsöndring eller sekret.

Sarkoder, organterapi, hormonterapi

Sarkod härrör från det grekiska ordet *sarko,* som betyder köttig. Det är ett läkemedel som härstammar från frisk vävnad och som har framställts i en homeopatisk beredning.

Pierre Schmidt ansåg att en sarkod är en naturlig bio-produkt och kan användas som läkemedel. Substanserna härstammar från frisk human eller animalisk kroppsvävnad. Även sekret används.

Läkemetoden ingår i *organterapi* som använder frisk human- eller animalisk kroppsvävnad, som delar av hypofys, njure, lever, hjärta m. fl. men även sekret används som läkemedel.

Läran innefattar också *hormonterapi* där ett hormon används t. ex. gulkroppshormon, adrenalin, östrogen eller progesteron.

Bröstmjölk från däggdjur används och samlingsnamnet är *Lac* –som betyder mjölk. Det kan vara mjölk från t. ex. en tik *Lac caninum,* katthona *Lac felinum* eller en kvinna *Lac humanum.*

Animaliska utsöndringar eller gifter används som homeopatiska enkelmedel och förskrivs utifrån den homeopatiska läkemedels- prövningen t. ex. *Ambra, Lachesis* eller *Sepia.*

Typ av läkemedel som används: Djursekret, mjölk, hormoner, frisk mänsklig eller animalisk vävnad.

Tautopati, toxinbehandling

Tautopati är en egen gren inom isopatin. Substanserna som används härstammar från toxin, vaccin eller allopatiska läkemedel.

Det är det ämne som anses vara den bakomliggande orsaken till den kroniska sjukdomen som kan ha uppstått efter t. ex. en vaccination, långvarigt bruk av allopatiska preparat eller efter någon toxisk förgiftning. I de fallen förskrivs det tautopatiska läkemedlet i en homeopatisk beredning.

Typ av läkemedel som används: Substanser som härstammar från ett vaccin t. ex. röda hund, kikhosta, mässlingen eller någon typ av allopatiskt läkemedel som värktabletter eller psykofarmaka.

Namnet på produkten pekar ofta på ursprunget som läkemedlet härstammar ifrån, som *Penicillinum (*antibiotika) eller *Cortisonum* (cortison).

Läkemedlet har då genomgått en homeopatisk beredning.

Fler läkemetoder som använder läkemedel i homeopatisk beredning

Att här gå in på alla olika terapier och metoder skulle bli alldeles för omfattande. Här följer några förslag som läsaren själv kan göra egna efterforskningar kring.

Antihomotoxisk terapi
Homotoxikologi
Gemmaterapi
Lithoterapi
Resonanshomeopati
Elektrohomeopati
Tarmnosoder
Biopati
Bonitologi
Cease-terapi

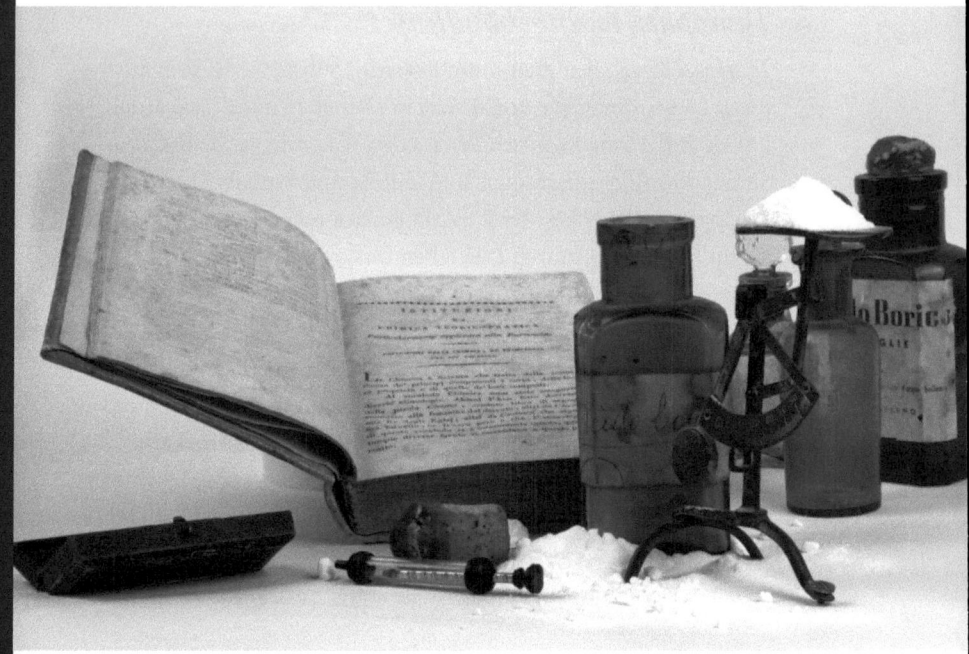

I Sverige introducerades homeopatin av professor **Göran Wahlenberg** *(1780–1851) år 1829, efter att han personligen besökt Samuel Hahnemann. En av hans elever,* **Peter Jacob Liedbeck** *(1802–1876) som själv praktiserade homeopati, översatte den femte Organon till svenska. I sina anmärkningar har han skrivit "Rent och naturtroget har öfersättaren sökt återgifa Hahnemanns Organon der Heilkunst, ej dervid förgätande att bokstafven dödar, andan gör lefvande".*

Den svenska översättningen av Organons sjätte utgåva gjordes av Bo Ramme år 1980 och 1990. Han hade fått betala en summa pengar till förlaget för upphovsrätten till Apotekare Kurt Hochstetters utgåva, som hade bearbetats i samma anda som P J Liedbecks. "Att försöka bevara Samuel Hahnemanns ordalydelse", även han rensade bland bisatser och fotnötter och använde sig av Pierre Schmidt franska översättning som referenslitteratur. Bo Ramme hade vid sin översättning R Haehls tyska och Boerickes engelska utgåvor som referenslitteratur.

Sjätte Organons original är ingen lätt samling av pappersark att sammanställa till formatet av en bok, den är full med upprepningar, små påklistrade papperslappar som alla behöver tydas och tolkas. Så heder och tack till er alla som arbetat med materialet som gjort texterna tillgängliga för oss i kommande generationer.

Homeopati då, nu & varför?

Idag används homeopatiska läkemedel av mer än 100 miljoner människor i världen för behandling av både akuta, epidemiska och kroniska sjukdomar.

Det finns regeringar som har insett styrkan i den homeopatiska läkemetoden och den låga kostnaden för homeopatiska läkemedel samt fördelarna med homeopatisk vård. En politisk lösning som ökar möjligheten till ekonomiska besparingar och en läkemetod som framgångsrikt behandlar kroniskt sjuka personer. Många länder använder homeopati som ett komplement i sjukvården och har också inrättat homeopatiska sjukhus. I länder som Indien finns det homeopatiministrar som har sina givna poster i regeringen. I USA var homeopatin, fram till andra världskrigets slut, den ledande behandlingsmetoden för att under 1950-talet drabbas av tillbakagång. Fram till 1960-talet kunde homeopatiska läkemedel köpas på statliga apotek i Sverige. Homeopati undervisades då vid bland annat *Uppsala universitet* och det fanns gott om bra privata utbildningar i ämnet.

Sedan år 2000 har terapimetoden aktivt förringats främst genom media och utifrån okunskap om läran. Det som skrivs om homeopati i press och på sociala medier idag handlar många gånger om direkta angrepp mot den homeopatiska läkemetoden och homeopatika.

Lika ofta förväxlas homeopatika med produktförsäljning av hälsokostprodukter som lovar hälsa och bot utan att vila på en vetenskaplig läkemetod eller principer som grund. Även andra terapimetoder, som isopati och placebo blandas ihop på de mest besynnerliga sätt med den homeopatiska läkemetoden. Nästan aldrig handlar skeptikernas skriverier om den rena homeopatiska läkemetodens praktiska arbete eller om de positiva resultat som uppnås i att bota sjuka människor, djur och växter.

Lagstiftningen gällande alternativmedicinska behandlingar regleras både nationellt och internationellt. Minst fyra utredningar har genomförts av olika politiska partier mellan åren 1968–2018, men inget av förslagen har förverkligats under mandatperioderna, så utredningarna ligger fortfarande kvar i byråkraternas lådor. Sedan EU-direktiven började verkställas i slutet av 1990-talet har det blivit ännu dystrare på den svenska och europeiska marknaden. Direktiven är uppdelade i olika nivåer där varje land själv kan anamma på vilken nivå de ska instiftas. Därför skiljer sig bestämmelserna och regleringarna mellan de olika europeiska länderna. Finland och Sverige var först ut med att implementera EU-reglerna efter att besluten fattats. Sverige var det land som skrev under på den stramaste nivån. 1 maj 2011 infördes bestämmelserna om att homeopatika ska granskas och registreras på samma vis som allopatiska läkemedel via läkemedelsverket. Konkurrensskillnaden är att registreringen av homeopatiska och naturläkemedel måste bekostas av de privatägda företagen som tillverkar dem. Det är företag som redan belastas med moms och inte erhåller subventioner från staten, vare sig som företag och eller mot kund. Det innebär att priset på läkemedlen till kunderna är momsbelagt med 25 procent. Konkurrensen idag är helt och hållet till allopatins fördel.

Idag (år 2025) regleras yrket homeopat i Sverige genom lagen om yrkesverksamhet inom hälso- och sjukvården samt marknadsföringslagen. Norge, som inte är medlem i EU, har ett framstående samarbete mellan sjuk- och alternativvård.

Branschen är i Sverige självreglerande via olika homeopatiska förbund som granskar de yrkesverksamma terapeuternas utbildningar samt att yrkesutövarna (deras medlemmar) följer gällande lagar och etiska regler. I dag finns cirka 300 yrkesutövande homeopater verksamma i Sverige och säkert ytterligare minst lika många eller fler personer som arbetar på hobbybasis med hemmaförskrivningar.

Forskning i ämnet homeopati påstås vara ringa och bristfällig, men det finns många välgjorda forskningsstudier i och om ämnet vid utländska universitet. Sverige kräver inhemsk forskning för att en studie ska accepteras. Idag finns det inte någon professorstjänst i ämnet homeopati vid svenska universitet vilket försvårar möjlig-

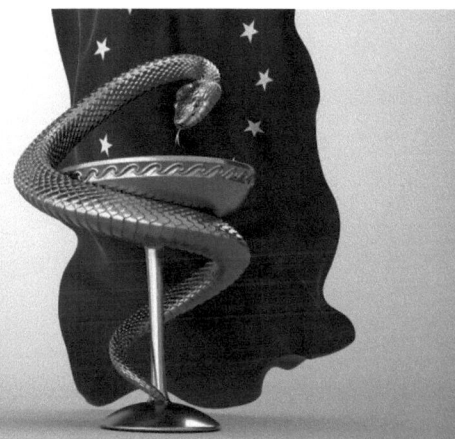

EU-direktiven började verkställas i slutet av 1990-talet och har starkt påverkat användningen av homeopatin inom unionen. I Sverige infördes den stramaste nivån i regelverket vilket medfört att konkurrensen är helt dominerande till allopatins fördel. Norge, som inte är med i EU, har däremot ett framstående samarbete mellan sjuk- och alternativvård.

heterna till forskning. Det finns varken ekonomiska eller praktiska resurser för att kunna genomföra forskning i den homeopatiska läkemetoden eller om läkemedel som framställs i homeopatisk beredning. Den största studien som har gjorts i Sverige (vid Karolinska institutet, *Osher centrum för integrativ hälsa*) blev forskning om den så kallade placeboeffekten[i]. Pengar som *Osher fonden* hade donerat till forskning i alternativmedicin. Placeboeffekten är likvärdig oavsett terapiform, vare sig det rör sig om homeopati eller allopati.

Idag saknas det forskning som förklarar vad som gör att giftverkan i ett ämne upphör och boteverkan i samma ämne finns kvar, efter att det har genomgått en homeopatisk potentiering. Det behövs inte mer forskning om att spädningen är en spädning, det vet vi redan. Homeopatins grundare Samuel Hahnemann förklarade tidigt i sitt arbete att en spädning som inte genomgått en homeopatisk beredning inte kan bota och hjälpa som ett läkemedel, då den är och förblir endast en förtunning. Forskning behövs för att förstå triturasion, dynamisering, flytande lösning som blir ett potentierat läkemedlet. Det i sig är en helt egen skola som skulle behöva utforskas grundligt. Kunskapen skulle kunna användas inom många andra vetenskapliga områden idag, inte minst inom miljöforskningen. Det behövas mer forskning och förståelse om homeopatins mest grundläggande terapiidé, *likhetsprincipen*.

---

i. Placebo, en beredning som saknar aktiv läkemedelssubstans. En terapeutiskeffekt som uppkommer vid alla former av terapi.

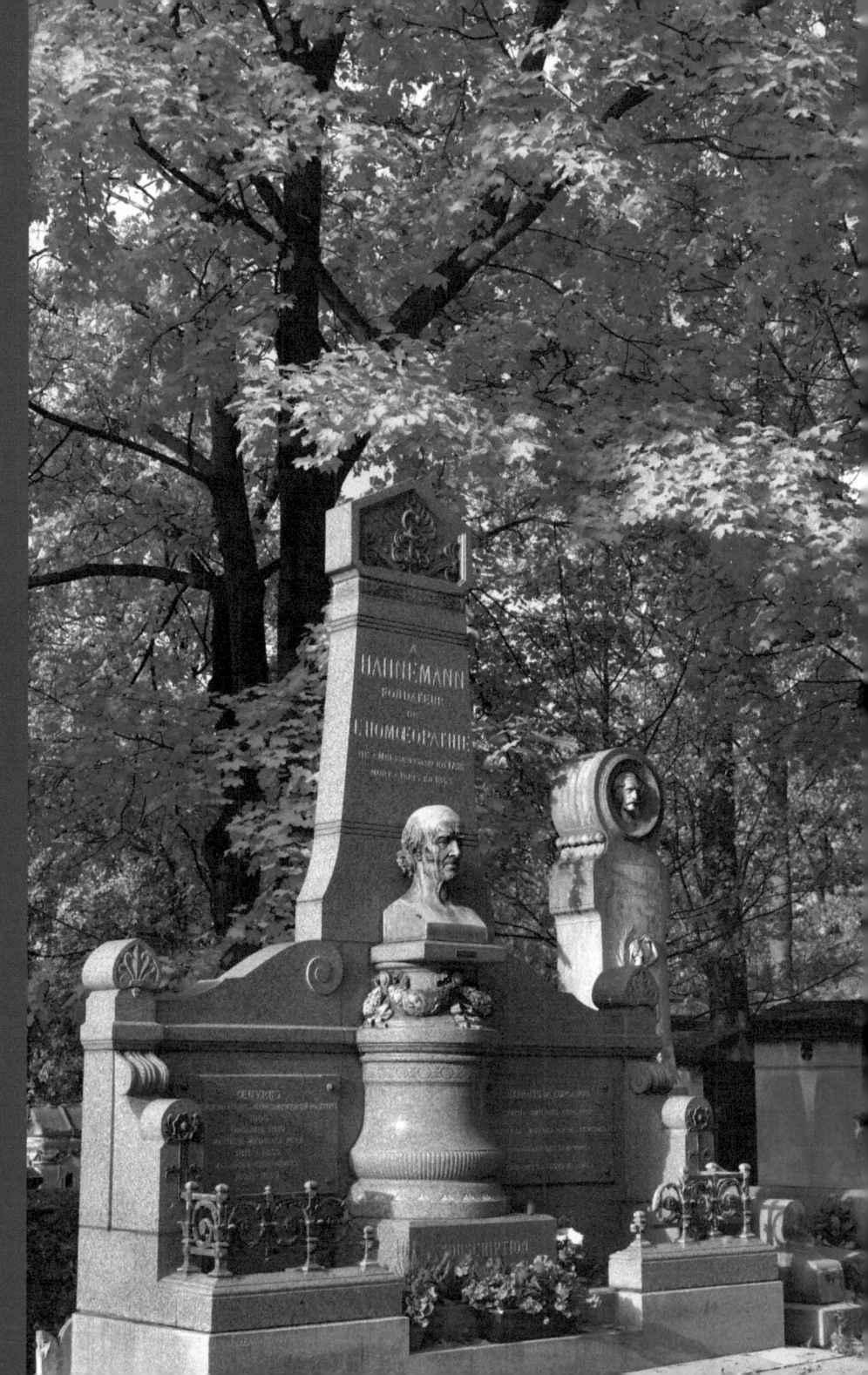

Biografier

Homeopatins grundare *Christian
Friedrich Samuel Hahnemann* föddes
vid midnatt mellan den 10 och 11
april 1755 i staden Meissen i östra Tyskland
och avled i åldersbronkit den 2 juli 1843 i Paris. I dag vilar han på
kyrkogården *Père-Lachaise* i Paris, sedan 24 maj år 1898 tillsammans
med sin andra hustru *Mélanie d'Hervilly Hahnemann*.

Familjen Hahnemann hade på fädernesidan i generationer till-
baka arbetat som porslinsmålare. S Hahnemann var första sonen
och tredje barnet av fyra syskon. Det sjuåriga kriget, som pågick
mellan 1756–1763, minskade efterfrågan på porslin och företaget
var konkursmässigt. De ekonomiska förhållandena för en porslins-
målare i Meissen var svåra och S Hahnemanns far såg helst att hans
son skulle börja arbeta och bidra med brödfödan till familjen. Så
han ordnade ett lärlingsjobb vid diligensen i Leipzig åt honom, men
Samuel rymde tillbaka hem där hans mamma höll honom gömd på
vinden, så fadern inte skulle få vetskap om att han återvänt hem.

S Hahnemann ville studera samt var en flitig och intelligent elev
så magister *Johann August Müller* tog sig an honom. Magister Müller
hjälpte S Hahnemann att få arbeta vid skolan som läxhjälp åt de andra
eleverna, vilka täckte kostnaden för undervisningen vid privatskolan
S:t Afra mellan åren 1770–1775. Under S Hahnemanns fortsatta
studietid försågs han med olika välgörare, bland andra bröder
i frimurarorden gav honom ekonomiskt stöd till fortsatta studier.

Efter skolavslutningen lämnade S Hahnemann sitt barndomshem
med 20 thaler[i] i fickan, som han hade fått av sin far.

---

i. *På den tiden motsvarade 1 thaler, värdet av cirka 1,5 gr guld.*

*T.v. Samuel Hahnemann avled den 2 juli 1843 och vilar idag på kyrkogården Père-
Lachaise i Paris tillsammans med andra berömda personer från Frankrikes historia.*

S Hahnemann började studera medicin vid universitet i Leipzig och
studerade där mellan åren 1775–1777. Han gav privatlektioner och
översatte texter. Han var fattig, hungrig och missnöjd med den medi-
cinska undervisningen som inte gav tillgång till vare sig sjukhus eller
verkliga patienter att praktisera på. Undervisningen bestod av teoretisk
högläsning, ur föråldrad litteratur, så han slutade!

Våren år 1777, efter skolavslutningen, beger sig 22-åringen till *Wien*
för att studera medicin vid stadens universitet, som då ansågs erbjuda
den modernaste medicinska utbildningen och med ett mycket gott
anseende. Precis innan avresan till Wien blev S Hahnemann rånad
på sina besparingar och fick gå till fots hela vägen till huvudstaden.
Där undervisade kejsarens egen livmedikus, *Joseph von Quarin* (1733–
1814). Dr Quarin var chef för *De barmhärtiga brödernas sjukhus*[ii]
i Leopoldstadt utanför Wien. De båda blev goda vänner och S Hahne-
mann fick möjlighet till extra undervisning genom förtroendet att
arbeta på sjukhuset under Dr Quarins ledning. Trots S Hahnemanns
sparsamhet tog hans pengar slut. Dr Quarin hjälpte S Hahnemann så
att han fick tjänst som bibliotekarie och husläkare hos friherren *Samuel
von Brukenthal* (1721–1803) ståthållare i *Siebenbürgen*. Utöver sina
arbetsuppgifter, att vårda biblioteket samt myntsamlingen, behand-
lade han gruvortens befolkning under åren 1777–1779. Biblioteket gav
honom möjlighet att studera medicinska klassiker på sina originalspråk.
Arbetet som läkare gav honom möjlighet att undersöka arbetsförhållan-
dena samt de sjukdomar som förekom i området, vilka till största delen
var följder av knappa och dåliga levnadsförhållanden, särskilt epide-
miska sjukdomar som malaria. Efter tjänstgöringen i Transsylvanien
hade 24-åringen sparat pengar och kunde nu resa med häst och vagn
till *Erlangen*, där han började studera medicin vid stadens universitet.
En av hans lärare, *Johann Christian Daniel von Schreber* (1739–1810)
hade år 1760 varit en flitig student hos professor *Carl von Linné* vid
Uppsala universtet. Han och S Hahnenemann hade båda ett stort
intresse för medicinalväxter. Han stannade nästan två år i *Erlangen*
och erhöll sin doktorsexamen med avhandlingen *Studier om orsakerna
till och bekämpandet av kramptillstånd*[iii] den 10 augusti 1779.

---

ii. *Krankenhaus der Barmherzigen Brüder in Wien*
iii. *Conspektus adfectum spasmmodicorum aetiologicus et therapeuticus*

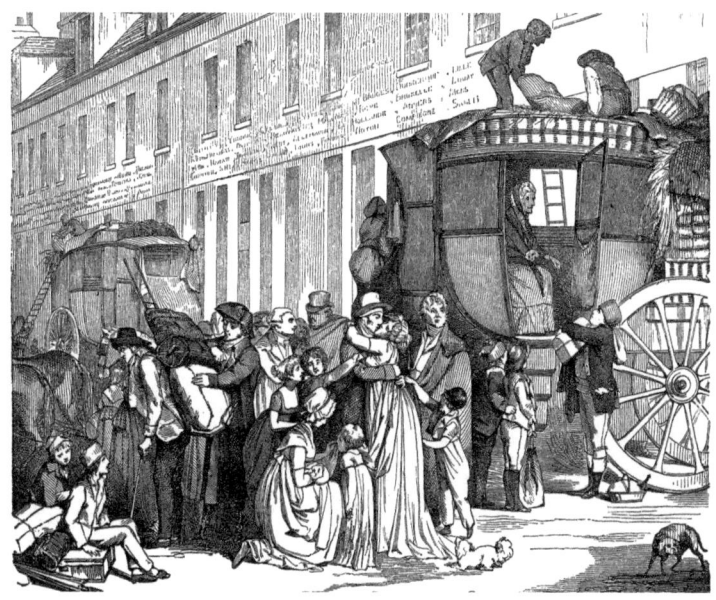

Ungdomens dagar bland gifter och giftermål

Året efter sin examen i medicin är det lite osäkert vart S Hahnemann befann sig, men troligen studerade han kemi och metallurgi hos professor *Leionhardi*[iv] i Leipzig.

S Hahnemann tog år 1780 tjänst i gruvstaden *Hettstedt,* under nio månader. Som läkare behandlade han invånarna med de läkemetoder han hade lärt sig vid universitetet som koppning, lavemang och receptförskrivning. Gruvarbetarna led bl. a. av kopparförgiftningssjukdomar, trångboddhet, bristande hygien och dålig diet.

År 1781 flyttade S Hahnemann till *Dessau,* där han arbetade som provinsläkare. På stadens apotek fick han möjlighet att förkovra sig och praktisera sina intressen i kemi. Efter ett år tar också han tjänst som stadsläkare i *Gommern* som ligger 4 mil utanför Dessau, dit han pendlade. Som kemist arbetade han inom dåtidens rättsmedicinska enhet och var verksam mellan åren 1784–1789.

Under den här tiden lärde han känna Apotekare *Häselers* styvdotter *Johanna Leopoldine Henriette Kuechler* (1764–1830). De unga

iv. *https://en.wikipedia.org/wiki/Johann_Gottfried_Leonhardi*

blev direkt kära i varandra och gifte sig den 1 december[v] år 1782 och ett år senare föds deras första barn, *Henriette*. Året därefter föds sonen *Friedrich*, som vid 30 års ålder försvinner, troligen till USA och vid sin död efterlämnade fru och barn. Dottern *Wilhelmine* föddes år 1787 men avled redan vid 30 års ålder. År 1789 föds dottern *Amalie* och år 1790 *Karoline*. År 1794 fick paret en son som döptes till *Ernst* men som förolyckades redan samma år efter han trillat av vagnen under ett stormoväder. Året därefter 1795 föddes tvillingflickor men endast en överlevde och döptes till *Friederike*. Hon gifte sig två gånger men förblev barnlös i båda äktenskapen och blev senare bragd om livet genom mord. År 1803 föddes dottern *Eleonore*, även hon gift två gånger och troligen mördad. Dottern *Charlotte* föddes år 1805 och makarnas sistfödda var dottern *Louise* år 1806. De fick tillsammans allt som allt elva barn och genom sonen Friedrich, som utvandrade till USA, lever deras arvslinje fortfarande kvar idag.

Under åren 1788–1805 flyttade hela familjen Hahnemann cirka tjugo gånger under loppet av sjutton år mellan olika platser inom Centraleuropa, främst nuvarande Tyskland. Under *vandringsåren* rör sig familjen hela vägen från *Hamburg* tillbaka till *Sachsen* som *Molschleben* och sedan i *Mühlhausen*, därefter i *Pyrmont*, vidare i *Wolfenbuttel* och slutligen i *Königslutter*. Den främsta inkomstkällan för S Hahnemann var olika översättningsuppdrag. Det var i perioder svårt för honom att finna arbete, även som översättare och hela familjen präglades av fattigdom och hunger. Det finns beskrivet att när familjen Hahnemann om kvällen delade upp det bröd som fanns kvar från dagen, som han själv hade bakat, skars det upp i små kuber så att alla skulle få sin beskärda del att äta.

Översättaren och författaren Hahnemann

S Hahnemann behärskade redan nu flera olika språk både i skrift och tal som grekiska, latin, franska, hebreiska, italienska, spanska och syriska. Engelska lärde han sig när han översatte *William Falconers, Study of Mineral Waters*[vi] till tyska samma år som artikeln publicerades.

---

v. Andra källor skriver 17 november 1782
vi. Experiments with Mineral Waters and Warm Baths av William Falconer, Bath, 1775

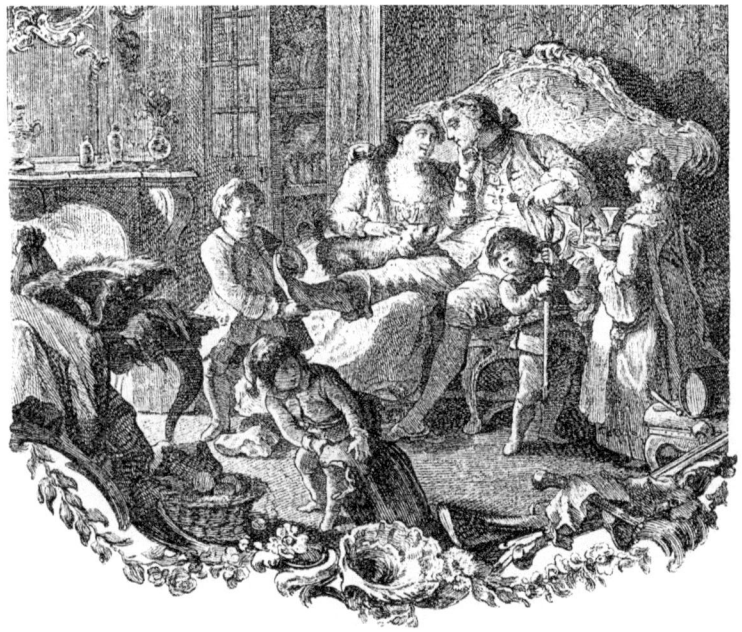

Under åren 1785–1789 skrev S Hahnemann inte mindre än 2 200 trycksidor som snart uppnår 5 500 stycken, både som översättningar och egna artiklar, utifrån sitt motto "Har du en åsikt, skriv om den och få den publicerad". I texterna som han översatte passade han på att vidareutveckla innehållet genom att spetsa dem med sina egna kunskaper och personliga teorier via långa fotnoter i översättarens kommentarer. Många gånger var hans översättningar mer uppskattade och värdefulla för läsaren än originalen.

Ja, S Hahnemann var flitig med sin penna och här följer några exempel av hans alster. År 1786 skriver han artikeln om *Arsenik-förgiftningar, hur de botas och rättsliga undersökningar i samband med dylika[vii]*. S Hahnemann understryker här vikten av tillförlitliga läkemedel och varnar mot förfalskning och orenheter i dem. Han ville förbjuda den då fria försäljningen av arsenik. Arsenik användes då som feberpulver och han krävde att giftet skulle förvaras i slutna behållare samt hanteras med varsamhet. Han försökte även arbeta fram ett motgift till arsenik.

---

vii. *Ueber die Arsenikvergiftung, ihre Hülfe und gerichtliche Ausmittelung. Crusius, Leipzig 1786*

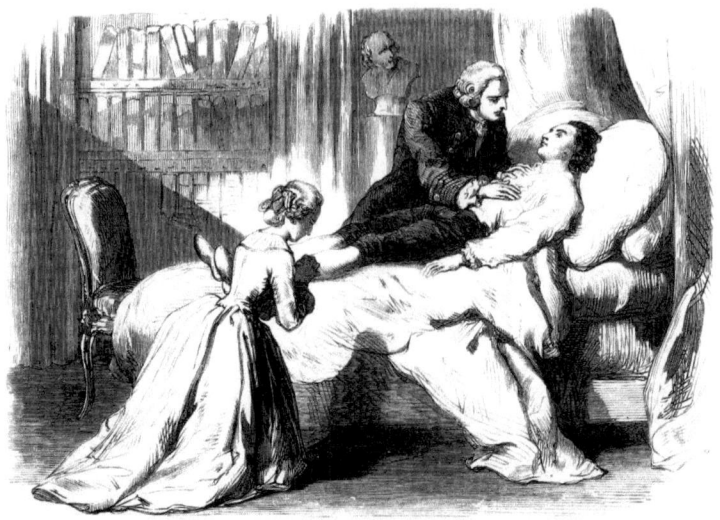

År 1788 publicerade han *Det Hahnemannska vinprovet*[viii], en kemisk testmetod som påvisade förfalskningar i vin. Man använde på den tiden giftigt blyacetat, s.k. "blysocker" i vin som sötnings- och klarningsmedel. 7 september 1791 utfärdar den preussiska regeringen en officiell förordning som införde *Hahnemanns prov-metod* som obligatorisk för vinhandlare i Berlin. S Hahnemann blev därmed erkänd officiellt som pionjär inom livsmedelskemi.

År 1789 skriver han artikeln *Recept och metoder från de bästa läkarna genom tiderna*[ix] som är en önskan om noggrannhet i kemiska processer och kritisk granskning av läkemedelskvalitet med ambition att göra läkemedlen både mer effektiva och säkra. Det hedras än i dag genom tilläggsbenämningen *Hahnemannii* som också säker-ställer att beredningen är gjord enligt hans anvisningar och används inom homeopatin på substanser som *Mercurius solubilis*, *Causticum*, *Calcium sulfuricum* och *Camphora*.

S Hahnemann skrev om en ny *humanistisk synen på mentalt sjuka*[x]. Det unika i hans synsätt var att han helt tog avstånd från den förödmjukande misshandel och de brutala behandlingsmetoder som erbjöds under den här tidens "vård". Han skrev "… att aldrig låta

viii. Über die Weinprobe auf Eisen und Blei" 1788
ix. Recepte und Kurarten der besten Aerzte aller Zeiten, 1789
x. Sjätte Organon §§ 210 – 230

102

bestraffa en vansinnig med slag eller någon annan smärtsam kropps-
lig upptuktelse, eftersom det inte finns något straff för oavsiktliga
handlingar och dessa sjuka enbart förtjänar medlidande och genom
sådan hård behandling blir de som är sjuka i sinnet ännu värre och
väl aldrig förbättras". Han utvecklade och skrev om hur de sjuka bör
bemötas och hur läkaren bör uppträda gentemot sina patienter samt
förslag på en empatisk omvårdnad och läkemedel.

År 1792–1795 skrev han ett flertal artiklar som sammanställts i
boken *Hälsans vän*[xi] del I och II. Där förespråkar han åtgärder för att
främja hälsan genom förbättrad hygien och att undvika trångbodd-
het. Han rekommenderar att familjer inte ska sova i samma rum
som de vistades i under dagen. Att barnkammaren skulle vara luftig
och ljus, samt hur man vidtar försiktighet vid smittsamma sjuk-
domar genom läran om *hygien*. Att stadens gator ska vara raka och
ljusa så att luften kan cirkulera mellan husen. Han rekommenderar
en timmes daglig promenad "...för att fördela kroppsvätskorna till
de delar i kroppen där de hör hemma, som stimulerar hjärtverksam-
heten, matsmältningen och ger en bättre sömn". Även kapitel om
rabies, hygien vid epidemier, dålig luft, bra och dåliga saker, att lita
på magens instinkt, hur man väljer husläkare, sexualundervisning,
amning och annan matnyttig information fick han med.

Mellan åren 1793–1799 publicerar han ett lexikon för apotekare
(Apothekerlexikon[xii]*)*, skriften lovordades i *Journal der Pharmacie*,
"Ett förträffligt arbete som varje apotekare borde skaffa sig". I lexi-
konets alfabetiska innehållsförteckning råder ordning om de olika
produkter och substanser som används på ett apotek, vilket under-
lättar standardiseringen. Det är ett axplock om vad S Hahnemann
utvecklade som kemist, farmaceut och författare.

Apotek och stolligheter

S Hahnemann blev en flitig motståndare till dåtidens medicinska
behandlingsmetoder och apotekarnas arbete. Apotekaryrket kom till
Europa under 1400-talet och på 1600-talet samtidigt som yrkesrol-
lerna delades upp så att läkarna arbetade med behandling av patien-

---

xi. *Freund der Gesundheit*
xii. *https://archive.org/details/bub_gb_sUI9AAAAcAAJ/page/n2/mode/1up*

ter och apotekarna med att bereda medicinerna. Under 1700-talet var apotekaryrket i vanära och apoteken många gånger misskötta och innehållet i medicinburkarna var vanligtvis i dåligt skick.

År 1787 skrev S Hahnemann förordet till avhandlingen av *Jean-Baptiste van den Sande, Kännetecken på goda och förfalskade läkemedel*[xiii]. Som exempel nämner han hur apoteken använde samma växt flera gånger för dekokter på exempelvis rabarber, kinabark, fläder och andra preparat. I texten påvisar att extrakt av *Aconitum* har haft önskad effekt efter inköp från ett apotek, men från ett annat apotek uppvisade extraktet inte någon som helst effekt.

Läkarnas recept bestod på den tiden av sammansatta läkemedel med många olika substanser i en och samma förskrivning. S Hahnemann ansåg att varje substans är levande och individuell. Därför ville han aldrig benämna läkemedlen utifrån sin kemiska benämning samt att en kemiskformel aldrig kan uppfylla den levande växtens fullständiga kemiska struktur. Han ansåg också att om flera olika substanser sammanblandades blev de i sig en ny sammansättning med en ny påverkan i organismen. Större sjukhus och läkarna hade alla sina egna teser och metoder om sjukdomars uppkomst och hur de borde behandlas. Som expl. så ansåg *Friedrich Hoffmann* (1660–1742) att sjukdom hade sin grund i kroppens ruttnande, surnande safter och mot det förskrevs antiseptiska eller sötade läkemedel. *Dr Stoll* ansåg att sjukdomar berodde på fördärvad galla och förskrev lavemang och kräkmedel. *Dr Kämpf* ansåg att de berodde på proppar i tarmarna eller blodkärlen och att kroppen behöver rensas "likt borstar och kvastar kunna rensa kroppens rörledningar från smuts". Han förskrev därför lavemang spetsade med läkemedel som senna, rabarber, salmiak eller kvicksilver. Listan med olika allopatiska behandlingar kan fyllas på med, svettkurer, svält, åderlåtning, blodiglar, kräkningar, fontanellöppningar, spanska flugor, bränningar, konjak, mysk, grogg, kamfer, opium med flera.

S Hahnemann stred för att läkarnas förskrivningen till patienten skulle vara i minsta möjliga dos och med endast ett läkemedel åt gången. Han uppmanade också att inte ge en ny dos av läkemedlet innan den tidigare givna dosen har fullgjort sin verkan. Så vi kan

---

xiii. Die Kennzeichen der Güte und Verfälschung der Arzneimittel

förstå varför S Hahnemann stred för rätten att läkarna själva skulle få bereda sina läkemedel och på så vis säkerställa kvalitén av innehållet av substansen. Det här gillade inte apotekarna! Vid den här typen av förskrivningar kunde de endast sälja ett litet *gran*[xiv] av ett ämne, istället för flera *gran* av många olika ämnen och några extra blodiglar till en och samma patient. De förändringarna skulle ju avsevärt minska apotekarnas inkomstkälla. Kanske inte helt otippat gick apotekarna till protest mot hans idér, vilket ledde till att myndigheterna förbjöd S Hahnemann att själv tillverka och bereda sina läkemedel.

Det är förståeligt att S Hahnemann längtade efter en läkemetod som byggde på vetenskap och beprövad erfarenhet med fasta principer.

Den 1 mars 1792 avled den 45-årige tysk-romerska kejsaren och ärkehertigen av Österrike, *Leopold II*, som led av "bröstproblem". Hertigens livläkare behandlade honom med alla dåtidens läkekonster. S Hahnemann ansåg att det var läkarnas brutala behandlingar som orsakade hans död och det upprörde honom så mycket att han skrev en artikel som publicerades i nummer 78 av *Der Anzeiger*[xv]. Sammanfattningsvis skrev S Hahnemann att: "...En andra åderlåtning kan man neka, men att ta blod en fjärde gång på bara ett dygn från en man som redan tappat styrka genom sjukdom och diarré... må vetenskapen blekna inför detta!". Med den artikeln slog missnöjet mot S Hahnemann rot hos läkarkollegiet i Europa.

Mentalsjukhus och medicinalväxter

S Hahnemanns tidigare skriverier om en ny och humanistiska syn på mentalt sjuka, ledde till att S Hahnemann fick tjänst som själsläkare hos hertigen *Ernst Fredrik av Sachsen-Coburg-Saalfeld* (1724–1800). Hertigen hade inrättat ett sinnessjukhus för ståndspersoner. Dit kom endast en patient, *Klockenbring av Hanover*[xvi]. Under vintern 1791–1792 vårdade och behandlade S Hahnemann Klockenbring på det nya humana synsättet, i ett sedan länge obebott jaktslott i *Georgenthal*. S Hahnemann skriver själv utförligt om händelsen i

---

xiv. *1 gran motsvarar 0.06 gram*
xv. *Artikeln benäms som; Hahnemann's criticism of Leopold II's treatment in Der Anzeiger, Mars 1792*
xvi. *Striche zur Schilderung Klockenbrings während seines Trübsinns*

artikeln *En skildring av Klockenbrings melankoli*[xvii] år 1796, där han utförligt beskriver Klockenbrings sjukdomsförlopp samt hur han har behandlat honom med växten *Datura stramonia* (spikklubba)[xviii]. Omvårdnaden och medicineringen gjorde Klockenbring frisk från sin sinnessjukdom så att han kunde återgå till sitt dagliga liv och arbete våren 1792. För uppdraget erhöll S Hahnemann 1000 thaler. Det är således det första dokumenterade och lyckade patient-behandlingen inom psykiatrin.

Händelsen på *Georgenthal* ägde rum innan S Hahnemann började formulera de homeopatiska principerna. Med tanke på valet av läkemedlet (*Stramonium*) kommer det kanske från ett frö som vuxit fram utifrån kunskaperna han förvärvat när han studerade i Wien hos Dr Quarin, mannen som hade ett så stort intresse för den österrikiska läkaren *Anton von Störcks* (1731–1803) läror och arbete, vilka bestod av att undersöka den medicinska verkan i giftiga växter. Anton von Störck (1700–1780) fick titeln hovläkare efter att ha förskrivit och botat *Maria Teresia av Österrike* smittkoppor med *Pulsatilla nigra*. Anton von Störck skriver i inledningen till *Pulsatilla* i sin *Materia Medica observationes*[xix] "Det ankommer på läkarens klokhet att göra giftet (i växten) till läkemedel och finna en möjlighet att påvisa att giftiga växter kan vara verksamma medikamenter i små doser. Dessutom måste läkaren känna till sjukdomen och symptomen som *liknande* läkemedel framkallar". I inledningen till *Stramonium* skriver han "Om spikklubban skakar sinnet och framkallar vansinne hos friska personer, skulle man då inte undersöka om den ej kunde ge vansinniga tillbaka deras förstånd genom en växling av idéerna". Han skrev även att odörten, *Conium,* botar cancer och förlamningar, *Cicuta* botar olika krampttillstånd som epilepsi.

Han var långt före sin tid och kanske den första som började med empirisk farmakologi genom läkemedelsprövningar? Hans metod var att pröva en växt i tre steg. Först på ett djur, sedan på sig själv eller fattiga svårbotade patienter och det tredje och sista steget genom att förskriva växten som läkemedel till patienten.

---

xvii. Striche zur Schilderung Klockenbrings während seines Trübsinns
xviii. Lesser Writings of Samuel Hahnemann
xix. Libellus, quo demonstratur stramonium, hyoscyamum, aconitum, non solum tuto posse exhiberi hominibus, sed esse etiam egregia in multis morbis remedial" (1760–1775)

Kinaträdets bark blir liknande läkemedel – Simile

Avhandlingen som S Hahnemann översatte år 1790 var författad av den skotske professorn *William Cullen* (1710–1790). Hans teori var att förklara hur barken från det sydamerikanska kinaträdet, *Cinchona*, hjälpte vid malariafeber. W Cullen ansåg att läkningen berodde på de magstärkande effekterna. Han resonerade om orsakerna utifrån *humoralterapins*[xx] lära, som under den här tiden var mycket populär.

S Hahnemann hade under sin vistelse i Transsylvanien ådragit sig malaria och lärt känna den medicinska effekten av kinaträdets bark. Han hade då fått dricka dekokt av barken som botade hans sjukdom. Så han opponerade sig mot William Cullens teori och menade att den förklaringen inte håller. För att undersöka tesen som framställdes gjorde han empiriska läkemedelsprövningar på sig själv genom att dricka dekokt av barken. Efter några doser fick han liknande symptom som när han själv var sjuk i malaria. S Hahnemann skriver i sina tex- 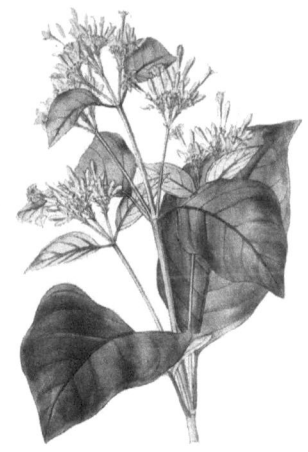 ter: "Jag intog 4 *quentchen*[xxi] två gånger per dag och vad hände? Jo, mina händer och fötter blev iskalla. Jag blev matt och sömnig, så kom en stark hjärtklappning, pulsen blev snabb och hård, jag fick en känsla av ängslan, darrningar, törst samt en pulserande känsla i huvudet. Även de för mig välkända symptomen vid malaria som sinneströghet, stelhet i alla leder, men alldeles särskilt den domnade, obehagliga känsla som tycks förekomma i alla benhinnor, uppträdde igen. Denna paroxysm varade varje gång i två till tre timmar och inträdde på nytt då jag upprepade dosen, annars inte". Den upptäckten fick S Hahnemann att fundera över vad det var egentligen han hade upplevt – kunde det vara så att om en medicinskt substans hos en frisk människa skapar en konstgjord sjukdomsbild, kan då den substansen bota en sjuk som uppvisar en liknande sjukdomsbild? Med

xx. *https://sv.wikipedia.org/wiki/Humoralpatologi*
xxi. *quentchen motsvarar 1,67 gram*

den frågan JA besvarad och efter sex års efterforskningar var
den homeopatiska likhetsprincipen född, år 1796 och lyder
Similia similibus.

Samma år skriver S Hahnemann om sina nyvunna insikter i
artikeln, *Försök med en ny princip för upptäckten av drogernas läke-
krafter samt några synpunkter på de hittillsvarande*[xxii]. Artikeln inleds
med en skarpt formulerad kritik mot den traditionella läkekonsten
(allopatin, humoralterapin), som han anser bygger på spekulativa
teorier, osäkra principer och farliga blandbehandlingar. Han föreslår
istället ett empiriskt experimentellt tillvägagångssätt "För att känna
till ett läkemedels sanna verkan, måste det ges till en frisk människa
och de symtom det framkallar observeras noggrant". Alltså, "Läke-
medel ska prövas på friska, och sjukdom botas med medel som or-
sakar liknande symtom", den homeopatiska läkemedelsprövningen.
Metoden benämner han *Arzneimittelprüfung*. I artikeln skriver han
också han om två erfarenhetssatser. 1. "Om två onaturliga, allmänna
irritamenten samtidigt påverkar kroppen, så blir, om båda äro
likartade, den enas verkan av den andres (den starkares) om någon
tid nedtystad och suspenderad". 2. Om två irritamenten hava stor
likhet med varandra, så blir den ena (den svagare) irritationen och
dess verkan av den andres (den starkares) analoga kraft fullkommligt
utsläckt och förintad)[xxiii]. –Alltså, en starkare sjukdom kan bota en
svagare sjukdom. Man kan därför också bota sjukdomar med läke-
medel vars verkningar är *liknande* till sjukdomen i fråga. Således bör
man kunna alstra en annan konstgjord sjukdom genom läkemedlens
likhetslära –*Similia similibus*. Långsamt närmar sig S Hahnemann
den homeopatiska läran.

Erfarenhetens läkekonst – Homeopati

År 1805 flyttade familjen till ett eget hus med trädgård i *Torgau* och
bor där fram till 1811. Åren i Torgau var harmoniska och familjen
bestod då av åtta döttrar och en son. Under den perioden börjar de
homeopatiska principerna att ta form.

xxii. *Versuch über ein neues Princip zur Auffindung der Heilkräfte der Arzneisubstanzen, nebst einigen Blicken auf die bisherigen*
xxiii. *Översättning, troligen av Bo Ramme*

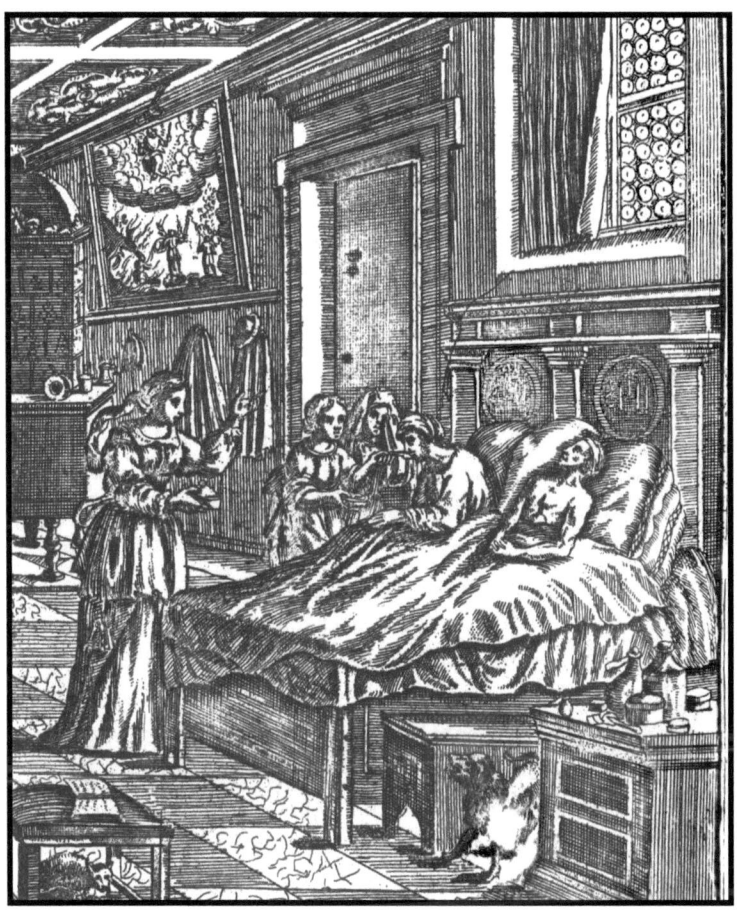

År 1805 publicerade S Hahnemann artikeln *Erfarenhetens läke-konst*[xxiv] som en längre uppsats i *Hufelands Journal*. Det är första gången han beskriver sin nya läkemetod och lära i ett sammanhang. Den skriften kom sedan att ligga till grund för den "homeoptiska bibeln" *Organon*. Här skriver han att, "Allt för ofta vilar medicinska behandlingar på hypoteser i stället för prövad erfarenhet". Att "... återkommande erfarenheter av hur läkemedel verkar i verkligheten ska styra behandlingen". Här avvisar han också generaliserade, slentrianmässiga terapier och förespråkar noggrann individbaserad förståelse av sjukdomen och behandling utifrån verkliga symtom.

---

xxiv. *Heilkunde der Erfahrung*

Den första utgåvan av *Organon*[xxv] utkom år 1810. Där har han nu börjat delat upp sina teorier i paragrafer med stigande numrering.

År 1807 presenteras läkemetodens namn för första gången som *homeopati*, ordet härrör från grekiskans *homios*, lika *pathos*, lidande, i artikeln *Anvisningar om läkemedels homeopatiska användning i hittillsvarande praktik*[xxvi].

Från prustrot till hovråd

År 1811 utser Napoleon *Torgau* till krigsfästning och familjen Hahnemanns liv är i fara, så de flyttar till *Leipzig*. S Hahnemann hoppas att stadens invånare ska vara mottagligare för hans nya homeopatiska lära än vad invånarna på de tidigare orterna varit.

Nu hade han satt principerna för den nya läkekonsten och ville börja praktisera den. I början av april 1812 publicerade S Hahnemann sin kungörelse i *Allgemeiner Reichsanzeiger* och bjöd in sina läkarkollegor till ett planerat öppnade av ett *Medicinskt institut*. "Jag känner att min *Organon* framlagda lära visserligen väcker de högsta förhoppningarna om botandet av sjuka människor, men att den till sin natur är ny och överraskande och nästan strider mot alla kända medicinska dogmer och hävdvunna begrepp och vissa avviker så totalt från dem, att den inte så lätt kan förstås av på annat sätt utbildade läkare i min tidsålder genom enbart läsning av min bok, när inte praktisk övertygelse kommer till hjälp[xxvii]". Men ingen läkare anmälde sig till den sex månader långa grundutbildningen!

Om läkarna inte är intresserade, så kanske läkarstuderande vid universitetet i *Leipzig* är det? tänkte S Hahnemann. För att få en behörig lärartjänst behövde han disputera i ett vetenskapligt ämne. För att få disputera behövde han skriva en avhandling, samt betala 50 thaler i inträdesavgift. För fulla läktare framförde han på åtta olika språk föredraget om, *En historisk, medicinsk studie om de gamlas bruk av Helleborus albus läkande krafter*[xxviii], vilket gav honom tillträde som lärare i *Medicinens historia* vid universitetet.

Växten *Helleborus albus* lovordades som medicinalväxt. På S Hahnemanns tid användes *Helleborism* som ett begrepp vilket

xxv. *Organon der rationellen Heilkunde, Sv. Organon för rationell läkekonst*
xxvi. *Fingerzeige auf den homöopatischen Gebrauch der Arzneien in der bisherigen Praxis*
xxvii. *Arthur Braun sid 22, översättning Bo Raamme*
xxviii. *Dissertatio historica-medica de Helleborismo veterum*

härstammar från antiken och betyder att, *bota sjukdomar med Helleborus*. Anledningen till att han valde just det ämnet till sin föreläsning var troligen att apoteken inte hade mindre än tio olika växter som alla kallades *Helleborus* och han var inte nöjd med att apotekarna inte visste skillnaden mellan dem. I föreläsningen kunde han med säkerhet påvisa att det troligen rörde sig om växten *Veratum album* (vit Prustrot) och inte *Helleborus albus* (julros).

Under tiden som lärare på universitet fick han många lojala elever som blev hängivna den homeopatiska läran och hjälpte honom med texter och genomförandet av läkemedelsprövningar under lång tid.

Mellan åren 1811–1821 genomförde S Hahnemann sex läkemedelsprövningar som publicerades på latin under titeln, *Fragmenta de viribus medicamentorum positivis*. I publikationen finns hans första läkemedelsprövningar *China officinalis, Pulsatilla vulgaris, Atropa belladonna, Aconitum napellus, Arsenicum album, Helleborus nigra* och *Datura stramonium*. Kanske är det inte en tillfällighet att det är samma växter som Anton von Störck hade utforskat och skrivit om i sin Materia Medica.

S Hahnemann skrev år 1819 den andra utgåvan av *Organon*[xxix], som han kallade "andra förbättrade och utökade utgåvan". Den hade nu utökats väsentligt i sitt omfång och innehåll.

Den 15 mars 1820 dömdes S Hahnemann i domstol. Han döms för sitt krav på läkarnas rätt att själva få bereda sina läkemedel, det stred mot apoteksmonopolet. Med den domen förbjöds han bereda sina läkemedel själv samt förvisades ut ur Leipzig. I de muntliga förhandlingarna vid rättegången uttalade han: "Min läkemetod, kallad homeopati, skiljer sig från den vanliga läkemetoden, den använder inte recept, som kunna lämnas till apoteken, använder inga sammansatta läkemedel utan vid varje sjukdom endast ett enda, osammansatt läkemedel och är därför inte beroende av apotekarnas arbete".

Så han kunde inte arbeta vidare som läkare och var dessutom landsförvisad från Leipzig! Men Hertigen av *Anhalt–Köthen* gav S Hahnemann titeln *hovråd* och *livläkare* och på så vis kunde han arbeta vidare i *Köthen,* både som läkare samt med rätten att själv bereda sina läkemedel.

---

xxix. Tysk. *Organon der Heilkunst. Zweite verbesserte und vermehrte Auflage* Eng, *Organon der Heilkunst,* Sv. *Organon för läkekonst*

Potentiering och kroniska sjukdomar

I januari 1821 flyttar familjen Hahnemann till *Köthen*. Ryktet
om framgångarna S Hahnemann hade förvärvat under 42 år som
läkare spred sig över Europa, i samma takt som kollegornas avund
växte. Hans böcker blev slutsålda och nya upplagor fick tryckas.
År 1824 publicerade han den tredje utgåvan av *Organon*^{xxx}

De första spåren av hans laborerande med triturationer hittar vi
i hans *Materia Medica Puras* förtexten till läkemedelsbeskrivningen
av *Belladonna*. Under den här tiden börjar han skriva om det
potentierade^{xxxi} läkemedlet. Första förordet till bokbanden *Die chro-
nischen Krankheiten* skrev han år 1828, men först den 19 december
1838 blev förordet till den femte utgåvan färdigställt.

År 1829 publicerades den fjärde utgåvan av *Organon*^{xxxii}. År 1827
blev potentieringen fullkomlig i sina tre olika steg, *trituration* (bear-
betning i mortel), *dynamisation* (bankningar) och i flytande *dilution*
(lösning) som han skriver om i den här upplagan.

S Hahnemann hade under de senaste åren redan dragit sig tillbaka
från offentligheten, trots sina framgångar. Han hade slutat föreläsa,
korresponderar inte direkt med några kollegor eller elever och tog
endast emot ett fåtal patienter. De läkare han hade ett visst samröre
med är *Stapf, Gross, von Gersdorf* och *C von Bönninghausen*.

Trots S Hahnemanns tillbakadragenhet anordnades ett 50-års-
jubileum för att hedra hans läkarexamen (den 10 august 1829).
Prominenta gäster från hela världen kom. Oljemålningar och brons-
byst av Samuel gjordes, medaljer skapades och diplom delades ut.

År 1830 avlider hans hustru Henriette av en leverböld som hade
spridit sig upp till lungan, trots Samuels vård. Så att döttrarna
Charlotte och Louise tog nu över ansvaret för hemmet.

Den 3 november 1832 publicerade S Hahnemann sitt missnöje
i artikeln *Leipziger Tageblatt*, där han öppet kritiserar "blandhomeo-
paterna som använder sig av allopatiska behandlingsmetoder,
som blodiglar, och kallar sig själva för Homeopater!" Detta gjorde

---

xxx. tyska, Organon der Heilkunst. Dritte, verbesserte und vermehrte Auflage Sv. Organon för läkekonsten. Tredje, förbättrade
och utökade upplagan
xxxi. potentizing
xxxii. Tyska, Organon der Heilkunst. Vierte, verbesserte und vermehrte Auflage Sv. Organon för läkekonsten. Fjärde, förbätt-
rade och utökade upplagan

att han blev ännu mer isolerad från sina kollegor och (o)vänner, och trots att hans lära i hygien och behandling med *Camphor* lyfter homeopatin till skyarna när koleran kom till Europa år 1831, kallades han för "eremiten i Köthen".

År 1833 publicerades den femte utgåvan av *Organon*[xxxiii]. Här belyser han ännu starkare valet av ett läkemedel i taget samt *Simileprincipen* och nya sätt att distribuera medicin till den sjuka.

Gammal man börjar om...

Men så en dag ändras livsödet återigen drastiskt för S Hahnemann han är då 79 år och den 8 oktober 1834, får han besök av den 34-åriga konstnärinnan *Markisinnan Marie Mèlanie d`Hervilly* från *Paris*. Mèlanie d`Hervilly hade under tre år plågats av smärtor som hindrat hennes konstnärliga utövande, så hon bestämde sig för att uppsöka den mystiske läkaren i Köthen för att få hjälp med sin åkomma. Hon klädde ut sig till man för att säkrare kunna färdas genom Europa. S Hahnemann hade då ett mycket gott rykte och erkännande för sin läkemetod i Paris. Markisinnan stannade för behandling hos S Hahnemann under tre dagar och ett kärleksfullt tycke uppstod. Tre månader senare, den 18 januari 1835, gifte de sig och flyttar till Paris. Innan vigseln låter Samuel Hahnemann upprätta ett testamente. Hans bostad, tillgångar och ägodelar var för den tidigare familjen att anse som ett arv. I testamentet framgår att Mélanie ensam ansvarar för hans framtida begravning. Vid den här tiden var åtta av hans elva barn fortfarande i livet. I flytten tar han endast med sig pengar, kläder, sitt bibliotek, mediciner, sin pipa och personliga tillhörigheter. Under de resterande nio åren i Paris utvecklade och förfinade S Hahnemann tillsammans med Mèlanie metoderna i homeopatin som kom att skilja sig markant från tidigare arbetssätt. De nya arbetsmetoderna skrev makarna om i den teoretiska delen av bokbanden *Die chronischen Krankheiten* och den sjätte

Medame Hahnemann
née d`Hervilly Gohier

---

xxxiii. *Tyska, Organon der Heilkunst. Fünfte verbesserte und vermehrte Auflage Sv. Organon för läkekonsten. Femte förbättrade och utökade upplagan.*

utgåvan av *Organon*[xxxiv]. Först då tillförs det sista ordet *curentur*, att kurera, i den sjätte *Organons* förord. I och med det blir principen för den homeopatiska läkemetoden *Similia similibus curentur* fullständig.

Under åren 1835–1843 utvecklade makarna Hahnemann beredningen av den nya potensen *divisions infinitèsemales*[xxxv]. I samband med utvecklingen av den nya potensen och kroniska sjukdomars *miasmalära* ändrade de en hel del i tidigare arbetssätten och principerna. Regeln att använda minsta möjliga dos, som användes innan potentieringens utveckling, ersattes nu istället med *läkemedel i homeopatisk beredning*. Den tidigare förskrivningen, att ge en dos och avvakta tills verkan har avtagit, ersattes med dagligt intag av läkemedlet i flytande lösning, istället för en torr substans. En till ändring var att ett läkemedel förskrivs vid akut sjukdom och ett annat vid kronisk sjukdom, men endast ett läkemedel i taget. Nu ska patienten själv *dynamisera* sitt läkemedel före varje nytt intag genom att banka flaskan med innehållet ett visst antal gånger mot ett hårt, men elastiskt underlag. Ändringarna ansåg S Hahnemann vara så omfattande i förhållande till de tidigare upplagorna av *Organon*, att han ber om ursäkt för dem både i boken *Die chronischen Krankheiten* och i förordet till *Bönninghausens repetorium*.

Det han aldrig ändrade var *Simileregeln* och att förskriva endast ett läkemedel åt gången.

Bokbanden *Die chronischen Krankheiten*[xxxvi] och är uppdelad i två olika upplaga vilka i sin tur består av flera olika volymer. Den första upplagan publicerades mellan åren 1828–1830, och den andra mellan åren 1835–1839. Den första upplagan omfattar Volym I–IV samt ett förord och den andra består av Volym I–V som inkluderar fyra förord. Den första upplagan är originalversionen, medan den andra innehåller flera olika revideringar, utökningar och nya kunskaper. Båda upplagorna är indelade i två huvuddelar, *teoretiska delen* (Del I) och *Materia Medica delen* (Del II). I den teoretiska delen presenterar S Hahnemann sina senaste observationer och metoder för att

---

xxxiv. *Tysk. Organon der Heilkunst. Sechste Auflage, nebst Zusätzen aus dem handschriftlichen Nachlass des Verfassers.* Sv. sjätte Organon
xxxv. *Kallas Q-potens utifrån beredning om 50 000 lat. Quinquaginta milia eller LM-potens*
xxxvi. Sv. *Kroniska sjukdomar*

En sista hälsning

I grav nummer 8 fanns tre kistor och polisen öppnade den som stod överst. Vid fötterna låg en försluten glasflaska i den fanns en av Dr. Grannal författad beskrivning över balsameringen, en minnespeng av guld, som på ena sidan visade Samuel Hahnemanns bild och på andra sidan bar inskriptionen; A leur Maitre, les Homöopathistes francais. Similia simillibus curentur. Ett minnesmynt från den franska läkarkåren. På ena handen satt ännu vigselringen kvar, dessutom fanns i flaskan en handskrift av fru Mélanie d'Hervilly Hahnemann, skriften var på franska och lyder i den svenska översättningen; Christian Friedrich Samuel Hahnemann född Meissen Sachsen den 10 april 1755, död i Paris den 2 juli 1843. Hans hustru Mélanie d'Hervilly Hahnemann skall i graven förena sig med honom såsom han önskat och man skall inmejsla de ord som han skrivit; I denna vår grav äro aska med aska, ben med ben förenade såsom kärlek förenat de levande.

Ur boken, Samuel Hahnemann, hans liv och verksamhet av Victor Aurell. Tidaholm 1943.

behandla sjukdom, särskilt hans fördjupade förståelse av kroniska sjukdomar och *miasmaläran*, som berör de sjukdomar som kroppen inte själv kan läka. Den andra delen, *Materia Medica*, innehåller slutligen 47 läkemedelsprövningar med de substanser som är mest lämpade för behandling av kroniska sjukdomar. Mellankommande sjukdomar *Morbi intercurrentes* finns endast omskrivna i *Die chronischen Krankheiten* och berör tillfälliga besvär som uppkommer i livet utan att vara förankrat i sjukdom. Ett flertal patientberättelser finns beskrivna som påvisar uppkomsten av undertryckt sjukdom, *metaschematism,* det är när en ny och svårare sjukdom uppstår efter att den tidigare sjukdomen har försvunnit (undertryckning).

Här finns tre kapitel som handlar om *Miasmalärans* tre grundsjukdomar: *Sycosis* fikonvårtsjukdomen, *Syphilis* schankersjukdomen och *Psora* den inre kliande sjukdomen. Här förklaras hur varje miasma (smitta) överförs och hur de utvecklas i tre olika faser, samt hur de botas. Faserna i misama utvecklingen är från den första smittsamma fasen[xxxvii] till den andra inre dubbleringsfasen[xxxviii] till den tredje fasen med sina karakteristiska miasmatiska utslag, unika för varje enskild miasma. Om det tas bort aktiveras *Psora* sjukdomen.[xxxix] Här finns förklaringar till hur de tre olika sjukdomarna överförs från generation till generation och hur de intar olika områden i kroppen. De anses vara den grundläggande orsaken till alla akuta och kroniska sjukdomar som finns i världen i dag. I texterna finns läran om hur den kroniska sjukdomen behandlas utifrån *latent Psora* (allmänna symptom), *uppflammad Psora* (akuta sjukdomar) och *uppvaknad Psora* (kroniska sjukdomar).

Som om det inte skulle räcka med information i den förhållandevis tunna boken. Så presenteras här också S Hahnemanns syn på mineralbad, kost, kaffe, te, alkohol, mat, rökning, vaccinationer, miljö, arbete, sorg, allopatisk medicinering, sexliv, bortskämda barn, kortspel, homeopatens vanligaste misstag, att sniffa intaget av läkemedlet (olfaction), insmörjning av läkemedlet, lämplig tidpunkt för behandling och när medicinen bör tas. Vidare berörs behandling under graviditet samt användning av yllekläder och mycket mer.

År 1838 hade S Hahnemann färdigställt *Die chronischen Krankheiten*. Han hade anförtrott sig till Dr. *Stapf i Numnburg* och Dr. *Gross i Jüterbogk*[xl] om sina efterforskningar, i ett försök att bevara det nya arbetssättet om han skulle avlida innan bokverket *Die chronischen Krankheiten* färdigställts och publicerats.

Den 6 juni 1841 avslutade S Hahnemann sina livsverk med sammanställningen av den sjätte *Organon*. S Hahnemann försökte själv få bokverket publicerad under sin livstid. I februari 1842 skickar han in sitt manuskript till förläggaren i Düsseldorf med noten: "Just nu har jag efter 18 månaders arbete slutfört den sjätte upplagan av *Organon*. Jag antar att det är den mest fullkomliga skriften av alla. Jag kan se att trycket kräver 22 ark men jag önskar att det blir ett mera frigjort tryck och att det då kräver 24 ark. Jag önskar även att manuskriptet trycks på det vitaste pappret med de modernaste bokstäverna, då det troligen kommer att bli mitt sista arbete.

---

xxxvii. Tzaraath, den smittsamma fasen av synlig sjukdom på huden
xxxviii. Mishnah upprepning, göra en kopia
xxxix. Metaschematism, att flytta en sjukdoms lokalisering till en annan i plats kroppen. Undertryckning
xl. Samuel Hahnemann, hans liv och verksamhet av Victor Aurell. Tidaholm 1943.

Har ni ingenting emot det tycker jag att det skall vara en mycket vacker upplaga och utgåva. Ni kan bestämma ert arvode själva. Det enda jag önskar är att ni gör ett gott arbete." I augusti 1842 skriver S Hahnemann i ett brev till C Bönninghausen att man kan vänta sig att den sista upplagan av *Organon* snart skall publiceras. I september 1842 ursäktar han sig, "...publiceringen är försenad på grund av den franska bearbetningen. Mitt *Organon* har ännu ej kunnat publiceras därför att den franska bearbetningen i början inte var i goda händer och jag kan inte komma ut med en tysk text innan den franska texten är klar". I mars 1843 skriver han i ytterligare ett brev: "Hoppet att den sjätte upplagan av *Organon* skall publiceras har grusats. Jag hoppas att åtminstone den franska upplagan skall komma ut i tryck så snart som möjligt. Då min förläggare i Düsseldorf just nu inte har någon möjlighet att utge den tyska versionen".

Under år 1843 började S Hahnemanns hälsa att svikta och efter tio veckors sjukdom avled han, den 2 juli 1843, vid 88 års ålder, stilla i hemmet av åldersbronkit.

Mèlanies sorg var så innerlig och hon satt vid hans dödsbädd och sörjde. Tidigt på morgonen den 11 juli, nio dygn efter hans död, tar Mèlanie hans kropp till *Montmartres* kyrkogård och hennes familjs gravkammare. Hans lik placeras där tillsammans med två andra män som tidigare hade stått henne nära. Ingen dödsannons publicerades, ingen begravningsceremoni anordnades, utan det hela sker i största hemlighet. Budet om S Hahnemanns död fick omvärlden inte kännedom om förren långt senare. Det möjliggjorde för änkan Hahnemann att arbeta vidare som homeopat i många år på deras mottagning. När nyfikna släktingar och kollegor blev för frågvisa var S Hahnemann höll hus, dolde hon det med bortförklaringar, som att det var hon som skrev alla breven åt honom, att hon skulle rådfråga honom, att han just nu låg i ett annat rum och vilade o.s.v. Hon var ju trots allt kvinna och outbildad, både som läkare och homeopat, två straffbara brott! Mèlanie blev till slut stämd, år 1849, av just de två anledningarna. Hon fick dock sin upprättelse år 1872 hon var då 72 år gammal. Det var de amerikanska homeopaterna som utfärdade diplomet som gav henne rätten att praktisera som homeopat.

Livet efter Samuels död

I juli år 1870 startade *Napoleon III* krig mot *Preussen*, under ledning av *Bismarck* som ville skapa ett enat tyskt rike. Invånare med tyskt efternamn uppmanades att lämna Paris. *Karl* och *Sophie von Bönninghausen* samt änkan *Mèlanie d`Hervilly Hahnemann*, som vid den tidpunkten bodde hos dem, flyr från Frankrike. De tar med sig kvarlåtenskapen efter S Hahnemann hans dokument, personliga tillhörigheter och hans älskade pipa och flyr till Bönninghausens familjegods i *Darup, Westfalen* i Tyskland.

Baron Clemens von Bönninghausen brevväxlade med änkan och han var en av de få kontakter hon hade kvar från S Hahnemanns tidigare familj och kollegor. Troligen via hennes fosterdotter, *Sophie Maria Barbara Böhrer* (1828–1899) som var gift med Clemens Von Bönninghausens son *Karl*. Tolv år hade nu passerat sedan S Hahnemann avlidit. Den homeopatiska läkarkåren hade kännedom om att det fanns en utgåva av den sjätte *Organon* som han hade efterlämnat och de ville gärna ta del av den nya informationen. Änkan Mèlanie Hahnemann hade till slut, mycket motvilligt, låtit göra en avskrift från ett ark ur manuskriptet som hon vid ett besök i *Münster* ska ha överlämnat till C Bönninghausen. I instruktionerna i samband med överlämnandet framgick det med stor tydlighet att innehållet var endast för honom att läsa och att han under inga omständigheter fick publicera några delar av innehållet. Det hade varit S Hahnemanns sista önskan "...att inte delge den delen av den homeopatiska kunskapen, förrän mänskligheten var mogen". Om C Bönninghausen visade bevis på sin lojalitet mot den avlidne, lovade Mèlanie att göra fler avskrifter och skicka dem till honom. Med den stora nyheten som C Bönninghausen just fått ta del av ville han självklart dela med sig av till sina kollegor och publicerade därför innehållet från avskriften som en artikel i *Leips hom Zeitg*, den 28 juli 1856. Det upplevde änkan Hahnemann som ett svek och efter det stannade resten av dokumenten kvar i hennes ägo och inga fler avskrifter gjordes.

Änkan Hahnemann återvänder efter en tids asyl till Paris och lämnade kvar deras tillhörigheter och dokument på godset.

Mélanie d'Hervilly Hahnemann avled den 27 maj 1878, 78 år gammal, i lungsäcksinflammation. Hennes dödsbo tillföll i sin tur sedan Sophie Bönninghausen. Efter Sophie Bönninghausens död blev all kvarlåtenskapen efter makarna Hahnemann kvar på godset.

Först tjugo år efter Sophies död, år 1898, fördes Samuel och Mélanie Hahnemanns stoft från *Montmartres gravkammare* och de båda begravdes på den berömda kyrkogården *Père-Lachaise* i Paris, där de nu vilar tillsammans. Sedan år 1889 markeras deras grav med en gravsten och den gången var begravningen behörigt utlyst.

De försvunna dokumenten

Sammantaget av händelserna ledde till att homeopater runt om i världen inte fick kännedomen om S Hahnemanns senaste vidareutveckling av den homeopatiska läkemetoden. Att det skulle dröja ända fram till år 1921 innan den sjätte utgåvan av *Organon* kom i tryck, samt att originaldokumenten av *Die chronischen Krankheiten* inte såg dagens ljus förrän år 1980, kunde ingen förutse. Det skulle komma att påverka homeopatins framtida utveckling.

År 1920 lyckas *Richard Haehl* köpa S Hahnemanns kvarlåtenskap av familjen Bönninghausen med ekonomisk hjälp av de amerikanska homeopaterna *William Boericke* och *James W Ward*. Richard Haehl gjorde en renskrivningen av sjätte *Organon* år 1921 från en kopia. Den sjätte utgåvans original av *Organon* efterskänktes efter några dagar till amerikanarna som tack för deras ekonomiska hjälp och förvaras i dag vid *University of California*, San Francisco (UCSF). Dokumenten av sjätte *Organon* har också överlevt två världskrig. År 1942 bombades några av de större föremål från samlingen sönder, men dokumenten klarade sig efter att de förvarats i en saltgruva.

MD, PHD Josef M Schmidt tillbringade nio månader vid universitet i San Francisco och gick igenom virrevarvet av texterna från sjätte *Organons* originalupplaga. Hans bearbetade text, där skillnaderna mellan femte och sjätte *Organon*, tydligt framgår, finns i dag på tyska och publicerades år 2002.

Dr Matthias Wischner, redaktör och författare till nybearbetningen av *Die chronischen Krankheiten Theoretische Grundlagen*, där han sammanställde och markerade skillnader mellan den första upplagan (1828) och den andra upplagan (1835). Genom strukturen blev det möjligt att tydligt se hur S Hahnemann själv utvecklade sin teori.

Övriga dokument, journalanteckningar samt bokverket *Die chronischen Krankheiten* och hans pipa fördes sedan till *Medizin-historisches Museum, Robert Bosch-Institut, Stuttgart.*

Översättningar av Samuel Hahnemanns böcker

• *Organon* finns i sex olika utgåvor. I varje ny utgåva har S Hahnemann bearbetat och reviderat innehållet som numrerats med paragrafer i stigande följd. Den finns i dag på svenska och engelska.

• *Materia Medica Pura* är en sammanställning av rena läkemedels-prövningar och består av sex bokband. Finns i dag på engelska.

• *Die chronischen Krankheiten* är uppdelat i två olika delar. Den första, teoretiska delen som beskriver de kroniska sjukdomarnas uppkomst och utveckling, samt den homeopatiska miasmaläran. Den andra delen innehåller läkemedelsprövningar. som passar för behandling av kroniska sjukdomar. Finns i dag på engelska.

• *Lesser Writings* är en sammanställning av S Hahnemanns översatta artiklar och föreläsningar. Finns i dag på engelska.

Författarens anmärkningar

Information har jag hämtat från Richard och Eric Haehls, Arthur Brauns, Robert Juttes, Josef M Schmidt, Matthias Wischner samt Rima Handleys biografier om Samuel Hahnemanns liv. De olika författarnas biografier varierar i årtal och är därför inte exakta och är något som skulle behöva gås igenom inom en snar framtid. Jag har försökt sammanställa uppgifterna så sanningsenligt och logiskt jag kunnat. För att citera P J Liedbeck "Fri från misstag, var ingen dödlig, men blott den storsinte har mod att sjelf utsäga sin dom herutinna". Jag vill också passa på att ge mitt varmaste tack till alla som gått före mig och som genom arbete, engagemang, idogt kämpat för att bevara historiken i och om den homeopatiska läran.

Historiska föregångare inom homeopatin - biografier, årtal

Clemens Maria Franz von Bönninghausen *(1785–1864) Holland-Tyskland,* var utbildad inom juridik och arbetade som skatte-jurist vid det kungliga hovet i Holland.

Hans familj flyttade sedan till familjegodset i *Darup,* som ligger i *Kreis Coesfeld, Preussen.* Där började han besöka botaniska, naturvetenskapliga och medicinska föreläsningar.

Han hade själv insjuknat i tuberkulos år 1827 och blivit botad av sin vän botanikern *Carl Ernst Agust Weihe* (1779–1834) som förskrivit *Pulsatilla* till honom. Det omvände honom till att bli hängiven den homeopatiska läran, vilken han studerade grundligt och han skrev flera omfattande artiklar i ämnet. Han examinerades och fick sin medicine doktorstitel år 1843 efter att ha praktiserat homeopati i många år utan en doktorstitel.

Familjen von Bönninghausen var en av de få som fortlöpande hade kontakt med familjen Hahnemann fram till änkan Mèlanies död. Anledningen var genom giftermålet mellan makarna Hahnemanns fosterdotter *Sophie Böhrer* och C M F Bönninghausens son *Karl Bönninghausen* som gifte sig i juli månad 1857.

Samuel Hahnemann kallade C M F Bönninghausen för "Lieblingsschüler" (älsklingselev) därför att han hade en god förmåga att systematisera och vidareutveckla den homeopatiska läran. Samuel Hahnemann ska ha sagt, "Om jag blir sjuk så kommer jag inte att låta någon annan homeopat i hela världen behandla mig, än Bönninghausen".

C M F Bönninghausen vidareutvecklade symptomläran och skapade ett eget symptomlexikon, *Repertorium*. Han skrev även en sammanfattad Materia Medica, *Bönninghausens Terapeutic Pocketbook of Materia Medica* år 1846 och utvecklade systemet om de homeopatiska ämnenas relationer till sina respektive symptom. Han belyste samverkan mellan generella symptom och modaliteter när en sammanställning av anamnesen görs. Det är system och böcker som än idag används i den homeopatiska undervisningen.

Som bevis på homeopatins goda verkan och för att påvisa att det inte kunde röra sig om någon placeboeffekt arbetade han med och utvecklade veterinärhomeopatin för bruksdjur.

År 1861 dubbades von Bönninghausen av den franska kejsaren Napoleon III till riddare.

År 1990 bildades *Bönninghausen Academy* och år 2009 *Bönninghausen Institute* som en hedran i hans namn.

William G Boericke (1849–1929) *Österrike och USA.*
William Boericke föddes i det österrikiska imperiet och hans föräldrar emigrerade senare med sina barn till USA. William Boericke studerade medicin ett år i Wien innan de emigrerade. År 1880 tog han sin examen vid *Hahnemann Medical College i Philadelphia* och året därpå flyttade han till San Francisco, där arbetade han i över femtio år som homeopat.

Han var med och grundade *Pacific Homeopathic Medical College* i San Francisco och *Hahnemann Hospital*. Han föreläste om de homeopatiska läkemedlen vid *University of California* och han publicerade sin egen *Boericke´s Materia Medica* (1901), som gavs ut i nio utgåvor. Hans bror *Oscar* lade till ett repertorium i slutet av boken år 1906. Boken har sedan dess varit obligatorisk litteratur vid de flesta homeopatiska utbildningarna i Amerika.

William Boerickes homeopatiska läror var också vida kända internationellt och han var populär som homeopat på sin klinik, profilerad akademisk författare, förläggare, apotekare och delägare av ett flertal apotek, skolprofessor och publicerad författare till många medicinska skrifter. Han är också känd som en av de som bidrog med ekonomisk hjälp till köpet av den sjätte *Organons* original från familjen Bönninghausens dödsbo år 1920. Efter att ha mottagit originalet tog William Boericke med sig manuskripten till San Fransisco som han översatte till engelska år 1922. Sedan 1961 finns sjätte *Organon* till *University of California*, San Francisco (USLF)

Publiceringen av William Boerickes böcker och skrifter förenklades av att hans farbror *Francis Edmund Boericke* (1826–1901) var bokförläggare tillsammans med *Rudolph Leonhard Tafel* (1831–1896), med förlaget till *Boericke & Tafel*. De två förläggarna hade tidigare övertagit ett bokförlag i Philadelphia som var specialiserat inom Swedenborgs skrifter. Alla i familjerna var hängivna anhängare av *Swedenborgian Church* och Swedenborgs läror. Deras förlag stod för åttiofem procent (85%) av den homeopatiska litteraturen som utgavs i Amerika och andra engelskspråkiga länder.

Efter uppmuntran från *Constantine Hering* började de tillverka homeopatiska läkemedel och år 1870 köpte de ett apotek i San Francisco, *Pioneer Homeopathic Pharmacy* och öppnade flera homeopatiska apotek runt om i USA. Företaget döptes först till *William och Ernest Albert Schreck* (1831–1886) och senare till *Boericke & Schreck*. I princip alla homeopatiska läkemedel och litteratur som distribuerades under den här tiden är via samma familjer. De var mäktiga och framgångsrika inom homeopatin i USA under början av 1900-talet.

Constantine J Hering *(1800–1880) Tyskland och Amerika*, studerade medicin vid universitetet i Lepzig, där han var elev till *Samuel Hahnemann*. Ett samröre som han trodde skulle försvåra hans möjlighet till en läkarexamen, så istället avlade han sin examen i *Würzburg*.

Tidigare i livet hade Hering drabbats av en blodförgiftning efter att ha utfört en obduktion. Blodförgiftningen botades med *Arsenicum album* i en homeopatisk beredning, vilket väckte hans intresse för homeopati och han blev en aktiv förespråkare för den homeopatiska läkemetoden. Kung *Anthony av Saxony,* (1755–1836) i Leipzig gjorde allt för att hindra Hering ifrån att publicera sina homeopatiska idéer och nyheter. Då uppmanade kungen den sittande regeringen att organisera och verkställa en vetenskaplig botanisk och zoologisk expedition till Sydamerika åren 1827–1833. Närmare bestämt till *Surinam* som är beläget i de övre delarna av Amazonas djungel och gränsar till Brasilien, Guyana och Atlanten. Constantine Hering var utsedd till en av vetenskapsmännen i expeditionen. Efter expeditionen utvandrade han, kanske inte helt oväntat, till Amerika och blev en erkänd föregångare inom homeopatin. Han grundade de första skolorna i homeopati och fyllde föreläsningssalarna vid *The Hahnemann Medical College in Philadelphia.*

Constantine Hering var homeopaten som införde användandet av gifter från djur till den homeopatiska farmakopén. Han utförde ett flertal läkemedelsprövningar, bland annat med ormgiftet *Lachesis muta, Surukuku,* buskmästarormen på svenska. Ormgiftet hade han själv utvunnit.

Han författade en uppsjö med böcker, som än i dag används inom homeopatin. Bland annat *The Guiding Symptoms Materia Medica* som är ett uppslagsverk om tio böcker med olika homeopatiska läkemedelsprövningar. Han slutförde inte författandet av uppslagsverket utan det färdigställdes av hans elever efter hans död. Han var också förläggare till ett flertal homeopatiska tidningar som publicerades på både tyska och engelska.

Lachesis var ormgiftet som väckt hans nyfikenhet och ett mysterium han försökte lösa. Han fortsatte att göra läkemedelsprövningar med *Lachesis* på sig själv. Tills han utvecklade typiskt läkemedelssymptom för *Lachesis,* vilket ledde till att hans högra arm blev totalförlamad. Han fick en hjärtattack vilket senare även blev hans död.

James Tyler Kent *(1849–1916) USA,* arbetade ursprungligen som professor i anatomi vid *American Collage* i St. Louis. Homeopatin på den här tiden var mycket erkänd i Amerika. Amerikanska livsmedel- och läkemedelsverket anordnade kampanjer och rapporter i olika försök att förhindra utvecklingen av homeopatin i landet. Bland annat så anställdes J T Kent för att kartlägga de yrkesverksamma homeopaterna och deras verksamheter för att bevisa att den homeopatiska läkemetoden var en verkningslös behandlingsmetod. Under utredningens gång insjuknade J T Kents hustru *Lucy* i en svår febersjukdom med svaghet och sömnlöshet. Hon behandlades av de mest framstående läkarna i Amerika, men utan framgång. En natt förvärrades hennes tillstånd med ännu en hög febertopp. J T Kent sökte då hjälp hos homeopaten Dr. *Richard Phelan*, som han lärt känna genom sitt statliga uppdrag. Fru Lucy Kent behandlades med homeopatiska läkemedel och sömnen infann sig inom ett par timmar. Hon tillfrisknade helt inom några dygn. J T Kent avslutade därefter sitt uppdrag för livsmedel- och läkemedelsverket och tillägnade, med djup hängivenhet, homeopatin resten av sitt liv.

År 1881 accepterade han erbjudandet som professor i anatomi vid *The Homeopathic College of Missouri* och år 1890 flyttade han till Pennsylvania och tog professorsrollen vid *Homeopathic Medical School of Philadelphia* där han stannade fram till år 1899.

J T Kents lära och filosofi har haft den största spridningen av homeopati till de engelskspråkiga delarna i världen, som därför är präglade utifrån den fjärde och femte *Organon.* Hans texter publicerades via förlaget *Boericke & Tafel.* De tre familjerna Kent, Boericke och Tafel var alla ingifta med varandra och var hängivna anhängare till *Swedenborgian Church* efter den svenska mystikern *Emanuel Swedenborgs* (1688–1772) tankar och idéer.

Pierre Schmidt *(1894–1987) Schweiz,* blev en erkänd homeopat i Europa. Han gjorde en resa till USA år 1922 för att gå i lära hos *J T Kent,* men kännedomen om hans död hade inte nått Europa när

Pierre Schmidt gjorde sin avresa till Amerika. Han fick istället ta del av kunskapen via några av J T Kents främsta lärjungar. Han fick dock ärva J T Kents böcker och diamantring.

Pierre Schmidt spred den homeopatiska läran enligt J T Kents filosofi i hela Europa. Han var även medförfattare till *Final General Repertory* och gjorde en översättning av sjätte *Organon* till franska. Efter hans död grundades *Pierre Schmidt Foundation* och pengar från hans arv går till fortsatt forskning i homeopati.

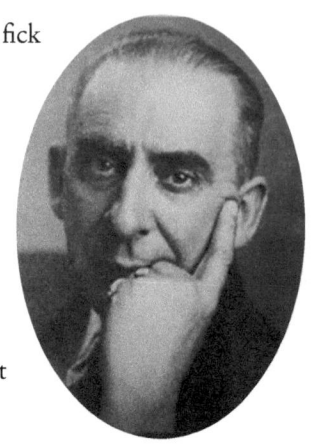

Richard M Haehl *(1873–1932)[i] Tyskland,* var utbildad läkare som ändrade inriktning till den homeopatiska läran efter att ha studerat ämnet vid *Hahnemann College of Philadelphia.* Han arbetade som sekreterare vid *German Homeopathic Society the Hahnemannia.*

Han lyckades genom ekonomisk hjälp att köpa Samuel Hahnemanns kvarlåtenskap från familjen Bönninghausen. Det var adoptivdottern Sofies arv efter Mélanie Hahnemann som efterlämnades efter hennes död på Bönninghausens gods.

Richard M Haehl fortsatte att samla in föremål med anknytning till homeopatin som han förvaltade i sitt hem mellan åren 1921 och 1931. Han skrev tillsammans med *John Henry Clarke,* Samuel Hahnemanns biografi på tyska, *Samuel Hahnemann, Sein Leben und Schaffen,* som översattes till engelska, *His life and work,* av *Marie L Wheeler.* Biografin omfattar två volymer och publicerades år 1921.

Han renskrev sjätte *Organon* på tyska, år 1921[ii] Han använde någon av de två kopiorna (idag försvunna) som då fanns kvar efter Mèlanie eller Sofie Hahnemann. Efter Richard M Haehls död förvaltas Samuel

i. https://www.hahnemannhouse.org/richard-m-haehl-1873-1932/
ii. British Homeopatichic Journal, January 1994, VOL 83, pp. 42–48

Hahnemanns kvarlåtenskap vid *Institut für Geschichte der Medizin der Robert Bosch Stiftung, Stuttgart, Tyskland.*

Erich Haehl *(1901–1950) Tyskland,* var son till Richard och studerade först vid *Rosenberg realschule* i Stuttgart. Därefter studerade han medicin i *München, Göttingen* och *Tübingen,* där han år 1926 avlade sin medicinska examen.

Sin praktiska homeopatiska utbildning fick han på sjukhuset i *Stuttgart.* År 1927 började han arbeta vid sin fader Richard Haehls homeopatiska praktik, som han senare övertog och förvaltade vidare.

Erich Haehl som skrev boken *Ein Arzt wird Rebell* 1944, som finns översatt till svenska, *En läkare blir rebell.*

Klara Fransén *(1862–1943) Sverige,* var under tre decennier en ledande homeopat i Sverige. Klara Fransén föddes i Västerlösa utanför Linköping år 1862. Tillsammans med sin syster Elin startade de ett konvalescenthem i *Hussborg* i Norrland. Elin var sjuksköterska, och en dag när tidskriften *Homöopatiens Seger* kom med posten till Hussborg tyckte Elin att "skräpet" skulle slängas. Men Klara ville annorlunda. Hon läste tidskriften med stora ögon och förundrades över att det fanns en läkemetod som kunde bota människor, inte bara lindra symptom.

År 1915 skulle riksdagsmännen rösta i en legitimationsfråga rörande läkarens rätt att utöva homeopati. Förslaget gick ut på att endast legitimerade läkare skulle få utöva homeopati i Sverige. Då inledde Klara Fransén sin första politiska kamp och hon författade den lilla skriften *Hur jag blev homeopat* som innehöll hennes egna patientberättelser. Hon blev erbjuden att tala för sin sak i riksdagen. Hennes ansträngningar var inte förgäves, även i dag får homeopater utöva sitt yrke. År 1918 var det dags igen för Klara att mobilisera sig. Då skulle de

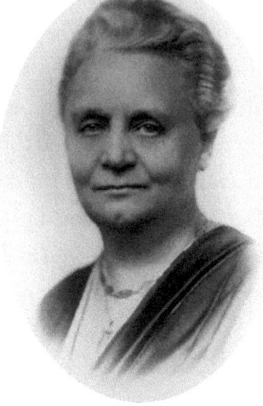

homeopatiska medel som bygger på giftiga substanser som *Aconitum*, *Belladonna*, *Lachesis* och flera andra endast kunna förskrivas på recept av läkare. Hon samlade in namnlistor mot förslaget och ringde runt till riksdagsmän om kvällarna och försökte övertyga dem om förslagets stollighet. Hon såg också till att broschyren *Hur jag blev homeopat* lades ut på riksdagsmännens bänkar, och förslaget röstades ner.

Pandemin med spanska sjukan härjade i Sverige mellan åren 1918–1920. Nästan 700 000 svenskar insjuknade och bortåt 10 000 dog. Klara fann att *Rhus tox.* D200 följt av *Bryonia* D200 förhindrade den förödande *lungbranden*, som de flesta avled av. För att så många som möjligt skulle få tillgång till "livselixiret", som hon kallade det, annonserade hon ut receptet i alla Stockholmstidningar och läkemedlen skickades ut gratis till de sjuka, något hon själv bekostade.

Från år 1913 och fram till sin död bodde Klara i 1600-talshuset Jakobsdal i Ulriksdal. År 1943 fick hon en kraftig stroke och avled. I dag vilar hon tillsammans med sina två systrar i columbariet i Gustaf Vasa kyrka.

Fler som bidragit till homeopatin i Sverige

Det finns många fler hängivna homeopater, både levande och döda, värda att nämna, här följer några.

Göran Wahlenberg (1780–1851) har vi att tacka för att homeopatin kom till Sverige. Han besökte personligen Samuel Hahnemann och inspirerades av hans homeopatiska lära. Göran Wahlenberg arbetade vid den tiden som professor vid *Uppsala universitet* och införde homeopatin till undervisningen år 1829.

Peter Jacob Liedbeck (1802–1876) översatte år 1835 den femte utgåvan av *Organon* till svenska och praktiserade själv homeopati. Han anställdes kring år 1830 som lärare vid *Gymnastiska central-institutet*, grundat av *Per Henrik Ling*, och sedemera gifte han sig med Lings dotter *Jetta Ling*.

Svenskar som reste till USA och utbildade sig i homeopati var bl. a. *Olof Theodor Axell* (1867–1929). År 1912 publicerade han en

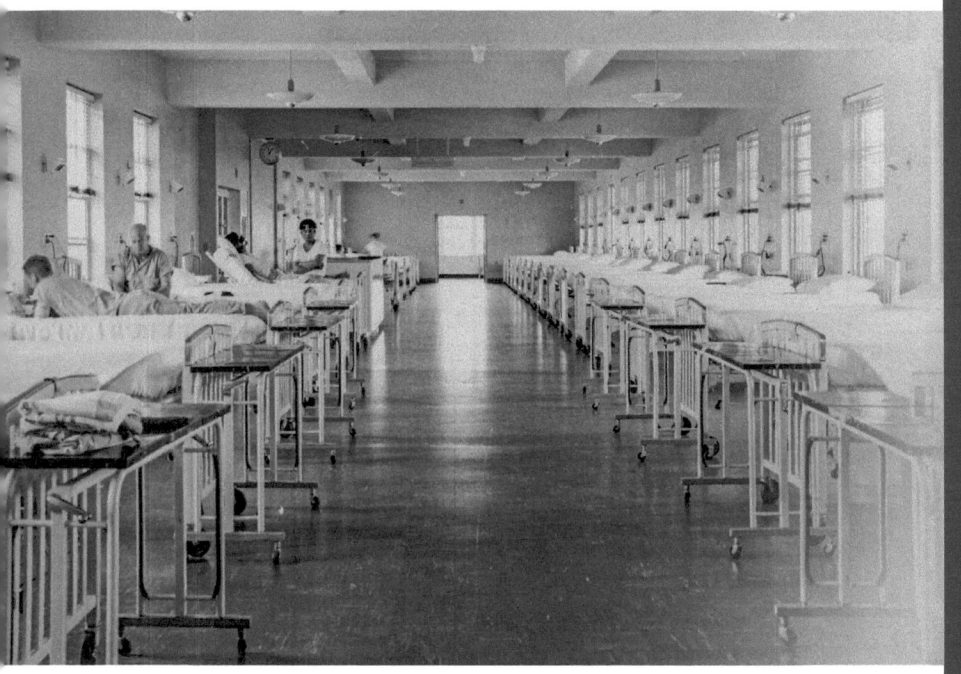

Homeopatisk behandling används framgångsrikt vid epidemier som kolera, malaria och influensor. Läkemetoden används också på sjukhus och vårdcentraler i andra länder runt om i världen.

omfattande handbok, bestående av tre volymer, i klinisk homeopati på svenska. *Benedicta Lager* (1842–1912) var Sveriges första kvinnliga läkare och homeopat. Hon utbildade sig i USA vid *Hahnemann Medical College* och *College of Homeopathic Medicine and Surgery*.

Svenska författare som bistått med bevarandet av kunskaperna är;

Victor Aurell, 1883-1956. Författare och medförfattare till ett flertal böcker om homeopati och framförallt sin *Materia Medica*.

Bo Ramme, 1931. Författare och medförfattare till ett flertal böcker inom homeopatin i Sverige, framför allt översättningen av den sjätte *Organon*. Grundare av bokförlaget och skolan i homeopatisk utbildning, båda under namnet *Arcanum AB*.

Vi ännu levande, får jobba vidare med att föra kunskaperna framåt till nästa generation, därför är ingen nämnd och ingen glömd.

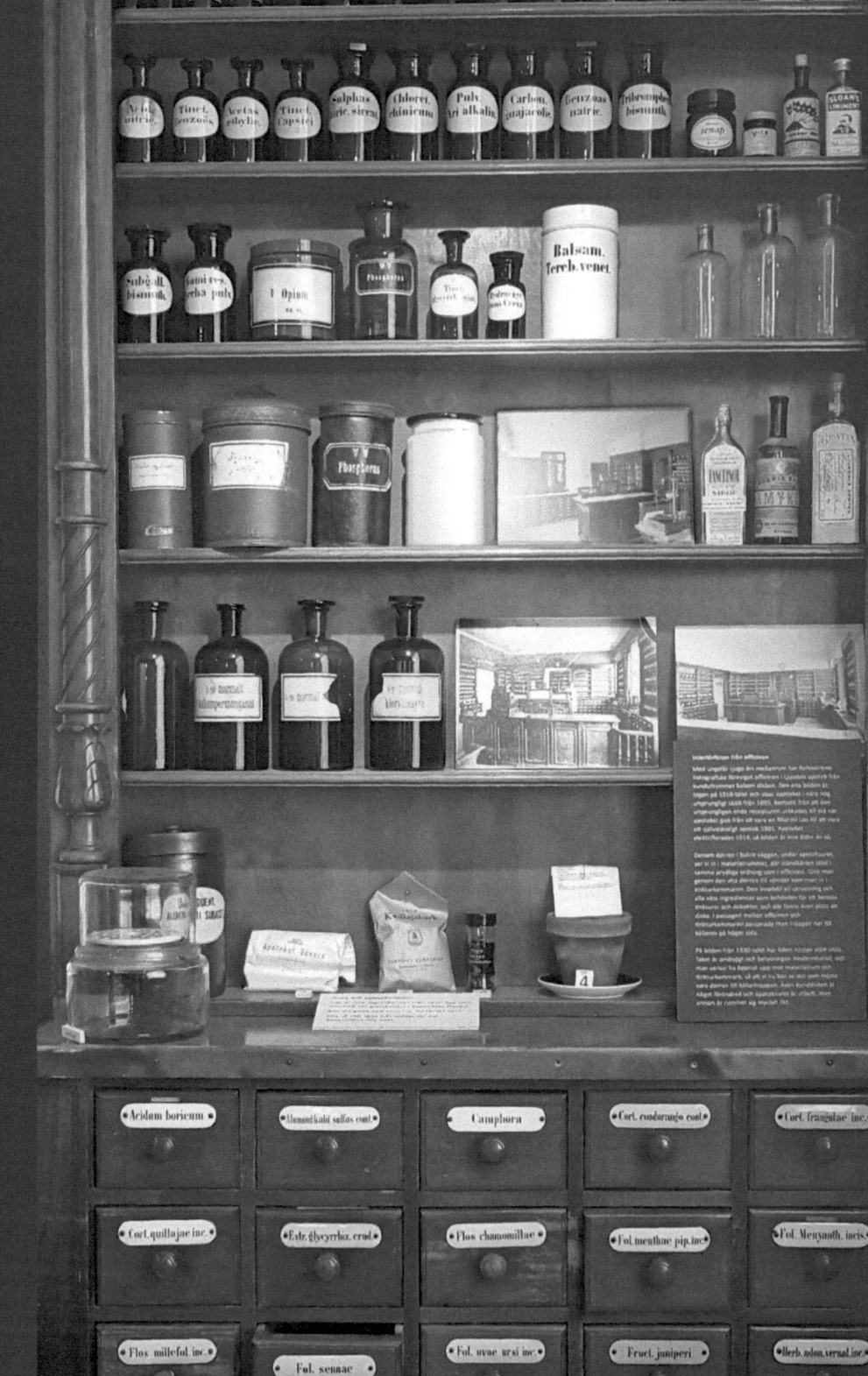

Del II: Materia Medica

Kunskap om växternas läkedom

Den här boken är uppbyggnad precis som äldre homeopatisk litteratur. Det är först en teoretisk del som berör den homeopatiska läkemetodens teorier. Sedan följer en *Materia Medica* del som här beskriver 25 olika läkeväxter, vilka passar extra väl för vardagliga åkommor, akuta besvär och är lämpade att ha hemma i sitt medicinskåp. Här presenteras de växtbaserade läkemedlen, utifrån folkmedicinens tradition och de homeopatiska läkemedelsprövningarna.

Urvalet av läkemedlen är anpassat så att du som läsare ska få grundläggande information om hur en behandling med hjälp av växter och homeopatika kan genomföras vid vardagliga, lindriga och akuta åkommor. Visst urval av substanserna kan läsaren själv plocka i naturen, införskaffa i en välsorterad hälsokostbutik eller på ett homeopatiskt apotek.

Växtbaserade och homeopatiska läkemedel behöver alltid användas med försiktighet och inte under längre tid än tre veckor. När åkomman har läkt avslutas behandlingen. Består besvären uppmanas läsaren att istället uppsöka läkare eller en yrkesutbildad homeopat.

Det är ej lagligt att plocka en växt och bereda den för försäljning mot tredje part. Enligt marknadsföringslagen i Sverige är det förbjudet att påstå att en produkt har för avsikt att bota, läka, hjälpa, lindra eller förebygga sjukdom. Därför behöver läsaren själv använda sitt sunda förnuft i förhållandet till hur de använder informationen i den här boken. De kroniska och allvarligare sjukdomstillstånden bör endast yrkesutbildade homeopater och hälso- och sjukvårdspersonal behandla, även om de finns med som sjukdomar i den rena läkemedelslärans beskrivningar.

Bilden t.v. är från en utställning på Ljusdalbygdens Museum.

Materia Medica

Begreppet *Materia Medica* kommer från det latinska språket och betyder, material av medicin. Begreppet har använts i alla genrer inom medicin sedan de gamla grekernas tid. I dag används ordet *farmakologi.*

En homeopatisk *Materia Medica* är skriften där de sammanställda symptomen som framkommit vid homeopatiska läkemedelsprövningar finns beskrivna, en slags naturcodex. De homeopatiska läkemedlen är listade i alfabetisk ordning från A–Z, utifrån deras latinska eller homeopatiska namn. De följer ett huvud- till fotschema av de olika kroppsdelarnas och organens symptom som framkommit vid läkemedelsprövningen, som beskriver sjukdomens symptom.

I dag finns en uppsjö med *Materia Medica* böcker av olika författare. Skrifterna med de rena läkemedelsprövningarna och prövningsdeltagarnas exakta symptombeskrivningar benämns *primär Materia Medica* och består oftast av meterlånga uppslagsverk, men det finns även skrifter som innehåller kortare sammanställningar av alla primära läkemedelsymptom och benämns *sekundär Materia Medica.* Vidare finns *Materia Medica*-böcker i form av berättelser som sammanställer olika primära läkemedelsymptom och benämns *bearbetad Materia Medica.*

Nu för tiden har de flesta författare hämtat informationen från äldre och tidigare genomförda läkemedelsprövningar in till sin egen *Materia Medica.* Idag finns böckernas innehåll tillgängliga online eller via specialiserade dataprogram.

Det är i princip omöjligt för en person att lära sig alla namn på läkemedlen, symptom och modaliteter utantill. Därför finns det böcker som hjälpmedel, så kallade symptomlexikon (*repertorium).* I böckerna finns symptomen från hundratals olika läkemedelsprövningar sammanställda. Symptomen är listade i rubriker och de läkemedel som har uppvisat symptomet finns listade under respektive rubrik.

Homeopatiska läkemedelsprövningar utförs på både kvinnor och män i alla åldrar. Därför kan han eller hon finnas med i läkemedelsbeskrivningarna och anger endast prövningspersonens kön.

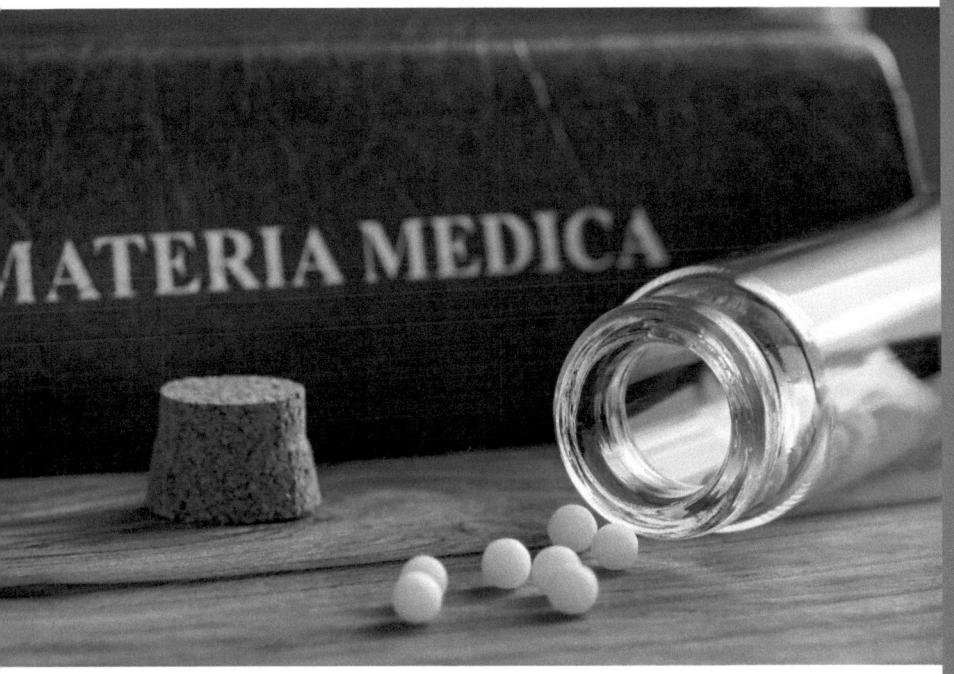

Officina & Officinalis

Latinets *officina* betyder *verkstad* och apoteken fungerade förr i tiden som en slags verkstad för beredning av medicinska preparat.

Den svenska apoteksnäringen har sina rötter i 1400-talet. Det första offentliga apoteket grundades i slutet av 1500-talet och hundra år senare fick apotekarna ensamrätt (monopol) på att tillreda och sälja gifter (läkemedel). Vilket var gällande fram till 1950-talet.

Officinalis eller *officinale* är det botaniska familjenamnet över de växter som har en god medicinsk verkan. En växt ansågs *officinell* när den blivit klassad i sin växtfamilj och genom sin artbestämning togs upp i *artepitet*. Efter det fick växten finnas med i samlingarna över läkeväxter och kunde köpas i *officinen*, alltså i apotekarens butik.

Ett exempel på en officinell växt är *Melissa officinalis*, som på svenska kallas Citronmeliss.

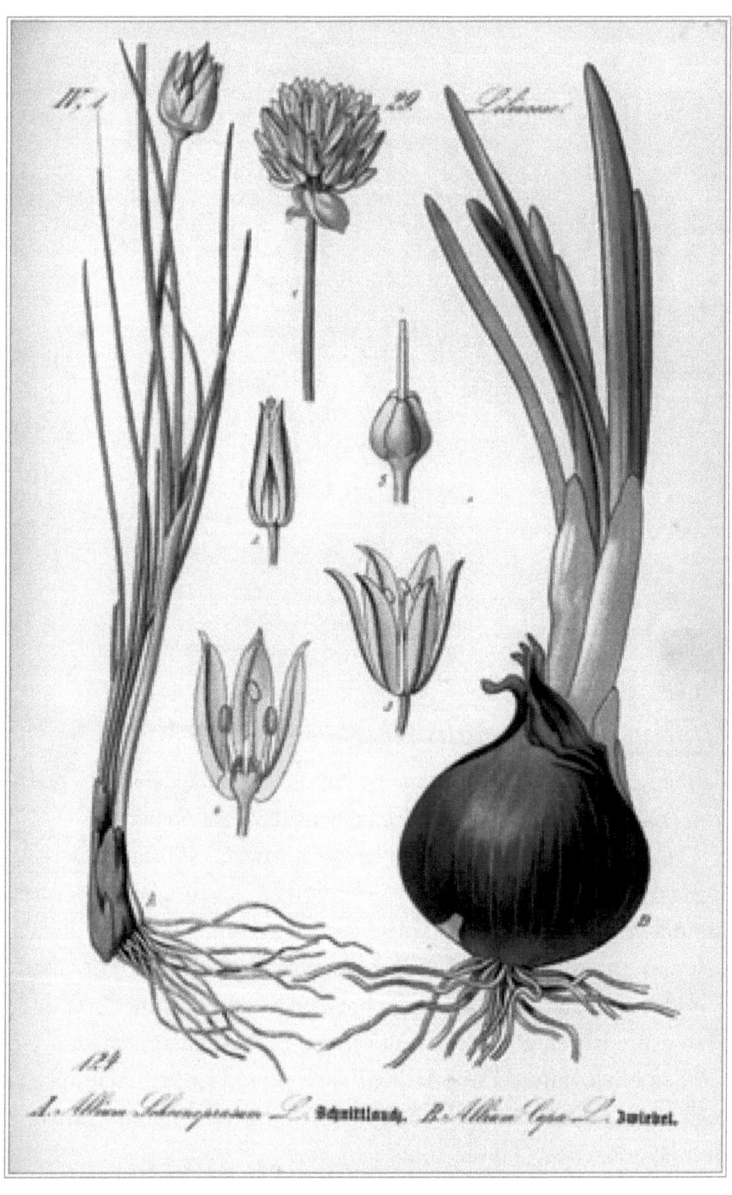

Allium cepa tillhör familjen amaryllisväxter och kommer ursprungligen från Centralasien. På svenska kallas den rödlök och används flitigt i matlagning, växten har också en lång rad med goda läkande egenskaper.

Allium cepa, all–c

Familj: Löken tillhör amaryllisväxterna tillsammans med purjolök, vitlök och gräslök. Den är 60–120 centimeter hög, varav en tredjedel av växten växer under jord i form av en jordknöl som är själva löken.

Svenskt namn: Rödlök

Förekomst: Matlökar kommer ursprungligen från Centralasien, nordvästra Kina, Afghanistan och Uzbekistan, där de fortfarande förekommer som vildväxande lökar. I Kina började löken odlas redan för 3000 år sedan och i Egypten finns avbildningar av lökar i pyramiderna. Romarna förde med sig matlökarna till Nordeuropa och Columbus (eller vikingarna) förde i sin tur med sig matlökarna till Amerika. På medeltiden var lökodlingar vanliga och man ansåg att löken hade många goda egenskaper, både som livsmedel och medicinalväxt. Nu för tiden odlas matlöken över hela världen.

Farmakologi och toxikologi: Matlöken innehåller rikligt med eteriska oljor, som har en retande inverkan på hud och slemhinnor. Den innehåller även många nyttiga ämnen, som olika antioxidanter, proteiner, flavonoider där det är quercetin som avger den gula färgen åt gullöken och antocyanin som avger den röd-lila färgen i rödlöken. Det finns studier som påvisar att personer som regelbundet använder matlök i sin kost minskar risken för hjärt- och kärlsjukdomar samt flera olika former av cancer.

Folkmedicin: Förr i tiden behandlade kvinnorna i Skandinavien den sjuka genom att binda lök vid örat mot öronvärk och runt halsen vid halsont. Även fotsulorna fick lökar som omslag för att dämpa febrar. Under antiken användes löken som aptitfrämjande, blodrenande samt vid menstruationsbesvär. Lökens saft användes mot ögonsjukdomar, dålig hårväxt, vårtor och liktornar.

Löken är rik på C-vitamin och andra nyttigheter. Det sägs att vikingarna inte drabbades av skörbjugg för att de åt lök under sina långa havsseglingar.

I *Bibelns* gamla testamente finns det återberättat hur mycket Israeliterna saknade att äta matlök under sina vandringar i öknen, efter att de hade befriats från Egypten. Löken ansågs som en helig växt i forna Egypten. Prästerna var förbjudna att äta lök och rödlöken förekom ofta som offergåva i deras tempel.

Matlökens läkande och främjande egenskaper är så många att det skulle kunna skrivas flera böcker om alla egenskaper.

Sammanställning: Inom homeopatin används rödlöken vid akut förkylning, allergi och kolik. Den typiska *Allium cepa*-förkylningen har en rinnande snuva med röda näsvingar och det rinner en klar vätska från ögonen och framkallar precis liknande symptom som när vi hackar en lök.

Indikationer: Allergier, förkylningar, influensor, öronvärk, kolik, diarré, snuva, hosta, katarrer, allergier i augusti då gråbon blommar samt fantomsmärtor efter amputering.

Homeopatisk Materia Medica

Sinnets symptom: Sinnet hos *Allium cepa*-patienten är fyllt med melankoli och de känner sig förvirrade och tankspridda efter det att de har druckit vin eller kaffe.

Huvud: Huvudvärken är dov med snuva, som blir värre om kvällen och inomhus i varma rum. Huvudvärken blir bättre utomhus i den friska luften.

Ögonen: Svider och sticker, ögonen är vattniga och tåras. Ljusskygghet tillsammans med snuva. Ögonlocken är till synes svullna.

Näsan: Utsöndringar är rikliga, vattniga med talrika nysningar som efterlämnar en sårig och narig sveda kring näsöppningen och på överläppen. Snuvan är frätande och gör huden sårig och röd.

Öronen: Öronvärken strålar från hjärnan ut mot örat. Utsöndringarna som rinner ut från örat är en gul vätska.

Hosta: Den kittlar i svalget och hostan blir värre när den sjuka lägger sig ned i sängen och i ett varmt rum. Upphostningen underlättas av att trycka med handen mot halsgropen. Den sjuka påverkas i halsen, rösten blir hes med upphostningar av slem från svalget. Inandning av kall luft retar till hosta. Benägenhet att ständigt hosta på grund av att det kittlar i struphuvudet. Hostan är kruppliknande med andnöd.

Magsmärtor: Koliksmärtor som sprider sig ut över hela buken, som blir värre av att sitta stilla och bättre av att släppa väder. Koliksmärtan känns intensivast kring naveln och smärtan blir värre av att sitta upp och bättre av att gå omkring. Den sjuka upplever sugningar och känsla av tomhet i magen med sura uppstötningar. Buken är svullen och kläder som trycker mot buken upplevs obehagligt. Stickande smärtor i ändtarmen med sprickor i anus. Kolik kan uppkomma efter att ha blivit blöt om fötterna eller efter att ha ätit gurka. Om morgonen släpper de mycket illaluktande väder.

Urinvägar: Den sjuka urinerar ofta, samtidigt som de upplever sig varma och törstiga. Urinen är rödfärgad och ger en svidande smärta i urinröret vid urinering. Smärtor i trakten av urinblåsan och urinröret.

Rygg och extremiteter: Kalla kårar längs med ryggraden, särskilt om natten. Höger hand darrar vilket gör det svårt att hålla i pennan för att skriva. De har lätt för att få blåsor och skavsår på huden, särskilt på hälarna

Huden: Det sticker som nålstick i huden, särskilt på huvudet, men även på andra platser som pannan, kring ögonbrynen, på halsen och den högra armen. Plågsamma nagelbandsinflammationer.

Sömnen: Vaknar klockan 02.00 och kan inte somna om. Sömnighet tillsammans med huvudvärk och kramp i magen är goda indikationer för valet av *Allium cepa* som läkemedel.

Allmänna symptom: Smärtorna är oftast av en stickande karaktär. Besvären uppstår till följd av att ha blivit blöt om fötterna eller efter att ha blivit utsatt för en kall och fuktig vind. Nervsmärtor efter en fysisk skada eller amputation. Allmänt svag och trött. Snabb och kraftig puls.

Sequelae: Följder av kyla, vind och fukt. Efter att ha varit utsatt för kraftig nordanvind, som trängt in i märg och ben, insjuknar de i en förkylning eller influensa. Det kan även vara följden av att fötterna blivit blöta och nedkylda. Skador eller följden av kirurgiska ingrepp som leder till nervsmärtor.

Modaliteter: *Värre av:* Om kvällen och i varma rum. Får snuva av blomdofter, samt klåda i munnen från skalet av persikor och jordgubbar.

Bättre av: Ute i den friska luften och av kyla. Koliken lindras av att krypa ihop med ett tryck mot buken.

Dosering

Växtbaserade läkemedel: För yttre behandling med omslag, löken hängs eller bandageras då vid den drabbade kroppsdelen.

Förr i tiden användes även lökolja vid indikerade åkommor.

Homeopatika: Allium cepa D6 till D30, 3 kulor per dos 1–3 gånger om dagen eller vid behov.

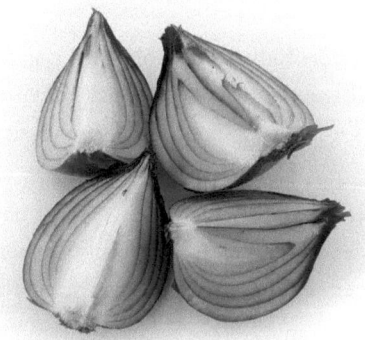

Den råa löken irriterar ögon och näsa, vilket är de klassiska symptomen vid en Allium cepa-förkylning eller allergi, nämligen rinnande snuva som ger röda näsvingar och ögon som rinner och vätskar sig.

Aloe socotrina, aloe

Familj: Ingår i släktet *Aloe* och familjen grästrädsväxter

Svenskt namn: Aloe, äkta aloe

Förekomst: *Aloen* hör hemma i norra Sydafrika. Det finns cirka 180 olika *Aloe*-arter. Växten lagrar vatten i sina blad som en slemmig trögflytande gelé som utvinns genom att bladsaften kokas tills den tjocknat.

Farmakologi och toxikologi: Växten innehåller C-glykosider och Aloin som har en kraftigt laxerande verkan på tjocktarmen. Stora doser framkallar tarmblödningar och stora hemorrojder.

Folkmedicin: *Aloe* användes som läkemedel redan år 2000 fv. t. Den klassiska antiken kände väl till växtens laxerande och stärkande verkan. Idag används gelén främst för utvärtes bruk, vid soleksem och brännskador.

Sammanställning: *Aloe* ger en fyllnadskänsla i venerna som orsakar stelhet och kan leda till en svullen känsla i hela kroppen. Värst upplevs fyllnadskänslan i venerna som utgår från levern, vilket ger en känsla av stas i leverområdet, buk, rektum och tunntarm vilket i sin tur ger smärtor kring naveln. Attacker med diarré som är sprutande, tunna, gula och illaluktande. Diarrén känns frätande runt anus och bränner som eld, hela området kring anus känns ömt och sårigt. Den sjuka har svårt att hålla sin avföring och vågar därför inte släppa uppmärksamheten från ringmuskeln, så fort de gör det blir det lätt en ofrivillig avgång. Besvären kan vara följden av att ha ätit ostron som fiskats under fel fiskesäsong.

Indikationer: Kan inte kontrollera sin avföring (rektal inkontinens), förstoppning, hemorrojder, plågsamma trängningar före urin- och stolavgång med koliksmärtor.

Diarré efter att ha druckit öl eller ätit ostron.

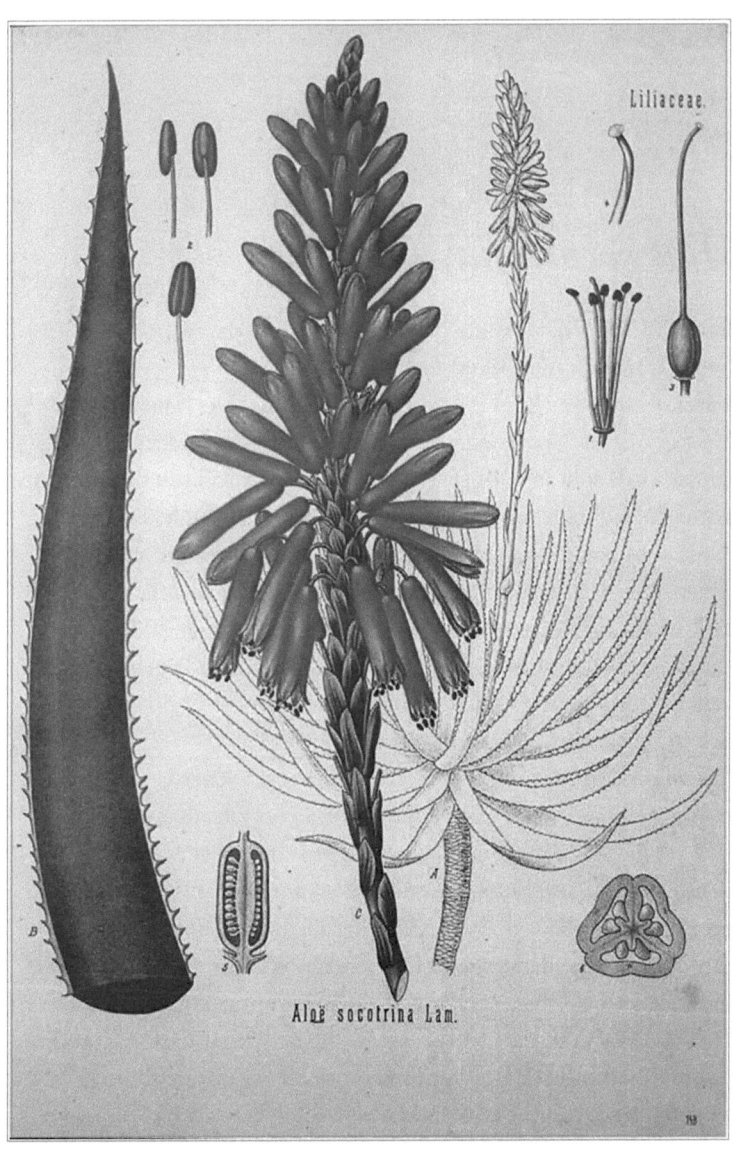

Aloë socotrina Lam.

Aloe socotrina är idag en populär krukväxt och används i många hudvårdsprodukter mot bl. a. soleksem eller besvärlig hud. Aloe var känd redan 2000 år före vår tideräkning som läkemedel, bl. a. för sin laxerande och stärkande verkan.

Homeopatisk Materia Medica

Sinnets symptom: Sinnet hos den sjuka som behöver *Aloe* är fyllt av ångest, rastlöshet och rädslor. Hos kvinnor uppstår en plötsligt rädsla för män. Den sjuka är på dåligt humör, speciellt vid mulet väder. Avsky mot all form av arbete och kroppsrörelser, de känner sig trötta och tröga med blodvallningar. Livet känns som en börda och den sjuka tror att den kommer att dö inom en vecka. Skäller på andra människor och känner ett hat mot dem alla.

Huvud: Det spritter till i huvudet vilket gör dem yra med en molande värk i pannan. Ögonen känns tunga med illamående. Huvudet känns som förstoppat, samtidigt som den sjuka har problem med buken. Huvudvärken blir värre av värme och bättre av kalla omslag.

Ansiktet: Hetta i ansiktet med huvudvärk efter att ha blivit upprörd. Mycket röda, torra, spruckna läppar med såriga mungipor. Gula fläckar i munnens slemhinnor och gula sår på tungan.

Ögonen: Tryck i ögongloberna med ökat tårflöde. I synfältet ser de som gula ringar.

Öronen: Hatar musik och andra ljud, vilka upplevs som störande. Det knakar i öronen när de tuggar.

Andningsvägarna: Blodiga upphostningar.

Buken: Avsmak för kött med begär efter frukt och saftiga födoämnen, särskilt äpplen och salt mat. Den sjuka tål inte sura födoämnen som ger väderspänningar i buken, speciellt efter måltid. Hela buken är mycket känslig för beröring tillsammans med skärande smärtor. Under matspjälkningen blir den sjuka, på dåligt humör och avskyr sällskap. När de släpper väder är den svidande och illaluktande, särskilt efter måltid och innan avföring. Trängningar som om det skulle komma en avföring, men det kommer bara luft. Ofrivillig avföring, även hård avföring avgår utan förvarning. Diarré som driver dem upp ur sängen om morgonen vid femtiden. Täta, blodiga, vattniga diarréer, häftiga smärtsamma trängningar som leder till avföring.

Svimmar nästan när de släpper väder. Slemmiga klumpar avgår från anus. Plågsamma hemorrojder, som i en vindruvsklase. Vid inflammation i tarmens slemhinna bildas geléliknande klumpar. Diarré efter att ha druckit öl.

Urinvägar: Täta urinträngningar, brännande smärta vid urinering, besvären blir värre om natten.

Rygg och extremiteter: Ryggskott som alternerar med huvudvärk. En känsla av lamhet i alla extremiteterna.

Huden: Hudutslag som återkommer i början av varje vinter. Klåda särskilt på benen som blir känsliga efter att ha blivit kliade på.

Sömnen: Kan inte somna om kvällen då tankarna går runt i huvudet och håller dem vakna.

Sequelae: Besvären kommer efter en tids stillasittande livsstil, som leder till sjukdom i mage och tarm. De blir sjuk efter att ha ätit ostron som fångats under fel fiskesäsong. Diarré av öl.

Modaliteter: *Värre av:* Värme, tryck, om morgonen, bocka sig, att gå upprätt och gå i trappor, öl och ostron.
Bättre av: frisk luft, nedkylning.

Dosering

Växtbaserade läkemedel: Växtens geléliknande växtsaft kan användas direkt på huden och slemhinnor eller intas via munnen. Den används i både hud- och tandkrämer, kropps- och hårvårdsprodukter.
Homeopatika: Aloe socotrina D6 till D30, 3 kulor per dos 1–3 gånger om dagen eller vid behov.

Arnica montana, arn

Familj: *Compostitae*

Svenska namn: Slåttergubbe, hästfibbla

Förekomst: "Slåttergubben blir cirka 25 cm hög och roten 10 cm lång. Blomman är mörkgul och hela växten är luden och luktar behagligt. Växten förekommer från Balkanområdet till Skandinavien, men trivs bäst på högre höjder som de europeiska fjällområdena med sin näringsfattiga och sura jord"[i]. Slåttergubben förekommer även i Mellansverige på platser som Småland, Västergötland och Dalsland. Slåttergubben blommar under perioden juni–augusti. För tinkturen används den torkade rotstocken och den färska blomman utan rot används till dekokter.

Farmakologi och toxikologi: Den här växten är milt giftig i sin naturliga form. Utvärtes kan den orsaka dermatit på känsliga hudtyper. Stora doser invärtes av *Arnica* kan orsaka sänkning av blodtrycket med efterföljande cirkulationskollaps.

Folkmedicin: *Arnica* som namn lär härstamma från grekiskans *anarkis* som betyder lammpäls. Örten började användas under 1700-talet och fick lika stor uppskattning som Kinabarken. Den blev snabbt känd som den inhemska medicinen mot febersjukdomar med svettningar. Därför kallas den även för *de fattigas kinin*. Örten uteslöts ur den svenska farmakopéns 11:e upplaga så sent som år 1946. *Arnica* är en oskattbar medicinalväxt med sin säregna förmåga att läka sår, fördela blodstockningar som uppkommit genom stötar, slag och stukade leder. Den var mycket uppskattad vid omvårdnaden av soldater på fältsjukhusen och av krögarna som gav *Arnica* till sina gäster efter krogslagsmål.

---

i. *Materia Medica Prima. Gert Eselböck 2008*

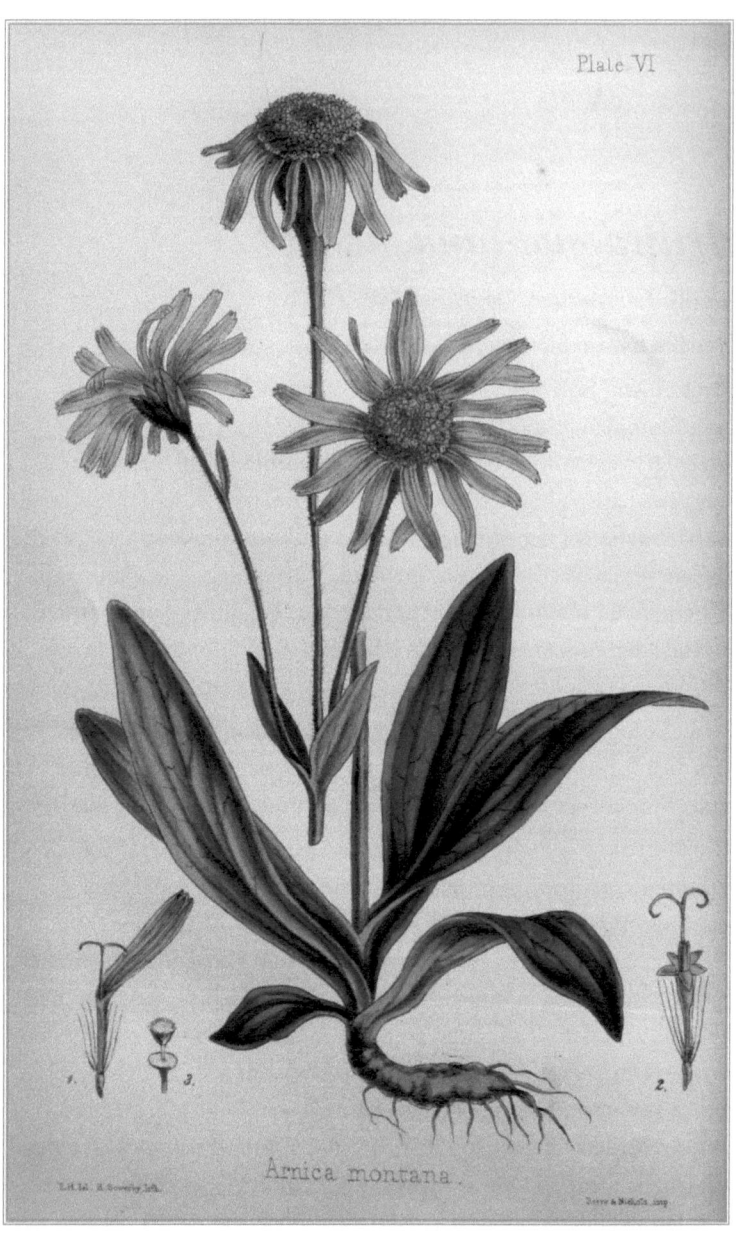

Arnica montana kallas för Slåttergubbe eller Hästfibbla. Arnica kan användas vid alla former av skador som ger blåmärken och en mörbultad känsla i kroppen som blåmärken, stukningar eller följder av slagsmål.

För behandling av bulor och blåmärken används tinkturen gjord av *Arnica*-roten som baddas på de drabbade områdena. Man kan även dricka te av blommans avkok, men med försiktighet, endast en liten dos utspädd i vatten. Hela den mosade växten kan med fördel användas som grötomslag på den skadade kroppsdelen.

Arnica har en god inverkan på träningsvärk. Under 1960-talet var det vanligt att elitidrottare innan tävlingarna dopade sig med *Arnica*, genom att ta 20 droppar *Arnica*-tinktur i ett glas vatten för att undvika träningsvärk. De småländska bönderna använde *Arnica* både som röktobak och snus.

Sammanställning: *Arnica*-patienten känner sig sorgsen, men vill bli lämnad i fred. De vill inte att man pratar med dem och de vill heller inte att man kommer för nära, dels för att de inte vill prata, dels för att de är så ömma i hela kroppen att de inte kan riskera att bli nuddade. De är sura, irriterade, sorgsna, räddhågsna och föreställer sig att alla möjliga hemska saker kan hända, speciellt efter att de själva har upplevt en olyckshändelse, hjärtsjukdom, stroke eller liknande. Beteendet kan iakttas hos personer som precis har råkat ut för mental chock eller olycka där kroppen är ledbruten och mörbultad.

De vaknar om natten med en rädsla att de plötsligt ska dö och utstrålar skräck. Faran de just har upplevt upprepar sig i deras tankar. Drömmarna om natten kan handla om leriga vatten och mord men under dagen kan de må hyfsat bra.

Den drabbade kan utveckla feber efter en olyckshändelse. Med febern blir de utmattade och kan falla in i medvetslöshet och koma. När de försöker svara på en fråga kan de inte hitta rätt ord. När doktorn kommer till sjuksängen skickar de hem doktorn igen, med förevändningen –Jag är inte sjuk, jag har inte bett om någon hjälp. *Arnica*-patienten blöder lätt. Blå och gula fläckar uppstår på huden och slemhinnorna har lätt för att börja blöda. Kroppen känns lam och öm, lederna svullna, ömma och stela. Efter att ha skadat ryggen känns den lam och öm.

Arnica tar snabbt bort smärtan i den stukade ankeln och den skadade kan snabbt börja gå igen. Även blåmärken försvinner förvånansvärt fort efter ett omslag eller några doser av läkemedlet.

Indikationer: *Arnica* bör användas direkt efter alla former av mekaniska skador, såsom blåmärken, stukning av leder, blödning, cirkulationssmärta, stroke, ryggskott, benbrott, operation, förlossning, hjärnskakning, hjärnblödning, tandvärk, efter operationer och kroppslig överansträngning. Bör även användas efter upplevelser av skräck, vrede och chock samt vid medvetslöshet och koma som uppkommit i samband med en olycka eller slag mot skallen.

Homeopatisk Materia Medica

Sinnets symptom: *Arnica*-patienten är ängslig och bekymrad för både nutid och framtid. Oro i kropp och själ. Hypokondrisk ångest och ängslighet med dödsrädsla och ett olidligt humör. Mycket överkänsliga och med ett förvrängt sinnelag, de börjar skratta när det inte är befogat och när de hör något glädjefyllt börjar de gråta högljutt.

Huvud: Vimmelkantig och yr vilket blir värre av att kräkas eller efter en hjärnskakning. Svagt minne, glömmer orden som de hade tänkt säga. Smärta, som om en kniv drogs tvärs genom huvudet och därefter kyla i huvudet med en känsla av att håret reser sig på huden.

Ögonen: Sammandragna pupiller med en stirrig och ängslig blick. Illamående när de öppnar ögonen efter att ha sovit middag. Tårarna svider som eld.

Öronen: De har en känsla som om örat och kinden vore heta. Det vänstra örat smärtar som efter ett slag eller hårda stötar.

Ansiktet: Högra kinden är röd och pulserande. Återkommande näsblod. Sprickor på och kring läpparna, som om de hade varit utsatta för köld. Sår i mungiporna med brännande smärta. Torr mun utan törst.

Andningsvägarna: Hosta om natten och under sömnen. Torr hosta som irriterar i luftstrupen. Skärande stickande smärta i alla leder och på ytan mellan rev- och bröstben så att det känns som om de är krossade och mörbultade, värre vid rörelse och vid varje nytt andetag.

Buken: Begär efter ättika, avsmak för kött och köttbuljong. Tomma rapningar som smakar ruttna ägg.

När de läser en längre text blir de yra med illamående och med kväljningar. Känsla som om hjärtat trycktes ihop eller fick en kraftig stöt. Stickande smärta i vänstra sidan av bröstet och de måste kippa efter andan. Nattlig diarré med tryckande buksmärtor.

Urinvägar: Vid slutet av urineringen får männen en skärande smärta i urinrörets mynning. Om morgonen kommer stora mängder urin, men rinner mycket långsamt, som urinröret hade en förträngning.

Rygg och extremiteter: Smärta i ländryggen, när de går, hostar eller andas djupt så sticker det till i området. Krampaktig smärta med dova stick i nackens muskulatur. Häftig, stickande smärta som elektriska stötar i överarmen. Giktlikande smärta i fötter och rygg. Smärta i fotleden som om den var stukad. Fotsvett och kramp i fötterna.

Sömnen: Kan inte somna om kvällen, men sover länge om morgonen.

Allmänna symptom: Smärtorna förvärras när den sjuka måste tala, av rörelse, vibrationer eller stötar, vilket ger upphov till pulserande smärtor. Ömhet i alla leder och på huden, som blir värre vid rörelse. Darrig oro och matthet som tvingar dem att lägga sig ned. Känsla av överansträngning och tyngd i alla lederna. Allmän kraftlöshet, orkar knappt röra sig.

Sequelae: Följder av skada, stukning, blödning, hjärtinfarkt, hjärnskakning och operationer.

Modaliteter: *Värre av:* Tröst, kyla, drag, lätt vind, skakning, stötar, tryck, beröring och en för hård säng.
Bättre av: Att bli lämnad i fred och vila.

Dosering

Växtbaserade läkemedel: Som yttre behandling med grötomslag eller tinktur på det skadade området.
Arnica finns att köpa som salva och olja för behandling.
Tinkturen görs av växtroten och te av växtdelarna, ovan mark.
Homeopatika: Arnica montana D6 till D30, 3 kulor per dos 1–3 gånger om dagen eller vid behov.

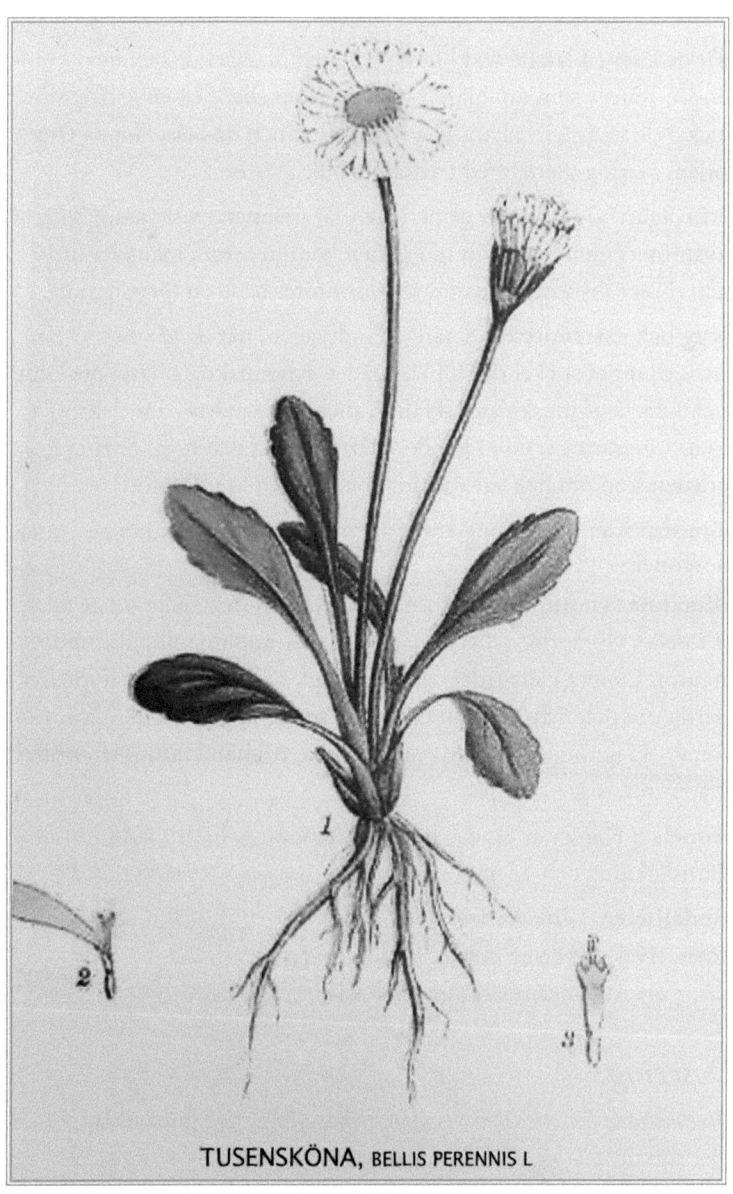

TUSENSKÖNA, BELLIS PERENNIS L

Bellis perennis tillhör familjen korgblommiga växter. Den kallas Tusensköna på svenska och på engelska heter den "Woundwort", sårört, vilket är ett passande namn utifrån de homeopatiska läkemedelsprövningssymptomen. Tusenskönan är det första läkemedlet att tänka på vid skador och muskelknutor i den djupt liggande muskulaturen.

Bellis perennis, bell-p

Familj: Korgblommiga växter

Svenskt namn: Tusensköna

Förekomst: Tusenskönan förekommer naturligt i hela Europa och Skandinavien men även Asien, Himalaya och Nordafrika. Det första svenska fyndet av örten rapporterades in år 1737 från Skåne. Tusensköna förekommer vanligast i Syd- och Mellansverige, där den växer på gräsmattor, i parker, på betesmarker och odlas som rabattblomma eller kantväxt.

Farmakologi och toxikologi: Växten innehåller cosmosiin, saponin som är en undergrupp av glykosid. Den var tidigare officinell.

Folkmedicin: På engelska kallas växten för *Woundwort*, sårört, vilket är ett passande namn utifrån den homeopatiska läkemedelsprövningen. I den nordiska folkmedicinen finns den knappt omnämnd.

Sammanställning: Tusenskönan är det första läkemedlet att tänka på vid skador och bölder i den djupt liggande muskulaturen. Växten påverkar främst muskelfibrerna och blodkärlen. Skador som uppkommit till följd av operationer eller skador i muskulaturen. Växten används vid djupa trauman, inflammerade sår eller skador på inre organ. Passar utmärkt vid skador på nerver som ger en intensiv smärta och som blir bättre av kallt vatten. Lamhet med en känsla av att ha stukat sig. Stas i vener, som sväller och orsakar åderbråck. Svullnad och utmattning i hela kroppen.

Bellis perennis hjälper äldre personer som har arbetat ett helt liv som trädgårdsmästare eller andra fysiskt tunga arbeten utomhus, i ur och skur. Sårig och öm i bäckenorganen efter barnafödsel.

Doktor *James C Burnett* (1840–1901) från Österrike introducerade växten till homeopatins *Materia Medica*.

Indikationer: Skador och stukningar. Utmattning och utarbetning. Bölder och åderbråck. Följder av whiplashskador och operationer samt djupare skador och sår.

Homeopatisk Materia Medica

Sinnets symptom: Den som behöver *Bellis perennis* uppvisar ett behov av att röra på sig. Mycket exalterad och fångar snabbt och lätt upp intryck från andra människor runt omkring dem. De har svårt att tänka.

Huvud: Blåslagen känsla i huvudet. Klåda på huvudsvålen och över ryggen som blir värre av varmt vatten och i sängvärme. Yrsel hos äldre personer.

Ögonen: Ögoninflammation i bindehinnan, med frätande utsöndringar.

Buken: Sårig känsla i bukväggen och livmodern. Stickningar i mjälten som känns öm och är förstorad. Kronisk inflammation i blindtarmen. Känner obehag och vill inte att kläderna sitter åt runt buken.

Andningsvägarna: Har spruckna och nariga läppar med småsår, kan även ha munherpes. Akut inflammation i luftvägarna.

Rygg och extremiteter: Whiplashskador i nacke och rygg. Följder efter fall mot svanskotan. Leder och muskler känns ömma med eller utan reumatism. Vristerna känns som om de var ihopdragna med ett gummiband.

Huden: Bölder, kliar och bränner. Åderbråck med en blåslagen känsla.

Sömnen: Vaknar om morgontimmarna och kan inte somna om.

Sequelae: Följder av djupa sår och skador i muskelvävnaden eller på inre organ, som efter en operation eller annan kroppsskada. Mår dåligt efter att ha druckit kall dryck när kroppen varit överhettad eller hårt ansträngd. Benbrott.

Modaliteter: *Sämre av:* Stukningar och slag som en följd efter olyckor. Varma omslag och av sängvärme, kall dryck, tryck och före oväder. *Bättre av:* Fortgående rörelse, kalla omslag.

Dosering

Växtbaserade läkemedel: För yttre behandling används grötomslag som görs av hela den mosade växten. Tinkturen kan användas till att badda den drabbade kroppsdelen eller som ett kompressomslag.
Homeopatika: Bellis perennis D6 till D30, 3 kulor per dos, 1–3 gånger om dagen eller vid behov.

Calendula officinalis, calen

Familj: *Calendula* tillhör samma växtfamilj som *Arnica, Bellis-p* och *Millefolium* som alla fyra har mycket goda läkande förmågor vid yttre skador på och under huden.

Svenska namn: Ringblomma, solsicka

Förekomst: Ringblomman växer i hela Skandinavien och i Europa

Farmakologi och toxikologi: Växten innehåller flavonoider som ger blomman dess gula färg och eteriska oljor som har en inflammations-hämmande och bakteriedödande effekt.

Folkmedicin: Man kan ju inte bli annat än glad när man ser den här blomman i alla sina färger. Precis så pigg är *Calendula* i sin förmåga att läka en sårig hud. Ringblomman är sedan länge känd och har använts i huskurer vid sår som läker dåligt och ömmande ärr. Växten sägs härstamma från Sydeuropa då den kom med Benediktiner-munkarna till de tyska och nordiska klostren. I en örtbok från 1400-talet nämns växten för första gången vid namnet ringblomma, ett vanligare äldre namn är solsicka. Namnet *Calendea* härstammar från romarnas notering av den första dagen i varje månad, men även en hel månad. Det är en hänvisning om att blommorna kan hålla sig fräscha utan att vissna i en blomvas under en hel månad.

Under medeltiden gjordes sårsalvor av ringblomsolja och svin-ister. Man använde blommor med gula blad mot gulsot och exemplar med röda blad mot sjukdomar i blodet utifrån signaturläran. När blomman sedan blev *officinell* och togs in i apoteks sortimentet, förskrevs den mot hudcancer, elaka svulster, eksem och mycket mer.

Calendula har flitigt använts som kärleksmedel främst i de slaviska folkgruppernas länder. I England omnämns växten som en ingrediens i kärleksblandningar som en flicka kan använda för att få en pojke att bli förälskad i henne.

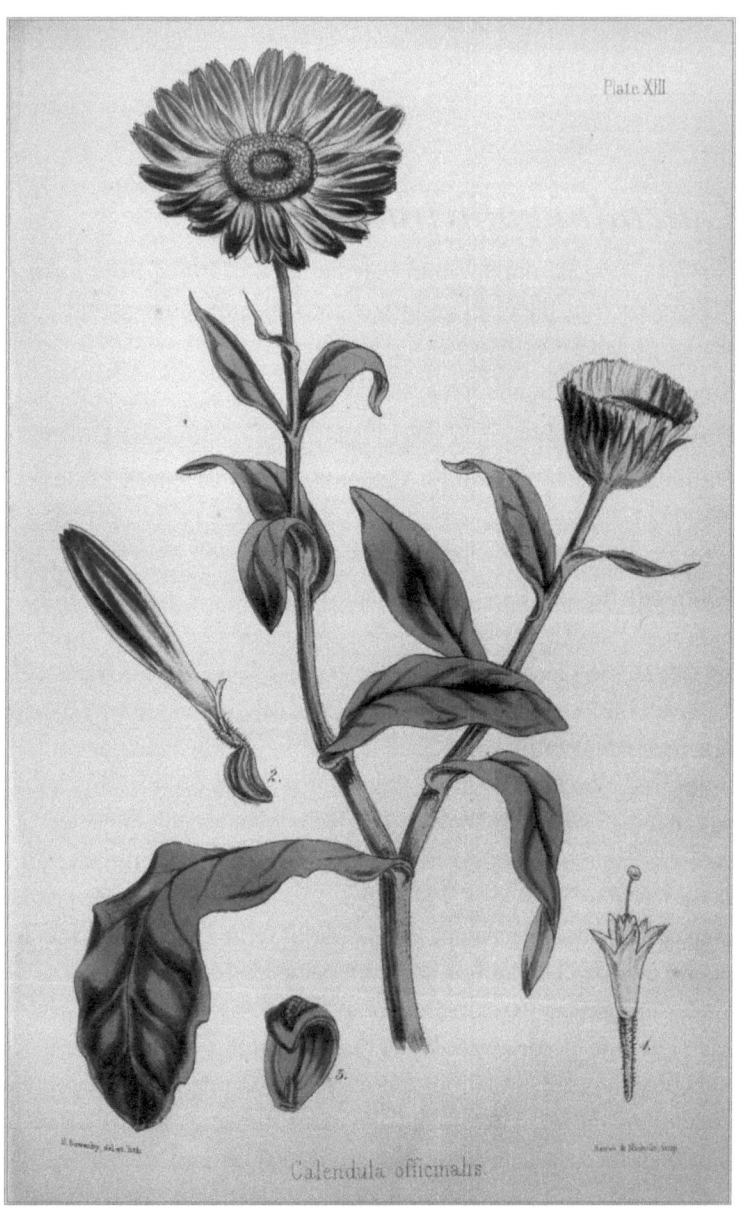

Calendula officinalis eller Ringblomma, som vi vanligtvis kallar den i Sverige,
tillhör samma familj som Arnica, Bellis och Millefolium. De har alla mycket goda
läkande förmågor vid yttre och inre skador och passar extra bra i akutapoteket.

På 1840-talet användes växten vid skottskador, för att förhindra inflammationer och stafylokockinfektioner i de färska såren.

Sammanställning: Endast ett fåtal homeopatiska läkemedelsprövningar har gjorts, men ringblomman kan också användas för invärtes bruk vid svårläkta och inflammerade sårskador. Doften av växten ogillas av både myggor och knott och passar utmärkt i hudprodukter för att hålla dem på avstånd.

Indikationer: *Calendula* hjälper mot smärta, inflammation och sår på huden. Växten passar utmärkt på alla typer av skador där huden har skadats och det har bildats sår med utsöndringar, som krosskador, stickskador, skador och sår i ögat, blödande sår, svulster, bensår, åderbråck, eksem, självsprickor, vårtor och liktornar. Det sägs att varma omslag med *Calendula* lindrar smärtan i såret och att kalla omslag läker såret bättre.

Homeopatisk Materia Medica

Sinnets symptom: Stor irritation, nervositet och *Calendula*-patienten är lättskrämd och rycker lätt till. De är oroliga att något hemskt kommer att hända. Trötta och drömska.

Huvud: Slitande huvudvärk med känsla av tyngd på hjärnan. Vätskande sår på skalpen.

Ögonen: Skador på hornhinnan. Vätskande sår i ögat efter ögonoperationer. Följder av att ha fått in ett främmande föremål i ögat.

Öronen: Sprucken trumhinna. Dövhet som blir värre i en fuktig omgivning. Hör bättre när de sitter på ett bullrigt tåg och av ljud på långt avstånd.

Buken: Stickande smärtor i den vänstra delen av buken. Det sliter och drar i området kring naveln. Halsbränna, svullnad i buken på grund av gaser. De får hicka när de röker tobak.

Urinvägar: Återkommande behov av att urinera. Urinen är blek och klar och ger brännande smärtor vid avgång.

Andningsvägarna: Snuva i ena näsborren med gröna utsöndringar. Hosta med gröna upphostningar och heshet. Svullna halsmandlar med heshet.

Rygg och extremiteter: Tryckande dragande smärta mellan skulderbladen. Reumatisk och dragande smärta på den högra sidan av nacken. Det drar och bränner i vaden.

Huden: Huden antar en gul ton med gåshud. Utsöndringar från ärrvävnaden i gamla sår. Huden känns varm vid beröring.

Sequelae: Skador eller infektioner, främst på huden.

Modaliteter: *Värre av*: Fuktig och kall omgivning som ger frossa. Är väldigt känslig för kall utomhusluft.
Bättre av: Att vandra omkring eller ligga helt stilla.

Dosering

Växtbaserade läkemedel: Som yttre behandling med grötomslag eller tinktur på det skadade området. Finns som salva, olja och ögondroppar för behandling.
Homeopatika: Calendula officinalis D6 till D30, 3 kulor per dos, 1–3 gånger om dagen eller vid behov.

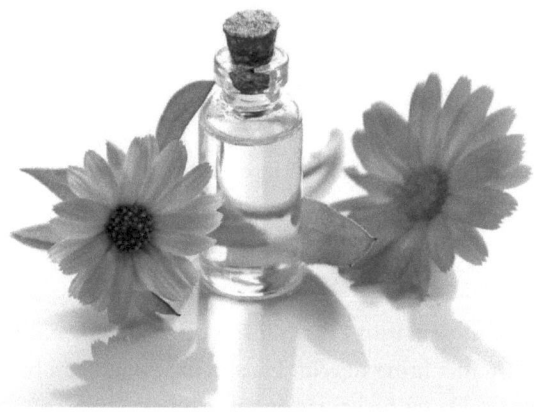

Ringblomman är en vanlig ört i våra svenska trädgårdar, men den är även känd som medicinalväxt långt tillbaka i historien. Den eteriska oljan i bladen har en inflammationshämmande och bakteriedödande effekt och är den bästa att behandla svårläkta och inflammerade sår med.

Cannabis sativa, cann-s

Familj: *Cannabaceae*

Svenskt namn: Hampa

Förekomst: Hampa är en av de äldsta och mest härdiga kultur-växterna och som har en ypperlig förmåga att växa på näringsfattiga jordar. Växten kan även klara sig i de flesta klimatzoner och på höjder upp till 3 000 meter över havsytan. Till Norden kom hampa under järnåldern. I Danmark och Norge finns det textilfynd som påvisar att man har fortsatt att använda hampa sedan dess. Det är svårt att avgöra i vilken omfattning odlingar har förekommit här i Sverige, men man kan se att odlingen av hampa tog fart under perioden 600–1000-talen. Efter vikingatidens slut ser man att odlingen minskade. Fynd påvisar att hampa har odlats under järnåldern i Skåne, Västergötland, Östergötland, Uppland, Dalarna, Jämtland och Ångermanland.

Hampans växtfibrer är återigen moderna och det finns många pro-dukter gjorda av hampa att tillgå på marknaden, som tyger och rep.

Farmakologi och toxikologi: Hampa är besläktad med humle och brännässla. I dag säljs hampa under namnet CBD-olja (*cannabidiol*). Hampan är inte att förväxla med *Cannabis indica* som är en besläk-tad växt med berusningseffekter.

Folkmedicin: Hampan har odlats sedan länge i de nordiska länderna men finns inte omnämnd i några äldre farmakopéer. Växten verkar uteslutande ha använts för sitt praktiska syfte, där växtfibrerna använts till att göra textilier, rep och annat. Inom homeopatin används *Cannabis sativan* framför allt vid urinvägsbesvär.

I dag (år 2025) marknadsförs växten som en universalmedicin mot sjukdomar och symptom, framför allt smärtor och cancer, främst utifrån den verksamma substansen CBD. Släktingen *Cannabis indica*

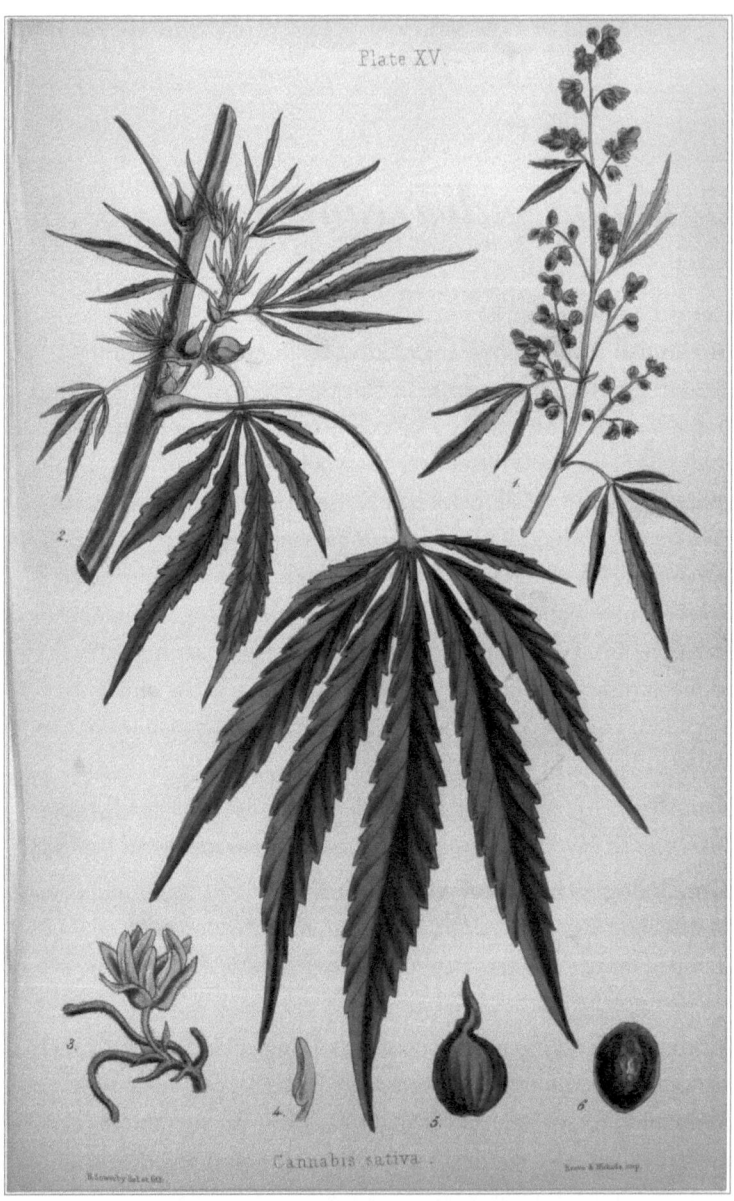

Plate XV.

Cannabis sativa.

Hampa är en av de äldsta och mesta härdiga kulturväxterna och förekom i Norden redan under järnåldern. Den är släkt med humlen och brännässlan och inom homeopatin används den främst mot urinvägsbesvär och mental förvirring.

innehåller THC som ger ruseffekter och har en lång historia som medicinalväxt. Produkter med CBD av *Cannabis sativa,* är i dag tillåten i Sverige som registrerade läkemedel, men i homeopatisk beredning är den förbjuden.

Sammanställning: Viss mental förvirring, som om allt var i en dröm med förvirring kring den personliga identiteten. Gör misstag när de talar och skriver, missförstår det han läser och hör.

Rädsla för att lämna sängen.

Blodvallning till huvudet, som om den kom från magen. Ena kinden är röd den andra är blek. Svårt att tala med torrhet i munn och hals. Inflammation i njurarna med en sårig smärta.

Det sticker och bränner i urinvägarna under och efter urinering, men även när de inte urinerar. Urinröret är svullet och ömt. Våldsamt behov att urinera med ofrivillig urinavgång. Blodig urin med kramp i urinröret i slutet av urineringen.

Katarr i bröstet med astma och en väsande andning med en grönaktig, genomskinlig upphostning. Tryckande, stickande smärta i svanskotan.

Dragande smärta i hälsenan.

Indikationer: Cystit, gonorré, impotens, näsblod, astmabronkit.

Homeopatisk Materia Medica

Sinnets symptom: *Cannabis sativa*-patienten är glömsk, kan inte avsluta en mening. Tiden går för långsamt.

Sitter tanklöst och stirrar framför sig själv. Talet är stammande och osammanhängande.

Huvud: Blodvallningar som sprider sig upp mot huvudet och känns som om de kom från magen. Känsla av att näsan är förstorad i kombination med näsblod. Ena kinden är röd den andra är blek. Svårt att tala på grund av torrhet i mun och svalg.

Attacker av yrsel när de står eller går.

Ögonen: Svag och förvirrad syn som om det vore en cirkel med vitt flammande ljus i synfältet.

Öronen: Tror sig höra röster, klockklang och musik.

Andningsvägarna: Torrhet i munnen. De har svårt att andas vilket leder till att de behöver stå upp. Hosta med en genomskinlig, grön eller blodig upphostning. Hostan är våldsam och torr. Svårt att andas, som om det vore en tyngd på bröstet, tillsammans med en väsande rosslig andning. Astma vid fuktig väderlek.

Buken: Attacker av våldsam kramp i magen. Spyr grön galla. Smärta i magsäcken vid beröring av buken. Som om tarminnehållet trycks ut genom rektum när de sitter ned.
Avsmak för kött, vilket de normalt tycker om.

Urinvägar: Akut gonorréinfektion.
Njurkolik, smärta i njurarna som blir värre av att skratta. Endast en liten mängd brännande urin som droppar med en droppe i taget vid urinering. Det sticker i urinröret. Det bränner under och efter urinering hela vägen från njurarna och ända ned till urinrörets mynning. Urinröret slaggar igen av slem och var.

Rygg och extremiteter: Kramp i händer och fingrar. Plötslig svaghet i handen med skakningar och oförmåga att hålla kvar föremål i handen. Knäskålen hoppar i fel läge när de går uppför trappor. Kramp i lår, vad och hälsena.

Sömnen: Drömmer om döden och erotiska drömmar, men även drömmar fyllda med besvikelse och ångest. Sömnig hela dagen. Är sömnig men kan inte somna.

Sequelae: Gonorrésmitta samt urinvägsbesvär.

Modaliteter: *Värre av*: Att urinera, ligga ned, gå uppför trappor, av att prata, av fysisk ansträngning samt kaffe, sprit och tobak.
Bättre av: Att bocka sig framåt, att stå upp och att vara tyst.
Av frisk luft och de vill ha fönstren öppna.

Dosering

Växtbaserade läkemedel: Finns i form av, salvor, tabletter och oljor för behandling.
Homeopatika: Cannabis sativa D6 till D30, 3 kulor per dos, 1–3 gånger om dagen eller vid behov.

Chamomilla matricaria, cham

Familj: *Anthemideae*

Svenska namn: Kamomill, sötblomster

Förekomst: Äkta kamomill växer i Asien och Europa. För homeopatiskt bruk används kamomill från Tyskland. För tinkturen används hela den färska blommande växten.

Farmakologi och toxikologi: Växtens eteriska oljor är inflammationshämmande och flavonerna i växten är kramplösande. I alkoholextrakt av kamomillblommor kan följande vattenlösliga substanser påvisas azulen, bisabolol och proazulener som matricin.

Folkmedicin: *Chamomilla* lämpar sig särskilt bra vid sjukdomar hos kvinnor under graviditet och menstruation, samt till spädbarn. Ordet *Matrix* är en äldre benämning för livmoder och *matricaria* betyder moderört. *Chami* betyder vid jorden och *milla* betyder äpple, så översättningen blir typ, *ett vid jorden växande äpple*. Namnet kommer från den mycket angenäma och intensiva lukt som blomman utsöndrar vilken påminner om de finare äppelsorterna. *Moderört* var namnet som växten fick under antiken, då den användes för att lindra smärtor vid förlossningar.

Växten har använts framför allt som nervlugnande medicin men är även uppskattad vid behandling av malaria. Kamomill finns med i alla äldre kulturers farmakopéer och ordineras som ett krampstillande, väderdrivande, svettdrivande och sammandragande medel. Under medeltiden ansåg man att kamomill som insamlats under midsommarnatten är mest läkekraftig. Det sägs att när en vessla har varit i slagsmål med ormar, så letar den efteråt upp en plats där det växer kamomill och stannar där tills den återhämtat sig och såren börjat läka.

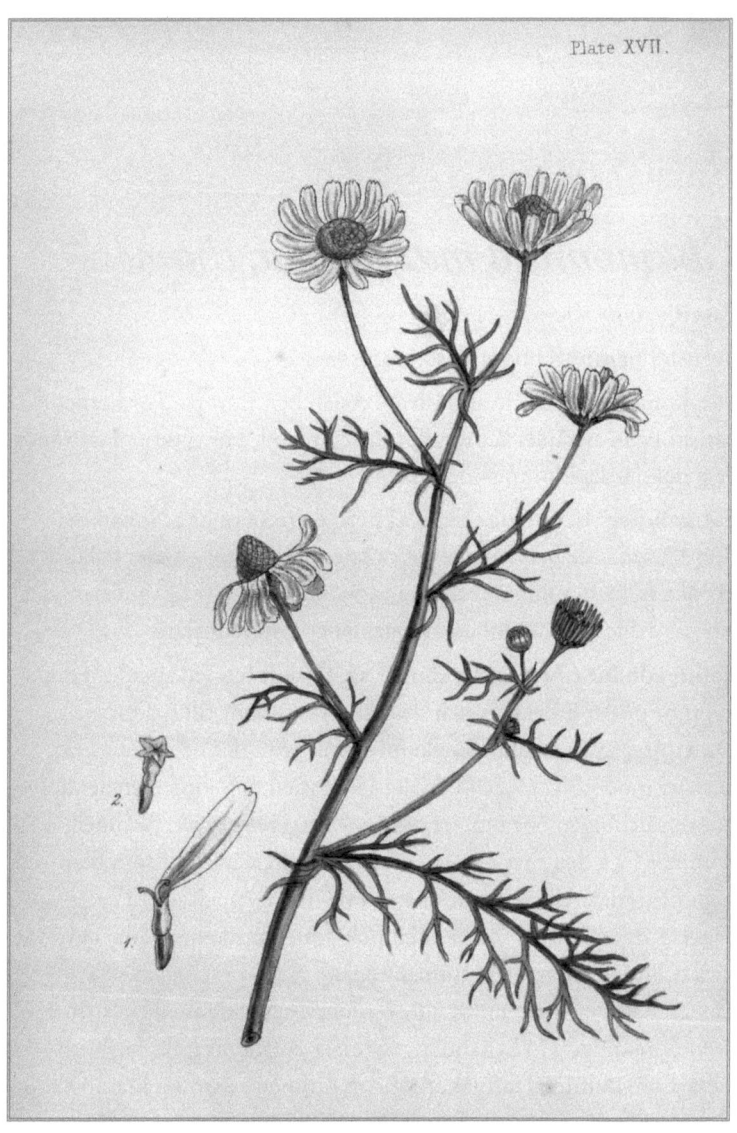

Plate XVII.

Chamomilla, äkta Kamomill, växer vilt i Europa och Asien. För det homeopatiska bruket används den tyska sorten och tinkturen görs av den färska blommande växten. Den har visat sig passa särskilt bra för smärtor vid kvinnosjukdomar och hos småbarn.

Hur det kommer sig att kamomillte i dag är känt för att lindra sömnbesvär är en gåta. Det finns inte några som helst indikationer på att örten i sig verkar rogivande, förutom att den är ett motgift till effekten av kaffe och narkotika.

Sammanställning: *Chamomilla* är en kramplösande medicinalväxt både för kropp och sinne. Det rycker, krampar och drar i musklerna. Kroppen blir stel, ögonen rullar bakåt, det rycker i musklerna och lemmarna far ut från kroppen, samtidigt som tummen krampar sig in mot handflatan och ryggen böjs bakåt i en båge. Ett utmärkt läkemedel att använda vid förlossning och amning där det finns muskelspasmer och kramper i buken. Kamomill lindrar vid smärtsamma kramper under menstruationen. Det mest framträdande symptomet från homeopatiska läkemedelsprövningarna av *Chamomilla* är den enorma överkänsligheten för smärta, minsta lilla knuff får den sjuka att lida intensivt. När de har smärtor är de irriterade med en oförmåga att kunna kontrollera sitt humör och bryr sig inte om hur humöret påverkar omgivningen. *Chamomilla*-patienten är extra känslig för sin omgivning och vissa personer, de är även mentalt känsliga. De uppvisar en stor irritation, är lättstötta, känsliga för kritik och efter att de ha varit arga eller blivit utskällda blir de sjuka och bajsar på sig. *Chamomilla*-barnen får kramper och konvulsioner efter att någon har skällt på dem eller att de har blivit upprymda av känslor. När det har magkolik vill barnet bli buret, så att det får ett tryck mot magen, som när någon bär dem över sin axel, eftersom trycket mot magen lindrar deras koliksmärtor. Barnen är sura, griniga och missnöjda, de vill ha en ny leksak hela tiden och när de får den utpekade leksaken, så stöter de bort den. *Chamomilla* är ett fantastiskt läkemedel när bebisens första mjölktänder bryter fram och ger dessa missnöjda symptom, framför allt om bebisen samtidigt har en illaluktande, grön, slemmig diarré som ser ut som hackat gräs. Vid inflammation i örat är smärtan skarp och stickande, samtidigt som barnet tar sig för örat och ger ifrån sig ett skarpt skrik. Ena kinden är röd och den andra kinden är blek. *Chamomilla* används även vid kikhosta och sammandragningar i svalget. Kräkningar efter att ha tagit morfin eller narkotiska ämnen.

Indikationer: Neuralgier, tandsprickings värk hos småbarn, kikhosta, spädbarnssnuva, kolik med gaser, menssmärtor med mörka klumpar i blödningen, förlossningssmärtor.

Homeopatisk Materia Medica

Sinnets symptom: *Chamomilla*-patieneten uppvisar en stor irritation, överkänslig mot all form av smärta, som upplevs outhärdlig. Den sjuka vill inte tala eller bli berörd. Vill ha än det ena än det andra och är hela tiden missnöjd. Är rädd för blåst och vind.

Huvud: Bultande huvudvärk i ena halvan av hjärnan. Varm och klibbig svett om huvudet när de sover. Ena kinden är röd och varm, den andra kinden är blek och kall.

Ögonen: Ögonlocken har ryckningar och svider. Gulfärgade ögonvitor. Blödningar ur ögonen hos nyfödda bebisar.

Öronen: Känsliga för kall vind och ljud. Smärtor med svullnad och hetta som driver den sjuka till vansinne. Det känns som om det rinner varmt vatten ur örat.

Buken: Raparna smakar som ruttna ägg. Avsmak mot varm dryck. Mår illa efter att ha druckit kaffe. Törstig med längtan efter kall och sur dryck. Gaser med kolik som blir bättre av extern värme och tryck mot buken. Diarrén är gul-grön i färgen (precis som växten) och upplevs frätande runt analöppningen.

Urinvägar: Urinen är het och gul med stickande kramper i urinröret

Livmodern: Förlossnings- och menstruationssmärtor som blir bättre av yttre värme, tillsammans med svarta koagulerade blodklumpar.

Andningsvägarna: Väldigt känslig för dofter som ger snuva samtidigt med stopp i näsan och som gör det omöjligt att sova. Tandvärk blir värre av kaffe och varm dryck. Torr, kittlande hosta, heshet och råhet i svalget. Astma efter att ha blivit arg och i fuktigt väder. Det rosslar i bröstet hos bebisen. Kikhosta med kvävningskänsla och de kräks av hostan.

Rygg och extremiteter: Ryggskott. Outhärdlig smärta i stussen och höfterna. Stelhet i nackmuskulaturen.

Sömnen: Sover med öppna ögon. Gnyr, gråter och klagar i sömnen. Smärtorna förhindrar en god sömn. De känner sig slöa men kan ändå inte sova. Sömnlöshet efter att ha använt narkotika eller druckit för mycket kaffe. Alla symptom förvärras mellan klockan 21.00 och 09.00.

Sequelae: Följder av skräck, ångest, förargelse, att ha blivit skälld på, vrede och olust, samt efter att blivit utsatt för blåst och vind.

Modaliteter: *Värre av:* Vind, storm, drag, rumsvärme, sängvärme, av tröst, tilltal och efter att ha blivit arg. Om kvällen och under natten mellan klockan 21.00 till 09.00
Bättre av: Att bli buren med ett tryck mot buken, att åka bil och att gungas. Varmt och fuktigt väder och kalla omslag.

Dosering

Växtbaserade läkemedel: Som yttre behandling med grötomslag eller tinktur på det drabbade området. Finns även att köpa som salva och olja för behandling, samt som örtte i påse eller lösvikt.
Homeopatika: Chamomilla matricaria D6 till D30, 3 kulor per dos, 1–3 gånger om dagen eller vid behov.

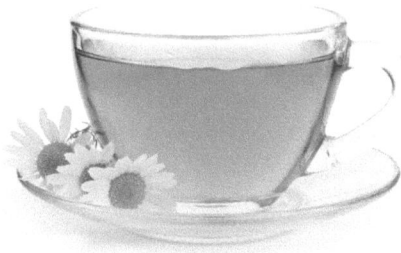

Idag är kamomillte allmänt känt som en dryck mot sömnbesvär och nyttjas frekvent av många som rogivande kvällste. Hur det kan komma sig är en gåta, då det inte finns några som helst indikationer på att örten skulle verka rogivande, men kamomillte är en antidot mot effekterna av kaffe.

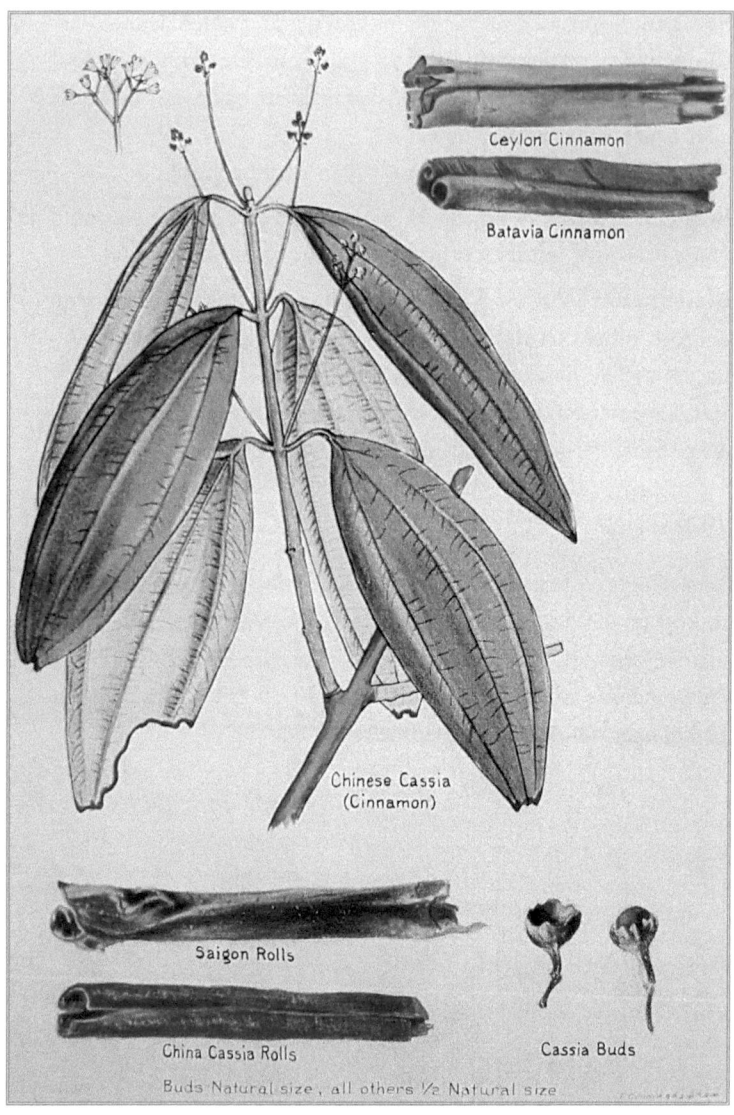

Cinnamomum cassia är växten vi i Sverige kallar kanel. Den kommer ursprungligen från sydöstra Asien och är en av de äldsta kryddorna. Den används även inom den traditionella kinesiska medicinen sedan 5 000 år tillbaka. Inom den homeopatiska läkemedelsprövningen används den bl. a. mot blödningar och magproblem.

Cinnamomum cassia, cinnm

Familj: Lagerväxter

Svenskt namn: Äkta kanel

Förekomst: Kanelbusken växer naturligt på Sri Lanka och i sydöstra Asien.

Farmakologi och toxikologi: Innehåller främst kumarin som har inverkan på levern.

Folkmedicin: Kanel är en av de äldsta kända kryddorna. Som krydda används barken och benämns *Cinnamomum cassia*, som läkeväxt används den äkta kanelen *Cinnamomum zylanicum* även kallad apotekskanel. Kanelen har brukats som läkemedel i den traditionella kinesiska medicinen i över 5000 år. Växten var en värdefull handelsvara i länderna längs med sidenvägen och omtalades för sin goda inverkan på nervsjukdomar, menstruationssmärtor och sägs vara ett ypperligt kärleksmedel. Kanel har använts på cancersår inom folkmedicinen, när tumören smärtar och luktar illa. Såret behandlades då främst med avkok av barken. Kanelolja används som desinfektionsmedel och ett par droppar av oljan på en sockerbit sägs vara verksamt mot hicka. Kanel lindrar även åksjuka vid färd med häst, bil eller båt.

Sammanställning: Läkemedlet används vid blödningar som är klarröda i färgen och som blir rikligare vid ansträngning. Näsblod, blödningar under graviditeten med hotande missfall. *Cinnamomum* används framför allt vid menstruationsbesvär med oregelbundenhet i menscykeln. Mensen är för tidig, för riklig, för långvarig och består av ett klart, rött blod. Smärta under menstruationerna som blir värre vid ansträngning, av hårda stötar och vid arbete med armarna.

Indikationer: Glömska, åksjuka, blödningar, hysteri, smärtsamma månadsblödningar, depression efter förlossning. Bukvattensot, blödningar, cancer, förstoppning eller diarré.

Homeopatisk Materia Medica

Sinnets symptom: *Cinnamomum*-patienten upplever hysteri med ångest och glömska. Barnet skriker och gråter fram till midnatt.

Ögonen: Smärta i det vänstra ögat vilken stiger upp mot hjässan.

Ansiktet: Hela ansiktet är rött till färgen.

Andningsvägarna: Svår andning med yrsel och svaghet. Heshet och hosta. Kanel öppnar luftvägarna som blivit tilltäppta av slem.

Buken: Kräkningar under graviditeten. Hicka och diarré med sur mage. Tryck och kramp i buken.
Illamående med kräkningar av slem under färd med bil eller båt.

Urinvägar: Urinstas som försämras vid rörelse.

Sequelae: Följder av fysiska ansträngningar, att ha färdats med häst, bil eller båt.
Blödningar med ett klart, rött blod t. ex. näsblod, som blir värre och blöder rikligare vid fysisk ansträngning. Blödning under graviditeten med hotande risk för missfall eller blödningar efter missfall.

Modaliteter: *Värre av*: Ansträngning, att tala, att rida på hästryggen. Från eftermiddagen fram till midnatt. Extremt känslig för kyla.
Bättre av: Det har ännu inte framkommit några modaliteter som förbättrar.

Dosering

Växtbaserade läkemedel: Som yttre behandling med grötomslag, tinktur eller avkok gjort på kanelbarken på det drabbade området, avkoket kan även drickas som te. Kanelolja finns att tillgå för behandling.
Homeopatika: Cinnamomum cassia D6 till D30, 3 kulor per dos, 1–3 gånger om dagen eller vid behov.

Coffea arabica, coff

Familj: Måreväxter

Svenskt namn: Kaffe, kaffi

Förekomst: Kaffebönor får man från kaffebusken, *Coffea arabica*, som egentligen är ett träd. Busken växer vilt i Abessinien (Etiopien), där kaffe har brukats sedan urminnes tider. Först på 1400-talet spred sig bruket av kaffe till andra länder och i dag odlas växten över hela världen.

Farmakologi och toxikologi: Innehåller främst alkaloiden koffein ($C_8H_{10}N_4O_2$) som bland annat höjer dopaminhalten i blodet.

Folkmedicin: Kaffehus var ett populärt inslag i de större europeiska städerna under 1600–1700-talen. När Stockholms första adress-kalender utgavs år 1728 fanns det inte mindre än 15 förnämliga kaffehus i staden. I Sverige infördes kaffeförbud år 1766. Förbudet kompen-serades med att befolkningen fick tillstånd att själva destillera brännvin och likörer. Staten upptäckte sedan att de kunde beskatta kaffe och med det hävdes kaffeförbudet redan år 1769.

Sammanställning: Alla som någon gång har druckit för mycket kaffe är välbekanta med prövningssymptomen av *Coffea*. Kaffe har förmågan att öka känsligheten, som gör sinnesorganen överretade och känsliga. Speciellt sinnesorganen syn, hörsel och känsel på huden blir extra känsliga. Sinnesstämningar som glädje och njutning kan framkalla allvarliga fysiska och mentala symptom. Nervös hjärtklappning. Nervsmärtor i olika kroppsdelar, med nervositet och en oförmåga att tåla smärta. Sinnet är så uppretat att det inte klarar av att höra fotste-gen från en annan person i rummet bredvid. Insomningsproblem på grund av en aktiv tankeverksamhet fram till klockan 03.00 om natten.

Indikationer: Ångest, astma, influensasjukdomar, kolik, kramper, överkänslighet, sömnlöshet, ischias, chock och tandvärk.

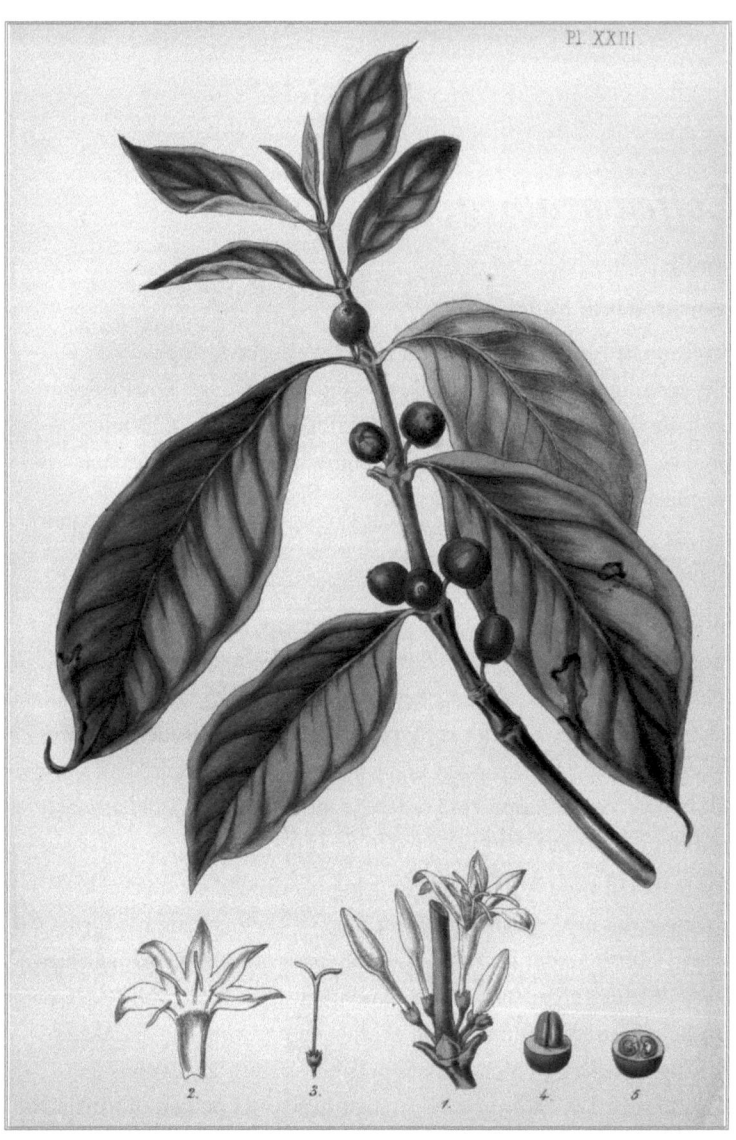

Coffea arabica eller kaffeböna kommer från kaffebusken i Etiopien.
Bruket av kaffe spreds till andra länder och odlas idag över hela världen.
Har man någon gång druckit för mycket kaffe är kanske prövningssymp-
tomen bekanta som ökad retning i nervsystemet, tarmen och urinblåsan.

Homeopatisk Materia Medica

Sinnets symptom: *Coffea*-patienten upplever kraftigt ökad aktivitet i sinne och kropp och har lätt för att svimma. Den sjuka vandrar rastlöst omkring, fylld med oro och tankar. Rädsla utifrån plötsliga glädjefyllda överraskningar. De är fulla av idéer och går snabbt till handling utifrån sina tankars infall. De har lätt till skratt och gråt.

Huvud: Smärta som om hjärnan var söndersliten i bitar, eller som en nål eller spik kördes in på sidan av huvudet.

Ögonen: Bra syn och har lätt för att läsa det finstilta.

Öronen: Känslig för hörselintryck.

Ansiktet: Torr hetta i ansiktet med röda kinder. Tandvärk som strålar från kindtänderna mot öron, panna och hårbotten.

Buken: Hungrig och ogillar kläder som sitter åt om buken. Äter och dricker snabbt.

Urinvägar: Kissar ofta med en stor mängd färglös och klar urin.

Rektum: Diarréer hos personer som behövt oroa sig mycket över sin familj. Diarré hos spädbarn när de får sina första mjölktänder.

Sömnen: Nervös sömnlöshet från ett ständigt flöde av tankar och idéer. Vaknar ur sömnen med ett ryck, av störande drömmar.

Sequelae: Följder av en aktiv tankeverksamhet, nervös oro, rastlöshet, men även till följd av glada nyheter, skräck och bråk som leder till en överkänslighet mot smärtor.

Modaliteter: *Värre av*: Starka känsloyttringar, starka dofter, frisk luft, kall vind, mental ansträngning och beröring.
Bättre av: Värme och att ligga ned, kall dryck. Tandvärk som blir bättre av att hålla is i munnen.

Dosering

Växtbaserade läkemedel: Som svenskt bryggkaffe eller efter behov. Som yttre behandling med grötomslag eller tinkturomslag på det smärtsamma området.
Homeopatika: Coffea cruda eller tosta D6 till D30, 3 kulor per dos, 1–3 gånger om dagen eller vid behov.

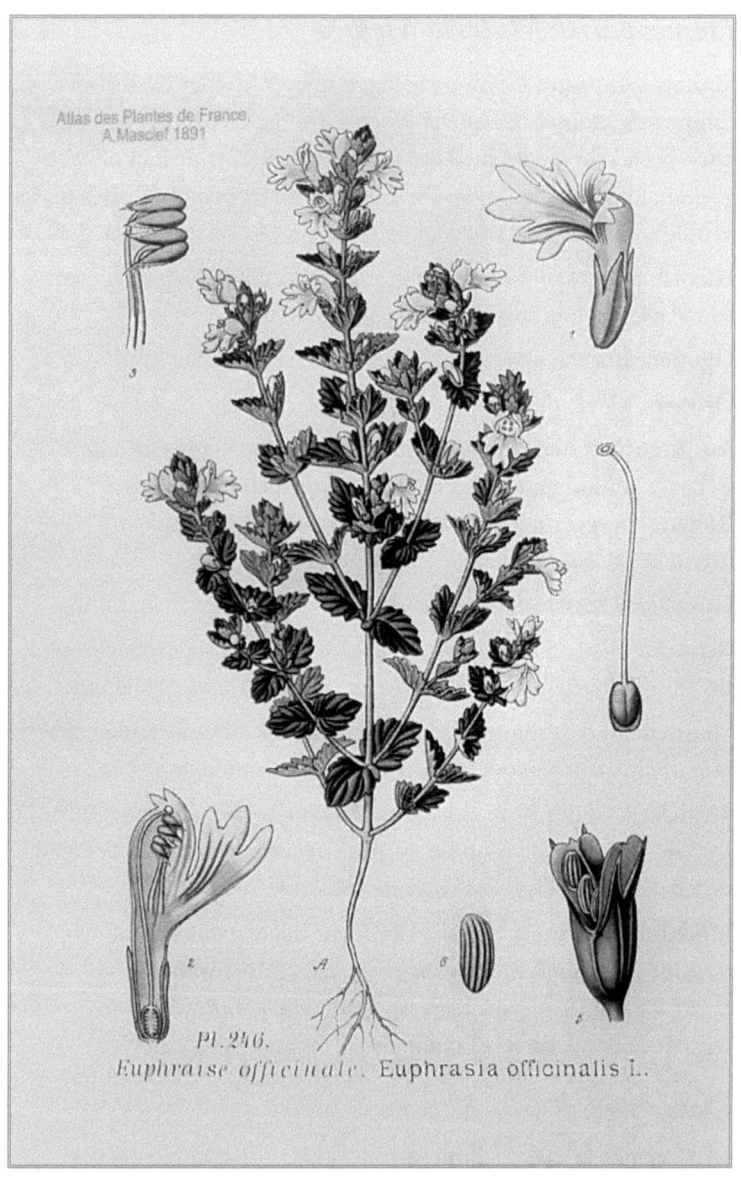

Atlas des Plantes de France,
A.Masclef 1891

Pl. 246.
Euphraise officinale. Euphrasia officinalis L.

Euphrasia officinalis kallas bl. a. för ögontröst på svenska, för att växtens kronblad ser ut som ett litet öga vilket, utifrån signaturläran, indikerar att den passar extra bra för att läka ögonsjukdomar.

Euphrasia officinalis, euphr

Familj: Släktet består av cirka 450 arter i familjen *Orobanchaceae*

Svenska namn: Ögontröst, grästjuv, höskälm, ängsvarg och mjölk-tjuv. Benämningen ögontröst hänvisar till växtens användning vid behandling av ögoninfektioner utifrån signaturläran och de övriga namnen till att växten breder ut sig under jord som en halvparasit och snyltar på andra växters rotsystem.

Förekomst: *Euphrasisans* många arter finns på alpina eller subalpina ängar eller platser där snön ligger kvar länge om våren. De vanligast förekommande färgerna är lila, blåvit och violett. Vissa arter har gula markeringar på det nedre kronbladet för att visa vägen åt pollinerande insekter.

Farmakologi och toxikologi: Växten innehåller främst iridoid-glykosiden aucubin, precis som groblad.

Folkmedicin: Den grekiska benämningen *Euphrasia* betyder glädja. De gamla grekerna omnämner inte den här växten i sina örtaböcker av den enkla anledningen att växten inte förekommer i Grekland. I europeiska örtböcker från 1500-talet och i Paracelsus skrifter omnämns den som ett medel mot magkatarr och ögonsjukdomar. Råden i de äldre örtböckerna är: "Vid svaga och dunkla ögon ätes den färska ögontrösten rå eller strös över maten efter att den blivit torkad och pulvriserad, man kan även lägga den sönderstötta färska örten över ögonen".

Sammanställning: *Euphrasia* är framför allt verksam vid akuta ögonkatarrer med eller utan feber samt vid allergier och hösnuva. Huvudvärk samtidigt med en riklig snuva och vattniga utsöndringar från ögonen. Reumatism i ögat med inflammation i regnbågshinnan.

Kanterna runt ögat och ögonlocken är röda och svullna, samt svider och bränner. Smärtan i ögonen och hostan blir värre i frisk luft, blåst och kall luft.

Nysningar med snuva som rinner ned i luftstrupen och skapar heshet och hosta. Upphostningarna är rikliga och förekommer alltid tillsammans med snuvan. Det kittlar i halsen, vilket leder till en våldsam hosta som blir bättre om natten och när de ligger ned, den sjuka mår sämst om morgonen. Vid febersjukdom är de frusna och kan inte bli varma, inte ens i sängen. Har frossa, feber och svettas med en konstig illaluktande svett på bröstet.

Indikationer: Olika typer av inflammationer i ögat med ett rikligt tårflöde. Allergier och hösnuva med rinnande ögon och näsa. Utsöndringarna är frätande från ögat och irriterar den omkringliggande huden. Hosta med illaluktande slem. Inflammation i ögat med eller utan reumatism.

Allium cepa har det motsatta; frätande snuva och svidande tårar.

Homeopatisk Materia Medica

Sinnets symptom: *Euphrasisa*-patienten är småsur och ovillig att konversera. Är självupptagen och glömmer bort omvärlden, disträ, rör ihop saker och ting. Förvirrade, glömmer möten och andra inplanerade åtaganden. Den sjuka drar sig in i sin egen värld där det skapas fantasier som gör dem sorgsna och melankoliska.

Huvud: Tryckande huvudvärk med hetta och ljuskänslighet. Huvudvärk som är orsakad av katarr i de övre luftvägarna med rikliga utsöndringar från ögon och näsa.

Ögonen: Katarr i ögats bindhinna. Utsöndringarna är frätande. Smärtan i ögat är brännande och tårarna svider när de rinner ned längs kinden. Ögonlocken känns brännande och sväller upp. Ögonen vattnas hela tiden vilket leder till hastiga blinkningar på grund av slem på hornhinnan eller att de upplever en känsla av ett hårstrå som hänger ned över ögat som behöver torkas bort. De vill blinka och gnugga sig i ögat. Små blåsor på hornhinnan, samt grumling av linsen. Kroniskt ont i ögonen med ljuskänslighet.

Öronen: Stickande smärta i trumhinnan.

Ansiktet: Överläppen är stel, som om den var gjord av trä.

Andningsvägarna: Riklig och flytande snuva om morgonen med hosta. Upphostningarna är rikliga. Svårigheter att andas när de sitter upp. De kan ha en häftig hosta som är orsakad av kittlingar i halsen. Kräks när de hostar upp slemmet. Kikhosta, men endast dagtid.

Buken: Kolik som kommer omväxlande med ögonbesvären. Pressande, sammandragande och brännande smärta i övre buken. Koliksmärtor i buken, hemorrojder och kondylom kring anus som ger upphov till smärta.

Urinvägar: Behöver ofta tömma blåsan på en riklig mängd klar urin.

Rygg och extremiteter: Känsla av matthet om morgonen, de känner sig ömma i kroppen som om sängen var för hård. Ryggsmärtor om morgonen som blir bättre av rörelse. Smärtorna har en stickande karaktär i ryggen, samt i skuldror och armar.

Huden: Klåda med bit och nyp på huden, som om de har loppor. Frossa med rysningar som upplevs om och om igen.

Sömnen: Gäspar hela tiden när de är ute och går i friska luften. Sömnig om dagen. Vaknar regelbundet om natten av att hon rycker till, som av rädsla.

Sequelae: Överansträngda eller inflammerade ögon.

Modaliteter: *Bättre av:* Frisk luft, att blinka och gnugga ögat. Av kaffe och i mörker.
Värre av: Solljus, vind och inomhus i kvava rum. Om kvällen, av varm sydlig vind. Kall luft och blåst orsakar tårflöde.
Att ligga ned försämrar snuvan men förbättrar hostan.

Dosering

Växtbaserade läkemedel: Som yttre behandling med grötomslag eller tinktur på det berörda området. Finns även att köpa som ögondroppar eller salva för behandling. Pulveriserad kan den användas i mat och dryck.
Homeopatika: Euphrasia officinalis D6 till D30, 3 kulor per dos, 1–3 gånger om dagen eller vid behov.

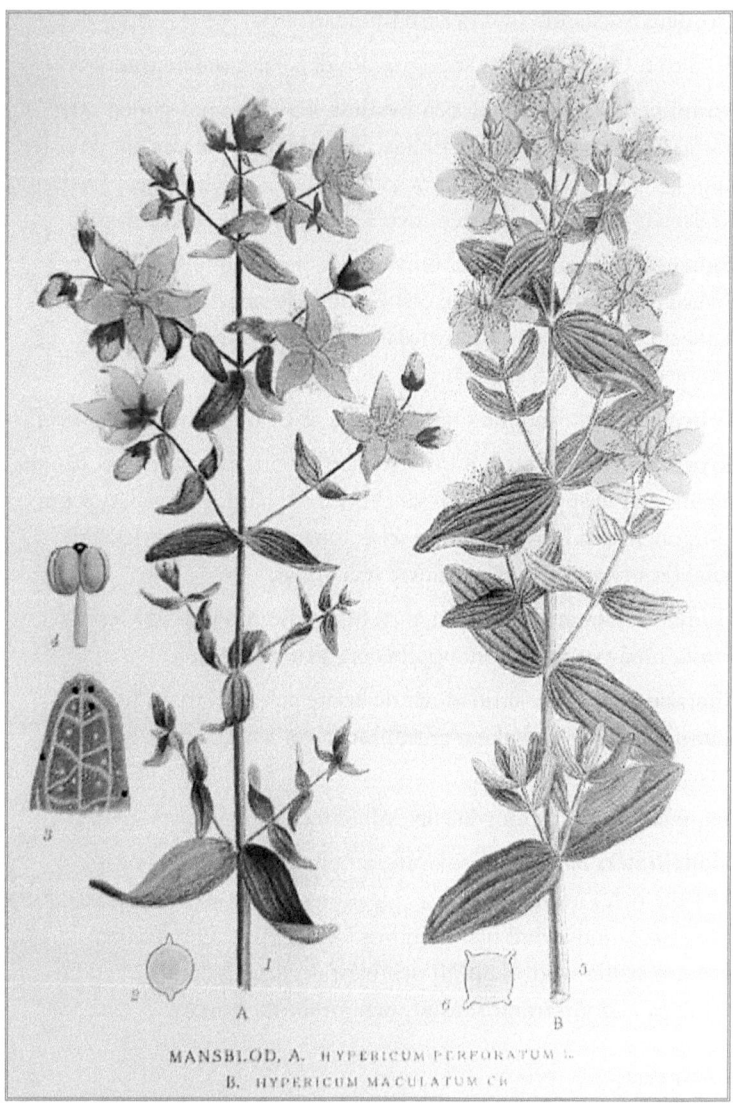

MANSBLOD, A. HYPERICUM PERFORATUM L.
B. HYPERICUM MACULATUM CR.

Hypericum perforatum, eller äkta johannesört, är ett excellent läkemedel vid skador i nervtrådar. Den största och mest unika egenskapen hos johannesörten är att den hjälper skadade nerver att finna varandras nervändar igen om de har rupterats eller gått av. Därför är det ett utmärkt medel i akutväskan mot skadade nerver, speciellt vid skador på fingrar och tår eller efter att ha dragit ut en tand.

Hypericum perforatum, hyper

Familj: Johannesörtsväxter

Svenska namn: Äkta johannesört, johannisblöda, rösmansblod

Förekomst: *Hypercium* härstammar ursprungligen från Nordamerika men förkommer i hela Europa, nordvästra Afrika, runt Medelhavet och österut ett gott stycke in i Asien. I Sverige är johannesört allmän från Skåne i söder till Uppland i norr, och förekommer endast sparsamt vidare norrut.

Farmakologi och toxikologi: Växten innehåller hypericin som är en naftodiantron, ett rött antrakinonderivat, som tillsammans med hyperforin är den huvudsakliga aktiva substansen i Johannesört.

Folkmedicin: Släktnamnet *Hypericum* kan översättas till, över bild, vilket kan härledas från grekiskans *hyper*, över och *ikon*, bild. Benämningen härstammar från att man tänkte sig att växten kunde fördriva onda andar genom att man hängde kvistar av *Hypericum* över en tavla eller bild av den som drabbats, som då fick hjälp. *Hypericums* förmåga att driva bort onda andar finns även med i äldre benämningar av johannesörten, nämligen *Fuga dæmonum*, där det latinska ordet *fuga* betyder, driva på flykt, förvisa. *Fuga dæmonum* kan översättas till, vik hädan alla onda andar och demoner. Det har i sin tur givit upphov till trivialnamn som *satansflykt* och *djävulsflykt*. Anledningen sägs vara att djävulen hatar den här örten, vars gula blommor genom sin sol och eldnatur är förbundna med de himmelska krafterna. Djävulen ville göra johannesörten så illa att att han ska ha genomstuckit bladen med nålar. Vilket anges i växtnamnets andra del, *perforatum*, att perforera, sticka hål. En annan berättelse är att när Johannes Döparens huvud bars fram av Salome till modern Herodias, så stack hon sönder hans tunga med sin hårnål. Det var den tunga som så frimodigt talat sanningens bittra ord och ur blodsdroppar som föll till marken sägs johannesörten ha vuxit fram.

Johannesörten används utifrån signaturläran inom den svenska folkmedicinen. Saften i växten är purpurröd och därför har den använts på blödande sår, röda svullnader, muskelbristningar, brännskador samt andra typer av skador som utsöndrar en röd vätska. Paracelsus skriver: "Jag vill förklara för er att, de i bladen befintliga hålen betyda, att den här örten är till en hjälp för alla inre och yttre öppningar. Det som ska utdrivas genom porerna, kan ske med hjälp av örten, det finns inget bättre läkemedel än den till sårläkning. Varje läkare ska veta att Gud har lagt ned ett stort *Arcanum* i den här örten".

Carl von Linné skrev om johannesörten i sina böcker och gjorde själv en tinktur av växten, vilken han drack som snaps till maten som han kallade *Hircum pircum*.

Det omnämns i folktraditionen att om man har en planta av johannesört stående i fönstret så förhindrar den blixtnedslag i huset. Exemplar av johannesörten som plockas under midsommarnatten anses vara extra botekraftiga.

Hypericum fanns med i den svenska farmakopén och såldes på svenska apotek fram till 1800-talets slut. Därefter fanns den att plocka själv eller att köpa i ört- och hälsokostbutiker fram till hösten år 1997. Efter det att EU-bestämmelserna trädde i kraft, hamnade johannesörten bland växtbaserade läkemedel igen och började säljas på svenska apotek mot lindriga besvär av nedstämdhet.

Sammanställning: *Hypericum* har inte fullt så stor inverkan på nedstämdhet och depressioner som gjorts gällande under 2000-talet, men växten har en viss stärkande verkan på lever och nervsystem. Nervsmärtorna upplevs som skjutande och skarpa längs med nerverna i den skadade eller amputerade kroppsdelen. Johanneörten är ett utmärkt läkemedel vid skadade nervtrådar. Det är den viktigaste och mest unika egenskapen hos johannesörten, att den hjälper skadade nervtrådar att återfinna varandra när de har skadats. Växten har använts med framgång vid skador i hjärna, ryggmärg och svanskota, men även vid stelkramp och nervsmärtor i den amputerade kroppsdelen. Växten läker och botar vid följder efter stickskador, djurbett eller krossade fingertoppar, samt om man har fått nervsmärtor efter att ha dragit ut en tand.

Spasmer som uppkommer efter olika former av kroppsskada, även efter chock och skräckupplevelser. Små barn som får kramper efter att de har blivit utskällda eller tillrättavisade.

Använd johannesörten direkt efter skador mot huvudet och vid hjärnskakning, för ett snabbare tillfrisknande. Den hjälper till att ta bort de mentala och fysiska effekterna efter en skada, olycka, hjärnskakning eller chock.

Indikationer: Funktionella depressioner, klimakterisk ateroskleros, hjärnskakning, sängvätning, soleksem, lungsot, nervsmärtor efter fall, amputering och skador på svanskotan, samt utdragna tänder.

Homeopatisk Materia Medica

Sinnets symptom: *Hypericum*-patienten lider av melankoli och ångest efter chock, fysiska skador eller efter att ha blivit rädd. Svagt minne, gör misstag när de skriver, glömmer bort vad det var de skulle säga. Är allmänt irriterade.

Huvud: Stickande smärta i hjärnan med en känsla som om hjärnan satt löst och det känns som om huvudet berörs av en iskall hand.

Ögonen: Vagel på det vänstra nedre ögonlocket. Stickningar i ögat.

Ansiktet: Är varmt och svullet. Eksem i ansiktet med utslag under huden med en våldsam klåda.

Andningsvägarna: Tandvärk som blir bättre av att ligga på den onda sidan. Törst med känsla av hetta i munnen. Bröstångest med försvårad andning som är värre om förmiddagen. En hackande och skällande hosta. Astma som blir värre vid fuktigt väder och bättre av rikliga upphostningar.

Buken: När de dricker vatten får de sura uppstötningar. Uppblåst buk som blir bättre efter avföring. Hemorrojder som smärtar, med blödning och beröringsömhet. Diarré som driver den sjuka upp ur sängen om morgonen.

Urinvägar: Nattliga urinträngningar tillsammans med yrsel.

Rygg och extremiteter: Efter att ha skadat svanskotan får de våldsamma smärtor i det området, som i sin tur leder till en försvårad gång, samt problem med att bocka sig framåt. Efter skadan i svanskotan upplever de en tryckande smärta över korsbenet, skjutande smärtor som strålar upp längs ryggraden och ned i benen. Nackkotorna är känsliga för beröring.

Huden: Följder av slag och stickskador samt djur bett. Eksem i ansiktet och på händerna med en våldsam klåda. Smärtsam ärrvävnad.

Sömnen: Pratar vitt och brett i sömnen efter klockan 04.00 om morgonen. Ryckningar i armar och ben vid insomnandet.

Sequelae: Efter stickskador, djurbett, klämskador, dragit ur en tand, chock, skräckupplevelser eller efter att ha fått en utskällning. Använd med fördel johannesört direkt efter skador mot huvudet och vid hjärnskakning.

Modaliteter: *Värre av:* Andlig ansträngning, skolstress, de är även mycket känsliga för smärta, lätt beröring, kyla, fukt och dimma, rörelse och av att dricka vatten och vid väderomslag. *Bättre av:* Vila och att ligga ned, speciellt på magen och att böja huvudet bakåt. Att gnugga den drabbade kroppsdelen.

Dosering

Växtbaserade läkemedel: Som yttre behandling med grötomslag eller tinktur på det berörda området. Kan drickas som snaps eller te.
Homeopatika: Hypericum perforatum D6 till D30, 3 kulor per dos, 1–3 gånger om dagen eller vid behov.

I Sverige är johannesört allmän från Skåne till Uppland men förekommer sparsamt norrut till Ångermanland. Örtens röda saft har gett den dess namn för enligt sägnen ska den ha växt upp ur marken där Johannes Döparens blod droppade.

Hypericum perforatum

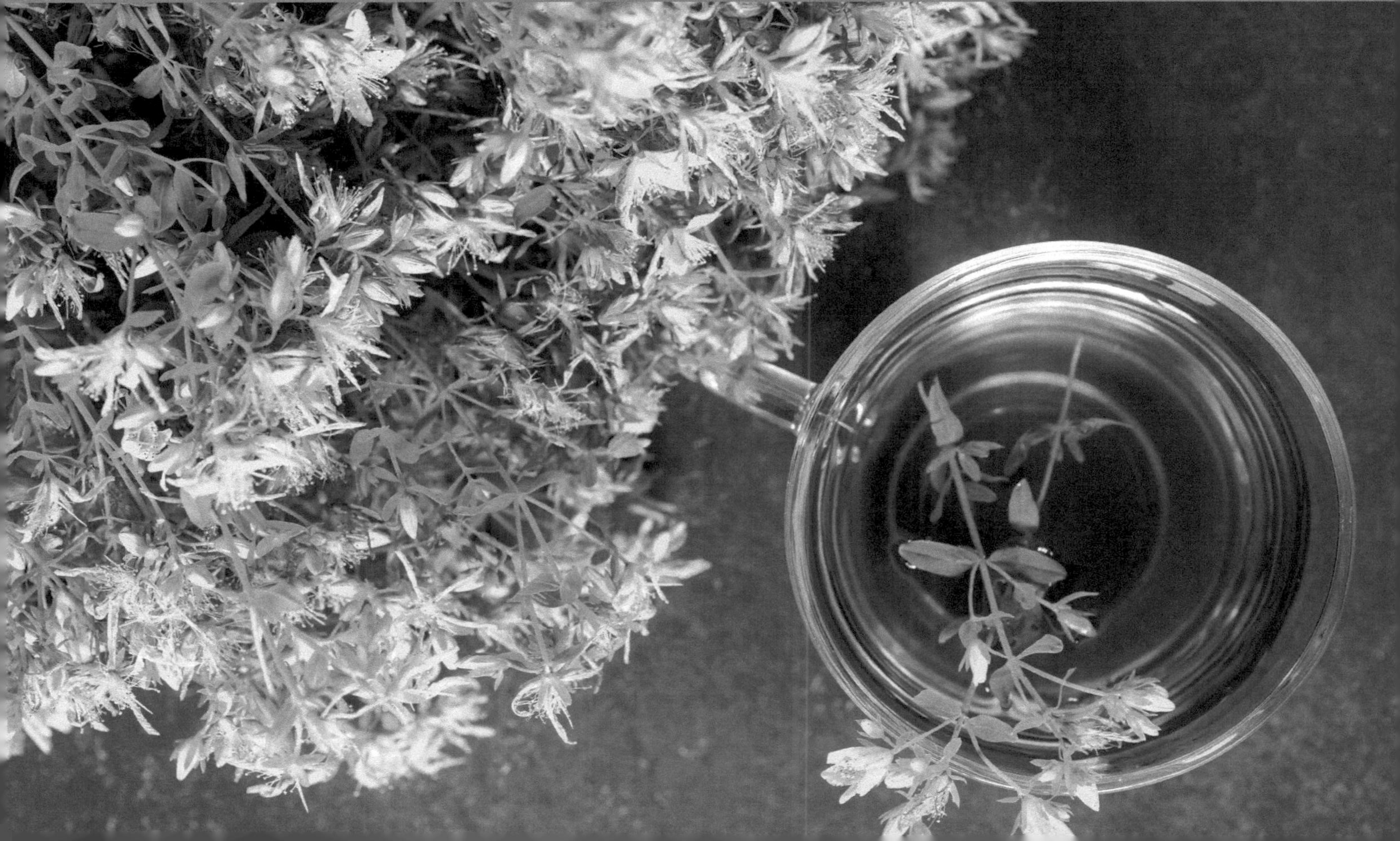

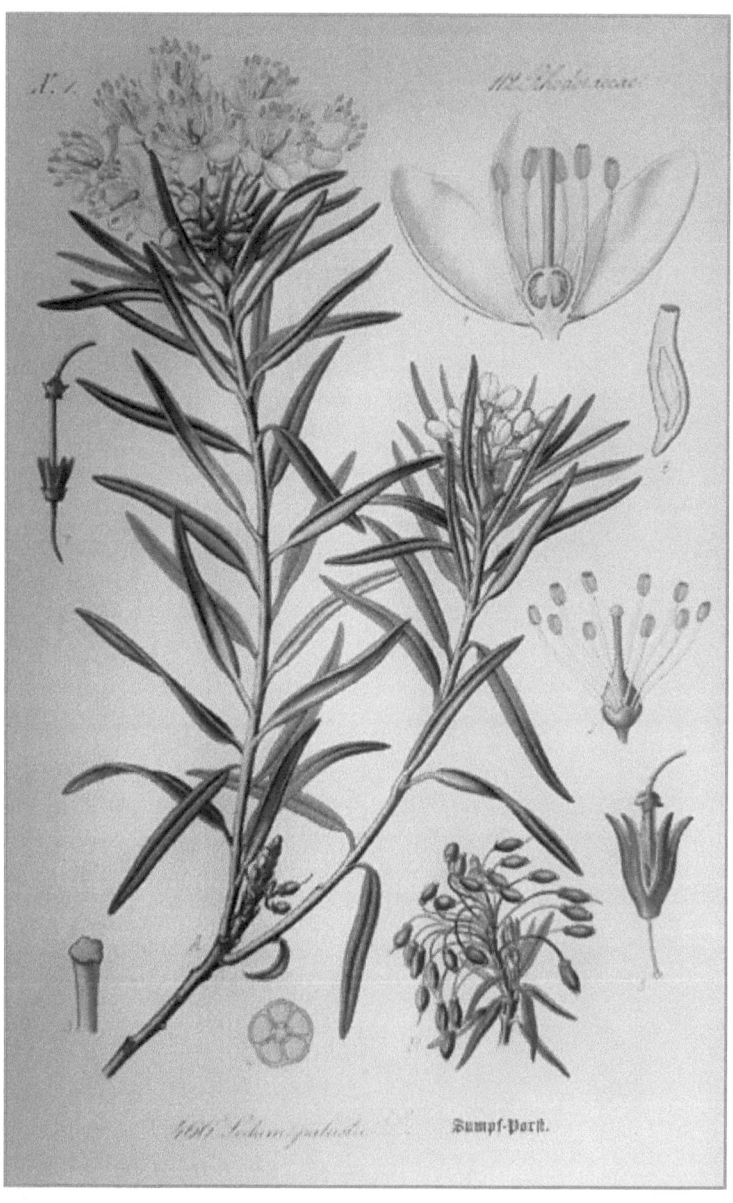

Ledum palustre eller skvattram växer i myr- och träskmarker på de nordligaste delarna av jordklotet och inom den homeopatiska användningen har den sin plats som traumamedel, speciellt vid följder av sticksår.

Ledum palustre, led

Familj: *Ericaceae*, ljungväxter

Svenska namn: Skvattram, labrador te (engelska), getpors och vild rosmarin

Förekomst: *Ledum* förekommer på de nordligaste delarna av jordklotet som Alaska, Grönland och på Labradoröarna och ända ned till Skandinaviens östra delar. Växer i myr- och träskmarker.

Farmakologi och toxikologi: Skvattram ska drickas eller ätas med stor försiktighet eftersom den innehåller bl. a. ledol och terpen. Små doser av växten ger yrsel, sömnighet och kollaps som framkallar kraftiga retningar som leder till kräkning och diarré.

Folkmedicin: *Ledum* har fått sitt latinska namn från det grekiska ordet *ledos*, som betyder ullig dräkt och som syftar på bladens ludna undersida. Inuiterna på Grönland kallar växten för *qijuktaaqpait* vilket kan översättas till *ett bra bränsle till elden*. Röken kan inandas vid besvär i luftvägarna, stjälkarna kan tuggas som tobak och hela växten kan användas som grötomslag på den sjuka kroppsdelen. I alla tider har skvattram använts till att fördriva ohyra samt hålla mögel borta från huskonstruktioner. Vägglöss och mal flyr sin kos om man lägger delar av växten tillsammans med sängkläderna i linneskåpet. Husdjur kan tvättas med ett avkok från växten som hjälper mot ohyra i pälsen. Jägarna har gärna en kvist i hatten som håller myggen och knotten borta.

Skvattram används vid växtfärgning för att färga ylle gult.

I de nordiska länderna har växten nyttjats flitigt som insektsmedel. På svenska apotek såldes myggoljan *Herba ledi* som var gjord av oljan från skvattram. Oljan utvinns från den vita blomman som sitter på växtens grenspets, det är även den delen som används till att krydda öl och brännvin.

Sammanställning: *Ledum* är ett läkemedel som passar utmärkt att använda efter operationer och skador och har en given plats i husapoteket bland de övriga traumamedlen.

Ledum används framför allt vid stickskador som uppkommit efter att t. ex. ha trampat på en spik, skurit sig på en kniv eller andra olyckshändelser som punkterat huden. När en nervtråd blivit skadad och det uppstår en inflammation i området där skadan skett, blir området svullet och känns kallt. Det i sin tur kan leda till en nervinflammation som ger skjutande smärtor längs med hela nervtråden och musklerna börjar förtvina. Sår som blöder ringa eller inte alls och som senare uppvisar smärta, svullnad och kyla i den drabbade kroppsdelen (stelkramp). Använd då *Ledum* för att behandla den åkomman.

När den sjuka blöder kan blodet vara svart till färgen.

Ledum ger upphov till ett svullet tillstånd i händer, fötter och knän, vilka antar en lilafärgad hudton, samtidigt som det bultar och pulserar i hela kroppen.

Ledum är kylans medel, kall att beröra, med kyla i kropp och lemmar samtidigt med hetta i huvudet. Har de huvudvärk vill de vistas ute i den friska, kalla luften utan någon mössa på huvudet. De baddar gärna den smärtsamma kroppsdelen med is eller kallt vatten. Reumatismen eller gikten kommer oftast plötsligt och sprider sig nedifrån och upp mot bålen. Speciellt påverkar *Ledum* knäleder och tåleder. De smärtsamma kroppsdelarna blir bättre av iskallt vatten, så den giktdrabbade med portvinstå sitter gärna med sina fötter i en balja fylld med vatten och isbitar.

Ledum har även en sövande och bedövande inverkan och har använts som ett narkosliknande medel vid operationer i vildmarken.

Ledum är medlet vid whiskeymissbruk och minskar även begäret efter drycken.

Indikationer: Sårinfektioner, näsblod, magkatarr, akut och kronisk ledgångsreumatism, gikt, ischias, inflammationer efter insektsbett, blödningar, tinnitus, ögoninflammationer och bronkitastma.

Homeopatisk Materia Medica

Sinnets symptom: *Ledum*-patienten är vresig, surmulen, och missnöjd. Drar sig undan sitt umgänge och önskar att få dö.

Huvud: Vinglar omkring som en berusad. Har huvudvärk, som efter ett slag eller en stöt mot huvudet. Rivande smärta i huvudet och ögonen.

Ögonen: Mycket stora pupiller. De har svårt att fixera blicken på ett visst föremål, det är som ett sken eller flimmer i synfältet. Skarpa, svidande tårar som skapar sår på de nedre ögonlocken och kinderna. Ögonvitorna och bindhinnan är svullen och inflammerad. Brännande tryck i ögonen, särskilt om kvällen. Om morgonen klibbar ögonlocken ihop och tårflödet rinner fritt under dagen, även inomhus. Ögonsmärtan blir värre av att ligga ned och bättre av att sitta upp.

Öronen: Dånande brus i öronen, som av ringande klockor eller som dånet av kraftig vind. Lomhörd på höger öra.

Ansiktet: Röda utslag i pannan och på kinderna vilket gör ont vid beröring och med en stickande smärta.

Andningsvägarna: Dubbel inandning, som när ett barn gråter. Känsla av trånghet i bröstet, som blir värre av rörelse, att promenera eller att gå uppför trappor.
Upplever en kvävningskänsla innan hostan sätter in. Häftig hosta med upphostning av blod. Smärta i bröstbenet med grovt rassel av slem från bröstet.

Buken: Smärta i buken som om tarmarna var blåslagna. Kolik som om de var på väg att få diarré.

Urinvägar och könsorgan: Brännande smärta i urinvägarna efter urinering. Svullet urinrör hos män, han måste trycka på för att kunna urinera.
Kvinnan har kraftiga blödningar var fjortonde dag. Organen i bäckenet är så känsliga att minsta beröring blir smärtsam. Menssmärtor hos kvinnor med reumatism.

Rygg och extremiteter: Plågsam stelhet i ryggen och skulderbladen vid rörelse. Plågsam stelhet i ländryggen eller ledsmärtor efter att ha suttit stilla en stund. Häftiga smärtor i handen som om den penetreras med många små, fina nålstick. Benhinnan i handen smärtar vid tryck. Kliande utslag på handleden.
Lederna har en bultande, rivande, stickande smärta. Plågsamma hårda knutor i lederna. Smärta som upplevs förlamande i alla leder om natten och när de rör på sig. Knäna smärtar vid tryck, det knakar i knälederna som känns ömma och mörbultade. Stelhet och svullnad i knälederna när de går. Stel och styv i fötterna om morgonen. Tyngdkänsla i fötterna, ibland med en värk som strålar upp mot knät. Smärta i fotlederna som om de vore vrickade. Små utslag på fotryggen, som kliar om kvällen. Envist svullna anklar och fötter som ger outhärdlig smärta när man stödjer på dem.

Huden: Hudutslag med små upphöjningar, de ser ut som röda riskorn och kliar som loppbett, dag som natt, på hela kroppen. Små blödningar under huden som bildar små blå-lila fläckar. Svetten luktar surt och illa.

Värmereglering: Frossa, som om kroppsdelarna var täckta med iskallt vatten. Plötsliga svettningar med omväxlande köldrysningar. Trots frusenheten vill de ha kalla omslag på den sjuka kroppsdelen.

Sömnen: Kan inte sova, far upp ur sängen om natten, så fort ögonen sluts uppstår livliga fantasier. Sover oroligt med förvirrade drömmar, som riden av samvetsångest, med kraftiga svettningar. Ligger gärna kvar i sängen om morgonen med ängslan och illamående.

Sequelae: Följder av sticksår, blödning, operationsskada, bett av människor eller djur, samt insektsbett. Följder av alkoholmissbruk och ledgångsreumatism.

Modaliteter: *Bättre av:* Kyla och kalla omslag förbättrar besvären, helst iskalla bad eller iskall luft även om den sjuka redan lider brist på livsvärme och redan är frusen.
Värre av: Sängvärme, varma omslag, att bära en mössa, på kvällen och om natten, vid rörelse, samt av vin och ägg.

Dosering

Växtbaserade läkemedel: Som yttre behandling med grötomslag
eller tinktur på det drabbade området, finns även som eterisk olja
och salva för behandling och som insektsmedel. Bladen kan tuggas
eller användas som rökelse. Blommorna är utmärkta smaksättare
av brännvin. Blommorna kan köpas torkade som te och kallas då
Labrador te. Bör användas med försiktighet i sin naturliga råa form.
Homeopatika: Ledum palustre D6 till D30, 3 kulor per dos,
1–3 gånger om dagen eller vid behov.

Det finns en ö, som är min vackraste sång
Där får tystnaden min själ att sjunga
Där skulle jag helst, som en fågel, bygga mitt bo,
dit jag återvänder om våren,
då nätterna doftar av sjö och skvattram.
Då jorden ångar efter vinterns järngrepp.

Det finns en ö, dit jag gärna återvänder.
Till de månljusa nätternas skuggor och stillhet,
till ljumma juninätters vemodsljus,
då himlen i norr aldrig mörknar.

Det finns en ö, dit jag återvänder och finner mig själv.
Det finns en ö, som är min vackraste sång
Platsen där tystnaden får min själ att sjunga.

Lage Swärd (1934–2012) Jägmästare och poet

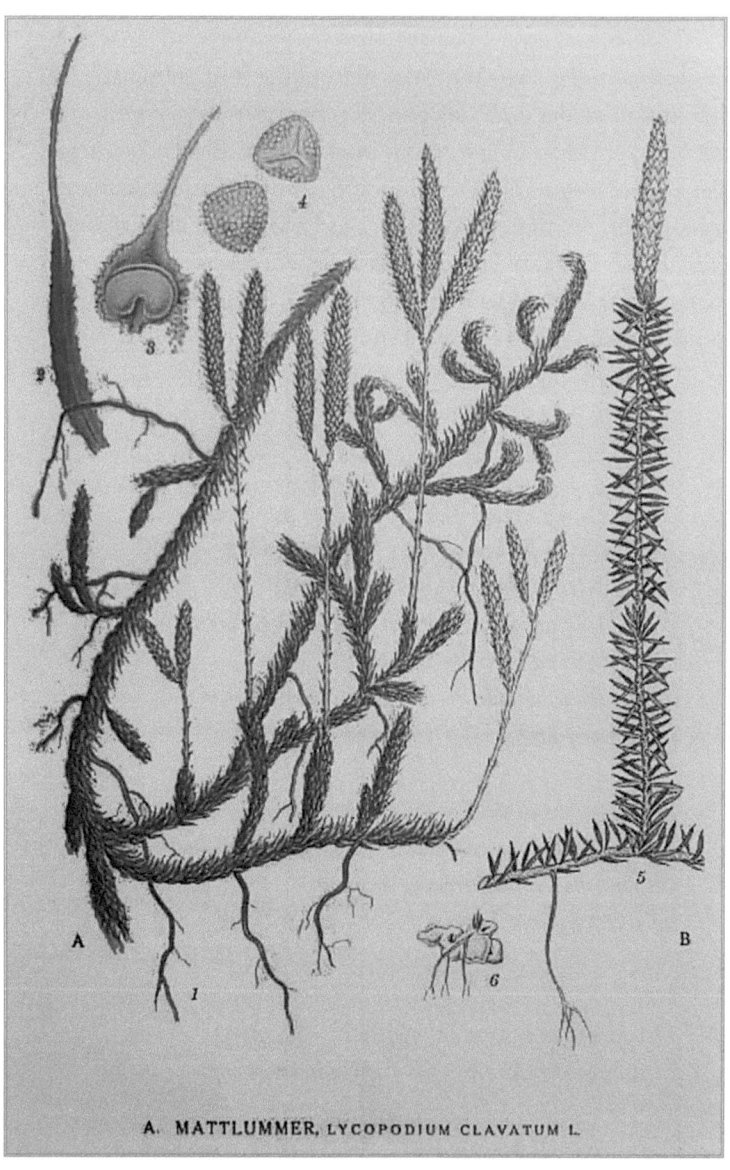

A. MATTLUMMER, LYCOPODIUM CLAVATUM L.

Lycopodium clavatum eller mattlummer finns i hela Sverige. Växten har länge brukats inom folkmedicinen. Växtens pyrotekniska egenskaper har gjort att den också använts till blixtfyrverkerier. Inom homeopatin förskrivs den bl. a. mot gasig och uppblåst buk, där symptomen börjar på höger sida och sedan sprids till den vänstra.

Lycopodium clavatum, lyc

Familj: Lummerväxter

Svenska namn: Mattlummer, mattegräs, kalvrevor, kalvmossa, vispmossa

Förekomst: Mattlummern förekommer i hela Sverige men är ovanligare i de södra och mellersta delarna. Växten är fridlyst i Blekinge län och förbjuden att plocka för kommersiellt bruk i hela Sverige.

Farmakologi och toxikologi: Växten innehåller en fet olja som består av ungefär 50% aluminium. Oljan är en blandning av flera olika fettsyror som tillsammans är helt ogenomtränglig för vatten.

Folkmedicin: Mattlummer innehåller rikligt med sporpulver (*nikt*) som utvinns ur sporerna från växten. Pulvret är finkornigt och fett till sin struktur, ljusgult i färgen och förenar sig inte alls med vatten. Sporpulvret användes förr i tiden vid tillverkning av läkemedel. Substanserna i läkemedlet knådades i hop till en liten boll som rullades i pulvret från lummern. Man använde en speciell plattform, där de kulformade pillren rullades i en så kallad, *pillertrillare*.

Pulvret kan användas som sårpulver och är mycket lättantändligt och växtens pyrotekniska egenskaper har nyttjats till blixtfyrverkerier vid teatrar och tillställningar. Druider och häxor använde niktpulvret vid sina ceremonier och kallas också för häx- eller kärringkrut. Förr i tiden var det vanligt att väva mattor av de långa revorna som sägs skydda mot trolldom och annat otyg.

Sammanställning: *Lycopodium* är ett välkänt läkemedel inom homeopatin och är en av de större polycresterna. De karaktäristiska symptomen för läkemedlet är att besvären börjar på den högra kroppshalvan för att sedan sprida sig till den vänstra och att symptomen försämras mellan klockan 16.00–20.00.

Lycopodium påverkar framför allt organen, mage, tarm, galla och levern. Den sjuka besväras av svullen och uppblåst buk med gaser samt sura uppstötningar. De vill inte ha något som sitter åt eller trycker mot den svullna och stinna buken.

Indikationer: Mag- och tarmbesvär med leverpåverkan, men även njur- och reumatiska besvär, njursten, hemorrojder, förstoppning vid resor, samt bensår.

Homeopatisk Materia Medica

Sinnets symptom: *Lycopodium*-patienten vaknar arg och irriterad och domderar över sina sjukvårdare eller de personer som råkar befinna sig i deras närhet. De är svaga i minnet och upplever en hjärndimma. De minns inte vad de har läst och när de skriver kastar de om bokstäverna i orden. De blir lätt sentimentala, när de lyssnar till musik eller blir tackade berörs de djupt och blir gråtmilda. De har lätt för att bli glada och upprymda.

Huvud: Huvudvärk över ögonen vid förkylning.

Ögonen: Vagel på ögonlocket nära den inre ögonvrån.

Andningsorgan: Stopp i näsan, med en klar snuva som leder till att de andas genom munnen. Hosta om natten. Upphostningen är gulgrön, varig, illaluktande och smakar salt.

Öronen: Inflammation eller katarr i örat med en gul, illaluktande utsöndring.

Halsen: Halsinfektioner som börjar på den högra tonsillen för att sedan sprida sig till den vänstra. Stickande smärtor i halsen som blir värre av att svälja och bättre av varm mat och dryck.

Mage och tarm: Svag matspjälkning med gaser. Minsta tugga med mat skapar en fullhetskänsla i magen. Gaserna försämras av lök och baljväxter. Den sjuka känner begär efter sötsaker, som godis och bakelser. De blir förgiftade av att äta ostron.

När de lämnar hemmet eller ändrar sina dagliga rutiner blir de förstoppade, med trängningar som inte leder till någon avföring. Avföringen är hård med hemorrojder som smärtar vid beröring.

Njurar och urinvägar: Svårigheter att urinera, måste pressa på för att kunna få ur urinen. När urinen fått stå en stund i en behållare är den grumlig med ett rött bottensediment.

Rygg och extremiteter: Ena foten eller handen känns kall medan den andra känns varm. Ischias som smärtar mest i det högra benet och blir värre av att ligga på den smärtsamma sidan.

Sequelae: Förargelser med stilla bekymmer, undertryckt vrede, besvikelser, skräck eller kränkningar efter att bli motsagda i argumentationer

Modaliteter: *Värre av*: Symptomen börjar på den högra kropps-halvan för att sedan sprida till den vänstra kroppshalvan, oavsett problem. Tryck mot buken. Lök och då speciellt vitlök. Av värme, kvavt väder och instängda rum, vid havet, varma omslag, sängvärme, men även av kyla och vila.

Bättre av: Att vila, motionera i friska luften och varm tillagad mat.

Dosering

Växtbaserade läkemedel: Som yttre behandling med grötomslag eller tinktur på det berörda området, idag finns den torkade örten att köpa för användning till omslag eller te.

Homeopatika: Lycopodium clavatum D6 till D30, 3 kulor per dos, 1–3 gånger om dagen eller vid behov.

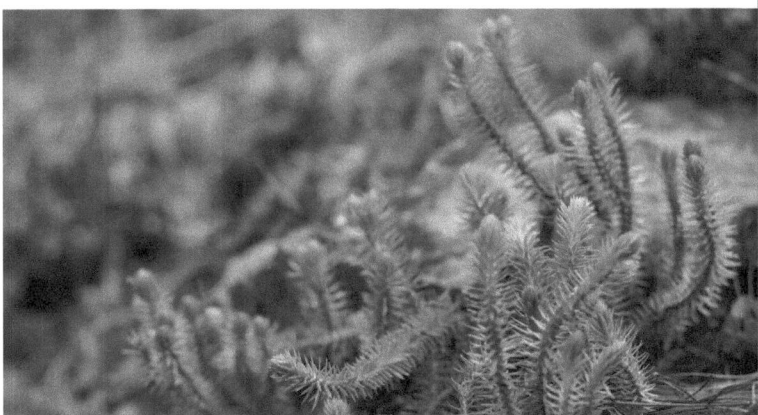

Mattlummer förekommer i hela Sverige men är fridlyst i många län.

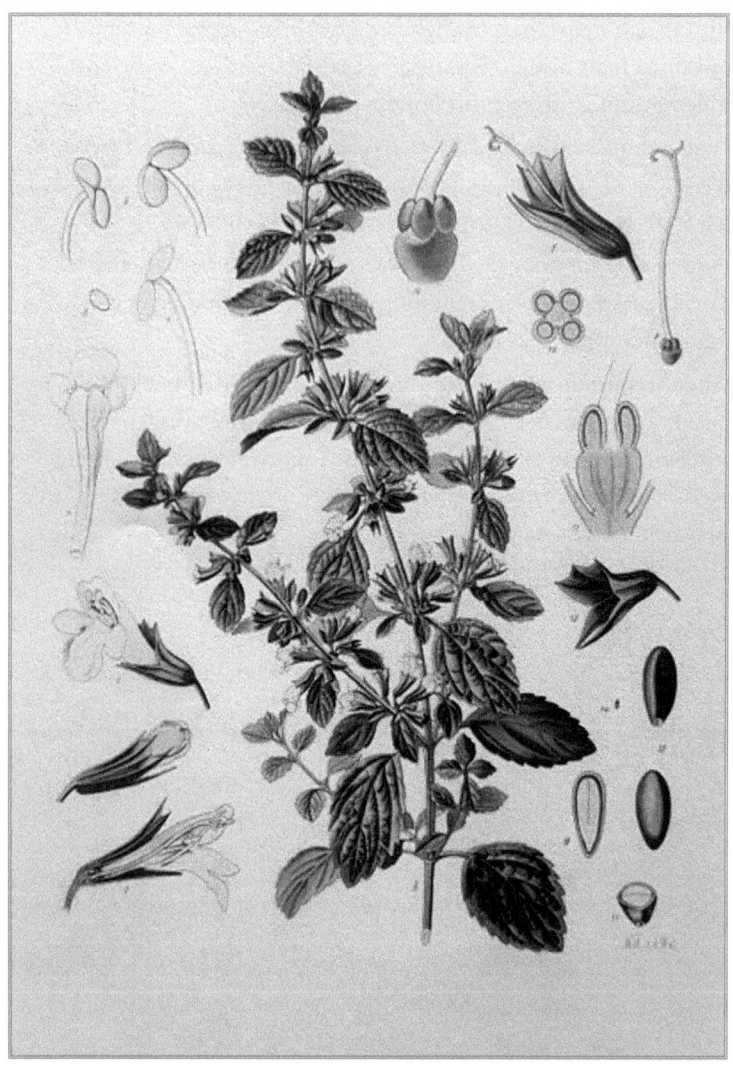

Melissa officinalis, idag mer känd som citronmeliss, är en populär matlagningsört. Den har odlats sedan antikens dagar och lovprisas inom folkmedicinen som ett stärkande medel mot vemod och hjärtesorg, därav namnet hjärtefröjd. Örten är mycket uppskattad av bina och är en av de förnämsta biväxterna. Den användes även till ingnidning av nya bistockar, varigenom namnet Bisuga.

Melissa officinalis, meli-o

Familj: Namnet *Melissa* härstammar från grekiskans *Melissophyllo*, biblad och honung

Svenska namn: Citronmeliss, hjärtefröjd, bisuga

Förekomst: Citronmelissen kom till Sverige under 1300-talet då den odlades i benediktinermunkarnas klosterträdgårdar. Örten förekommer idag förvildad kring äldre torpargårdar. Den är från början en krydd- och läkeväxt från Orienten som sedan spridit sig över hela medelhavsområdet vidare upp till Norden. Citronmeliss är mycket uppskattad av bina och är en av de förnämsta biväxterna. Den används till ingnidning av nya bistockar för att locka dit en ny svärm, därav namnet bisuga.

Farmakologi och toxikologi: Innehåller eterisk olja med citral, citronella, bärnstenssyra, kaffesyra och garvämnen.

Folkmedicin: Örten odlades redan under antiken som honungsväxt. Under 900-talet lovprisades den av araberna som ett hjärtstärkande medel och användes vid lindring av melankoli.

Citronmelissen används i matlagningen, främst då i fiskrätter och ingår i många olika likörsorter, såsom Chartreuse och Bènèdictine-likör. Den torkade och färska örten har sedan länge använts som te vid vemod och olika hjärtbesvär som hög puls och högt blodtryck samt vid melankoli och nervösa besvär.

Hildegard av Bingen skrev "Den som äter örten vill gärna skratta, ty örten värmer mjälten, varigenom hjärtat blir glatt".

Indikationer: Vid förkylningar och influensasjukdomar, depressioner och huvudvärk. Oljan används vid alla former av allergier, herpes och förkylningsblåsor, vid sömnbesvär med tandgnissling, men även vid terapeutiska aromabehandlingar.

Homeopatisk Materia Medica

Symptom: Studier påvisar att *Melissa* lindrar premenstruella bevär (PMS) samt nattlig tandgnissling hos barn. Växten lindrar också oro, ångest, nervösa besvär, speciellt vid följder efter en chock. För att kunna få fram en tydligare symptombild av de mentala symptomen så behöver det göras fler homeopatiska läkemedelsprövningar av växten. Läsaren hänvisas därför främst till den information som finns att tillgå utifrån örtläkekonstens kunskaper och erfarenheter samt ny klinisk forskning.

Sequelae: Inga kända

Modaliteter: Inga kända

Dosering:

Växtbaserade läkemedel: Som yttre behandling med grötomslag eller tinktur av hela växten, även rot och stjälkar. Omslaget kan läggas över hjärtat eller det berörda området. Citronmeliss kan drickas som te, av den torkade eller färska växten.

Homeopatika: D6 till D30, 3 kulor per dos, 1–3 gånger om dagen eller vid behov.

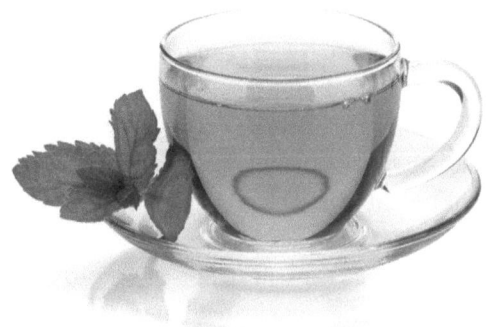

En kopp te bryggt på läkeörten Melissa officinalis, glädjer dig snabbt. Citronmelissen kallas ju även för hjärtefröjd eftersom hon både kan fröjda och glädja ett ledset sinne och hjärta, så står det skrivet i boken Flugsvampsflickan av Monika S Swärd.

Mentha piperita, menth

Familj: Pepparmyntan är en korsning mellan vattenmynta och grönmynta

Svenskt namn: Pepparmynta

Förekomst: Myntan härstammar ursprungligen från Europa och Mellanöstern. Den sprider sig lätt och odlas nu över stora delar av världen. Pepparmyntan förekommer även förvildad i Norden efter att ha spridit sig från tidiga klosterodlingar.

Farmakologi och toxikologi: Den eteriska oljan pulegon, $C10H16O$, förekommer i de flesta myntaarterna. Pulegon används främst för att utvinna mentol. Den används som smaksättare i tandkrämer, halstabletter men även till doftämne i schampon, tvålar och krämer.

Folkmedicin: Pepparmyntan finns avbildad i forntida egyptiska gravar. På 1600-talet skickades ett exemplar av pepparmyntan till *British Museum* i London, där den än idag finns att beskåda. Örtkunniga lovordar pepparmyntan som en av de mest användbara läkeväxterna. Pepparmyntan ingick i den svenska farmakopén och har tidigare sålts på apoteken. Som medicin är pepparmyntan mest känd för sina välgörande effekter vid förkylningar, för att stärka rösten hos sångare, motverka torrhosta, buksmärtor, halsbränna, kolik och anses som allmänt uppiggande.

Några myntablad i Cavan piffar upp effekten i drycken.

Sammanställning: Pepparmynta påverkar andningsorganen och huden, men är även bra vid värk i magen med gaser och halsbränna. Det framgick under den homeopatiska läkemedelsprövningen att hostan var torr och blev värre när kall luft nådde luftstrupen.

Hostan och rösten försämras av att läsa högt och vid all form av kyla.

Indikationer: Förkylning, torrhosta, huvudvärk, heshet, halsbränna med en svag röst. Besvär innan menstruation (PMS).

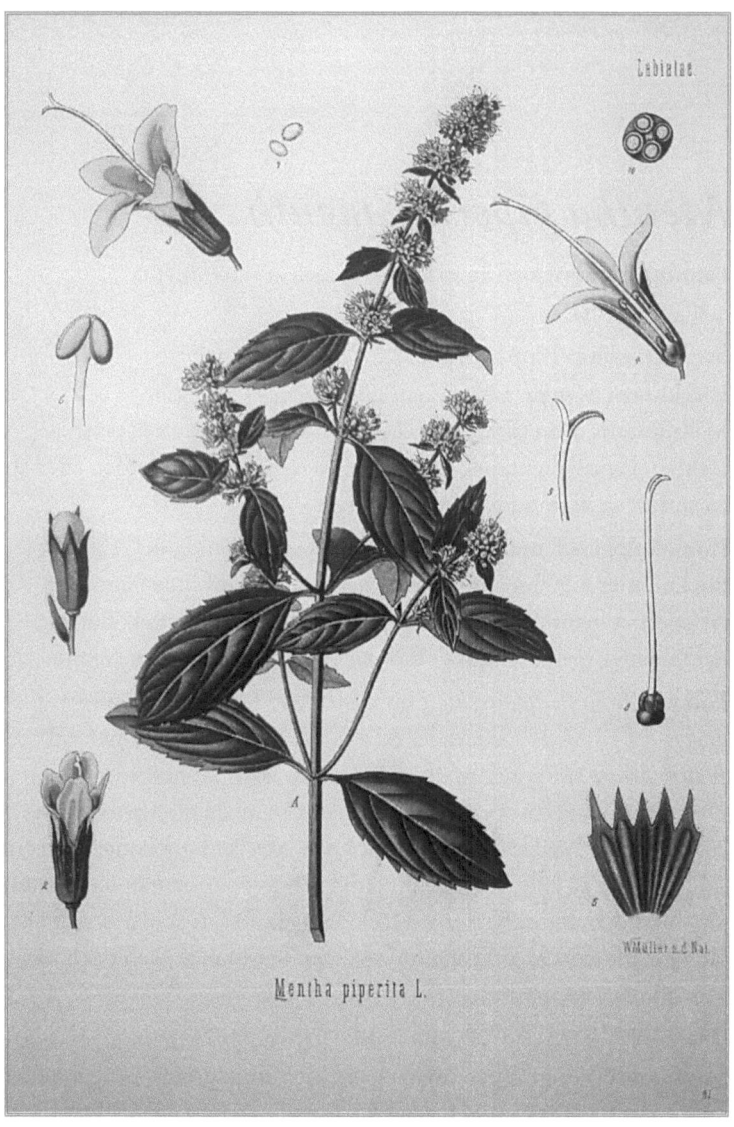

Mentha piperita eller pepparmynta som den kallas i dagligt tal, är en framkorsad växt som ursprungligen kommer från Europa och Mellanöstern. Inom homeopatin används den främst för behandling av andningsorgan och hud.

Homeopatisk Materia Medica

Sinnets symptom: *Mentha*-patienten upplever mental slöhet efter att ha stigit upp för tidigt om morgonen. Arbetsvillig och snabb under resten av dagen.

Huvud: Huvudvärk med spänningar upp mot bägge öronen, värre av att stiga upp ur sängen, bättre av att gå och lägga sig igen.

Ögonen: Det blixtrar framför ögonen när de skriver.

Öronen: Skjutande smärta i öronen som om en böld höll på att bildas.

Halsen: Känns torr och smärtar när den sjuka sväljer, som om en pinne hade blivit instucken i svalget.

Andningsvägarna: Hela luftstrupen är öm och rösten hes efter att ha utfört högläsning. Torrhosta som blir värre av att tala och att inandas kall luft. Upphostningar om morgonen inehåller slem från bronkerna, som retas av rök.

Munnen: Tungan är täckt med en tjock gul beläggning.

Buken: Spänningar i buken uppkommer två timmar efter middagen och strålar upp mot öronen.

Rygg och extremiteter: Musklerna runt nacken smärtar vid beröring.

Huden: Minsta rispa på huden blir inflammerad och sårig.

Sömnen: Sover gott, vaknar utvilad och tidigt om morgonen.

Sequelae: Förkylningar och problem med luftvägarna efter att ha blivit nedkyld eller utsatts för chock.

Modaliteter: *Sämre av:* Att gå upp om morgonen. Kall luft och rök. *Bättre av:* Att ligga ned i sängen och av att äta.

Dosering

Växtbaserade läkemedel: Som yttre behandling med grötomslag eller tinktur av hela växten, finns också som kräm, liniment eller olja för behandling. Bladen kan tuggas och användas som rökelse, samt till smaksättning av brännvin. Finns som te i färsk och torkad form.
Homeopatika: Mentha piperita D6 till D30, 3 kulor per dos, 1–3 gånger om dagen eller vid behov.

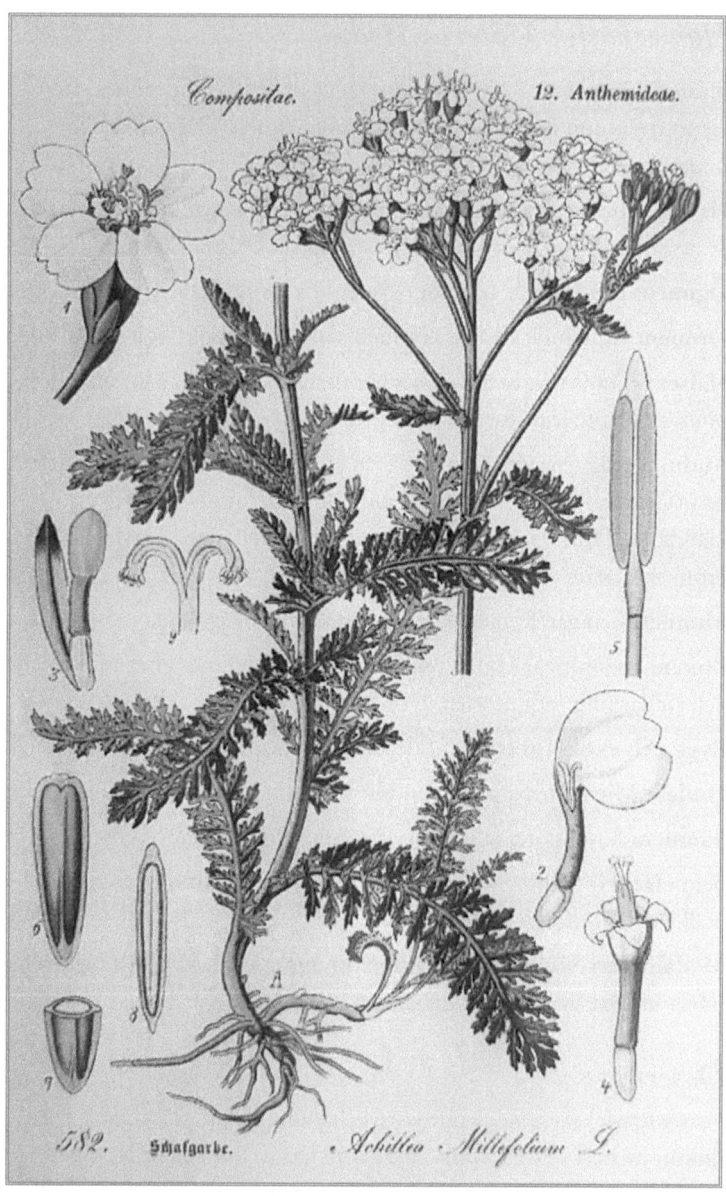

*Achillea millefolium, som på svenska kallas rölleka eller sårläka, är vanlig i hela
Norden. Växten påverkar de kapillära blodkärlen och används för behandling
av blödningar inom homeopatin.*

Achillea millefolium, mill

Familj: Röllikesläktet

Svenska namn: Rölleka, sårläka, galentår, pestillensblommor

Förekomst: Röllekan är tämligen vanlig i hela Norden men förekommer även i övriga Europa, Nordasien och Nordamerika. Örten växer på torra öppna platser.

Farmakologi och toxikologi: Röllekan innehåller eteriska oljor som består av bitterämnet achillein, flavoner och garvämnen.

Folkmedicin: Achillea millefoliums namn härstammar från två olika källor. *Achillea* är hämtat från den grekiska guden/hjälten *Akilles*, som under belägringen av Troja lärde sig av den läkekunnige kentauren *Chiron* att använda röllekan som sårmedel. Det var sedan *Carl von Linné* som lade till *millefoliumii*, vilket betyder tusenblad, på grund av att kronbladen består av tusentals små blad. Röllika är den danska benämningen av örten som även förekommer i det svenska språket. I de äldre svenska örtböckerna kallas den oftast för sårläka. Röllekan används vid tillverkning av öl och brännvin och kallas då för *galentår* (Dalarna). I Schweiz tillverkar man magstärkande likörer på röllekan. Växten användes redan i det forna Egypten för att befrämja nattdrömmarna. På medeltiden ansågs den starka doften från örten ge kraft att mota bort onda andar och lades i barnens vaggor och hängdes över ytterdörren och i stallet. De torkade stjälkarna används i den kinesiska spådomskonsten I Ching.

Sammanställning: *Millefolium* påverkar de kapillära blodkärlen, främst i livmodern, näsan och lungorna. Växten används vid skador efter att ha trillat från en hög höjd eller att ha lyft för tunga föremål.

ii. Linné von Carl. Su. Flora. Forum 1986. ISBN: 91-37-08862-9

Framför allt passar *millefolium* på sår med en riklig blödning, näsblod och smärtsamma menstruationer med klarrött mensblod.

Indikationer: Blåmärken, stukningar, kolik, menssmärtor, diarré, näsblod, tandvärk, såriga bröstvårtor och åderbråck. Följder av gall- och njurstensoperationer. Smärtsamma åderbråck under graviditeten.

Homeopatisk Materia Medica

Sinnets symptom: *Millefolium*-patienten har en känsla av att ha glömt något. Vet inte vad de gör eller ska göra. Motvilja att arbeta. Våldsamt irriterade. De kan ligga och banka sitt huvud mot väggen. Känsla av att den högra och vänstra kroppshalvorna inte hör ihop, den ena är ljus den andra mörk.

Ögonen: Känsla av att det är för mycket blod i ögonen. De övre ögonlocken är svullna med ryckningar.

Ansiktet: Hetta och värme med en känsla av att allt blod rusar upp till huvudet som antar en röd ansiktsfärg. Sår med blodskorpor i höger näsborre, som känns täppt. Håret är livlöst och faller av.

Bröstet: Tryck över bröstet med blodiga upphostningar och hjärtklappning. Som ett band pressade samman buk och bröstkorg.

Buken: Kramp i magen med en känsla av att det rinner vätska genom tarmarna ner mot anus. Smärtsam gnagande känsla i magen som om av hunger. Begär efter senap.

Urinvägar: Smärta i njurarna med blod i urinen. Urinen luktar ammoniak. Inkontinens med sveda i urinröret.

Sequelae: Har lätt för att blöda, följder av blödningar och venösa staser tillsammans med kramptendenser. Undertryckt menstruation, stukningar och graviditetsbesvär.

Modaliteter: *Värre av*: Att böja sig framåt, ansträngning, skador, kaffe och av att ligga ned.
Bättre av: Att blöda rikligt och av blodiga utsöndringar.

Dosering

Växtbaserade läkemedel: Hela den torkade eller färska växten
används som yttre behandling med grötomslag. Det drabbade
området baddas eller ges som ett omslag från avkoket med röllekan
som även kan drickas som te.

Homeopatika: Achillea millefolium D6 till D30, 3 kulor per dos,
1–3 gånger om dagen eller vid behov.

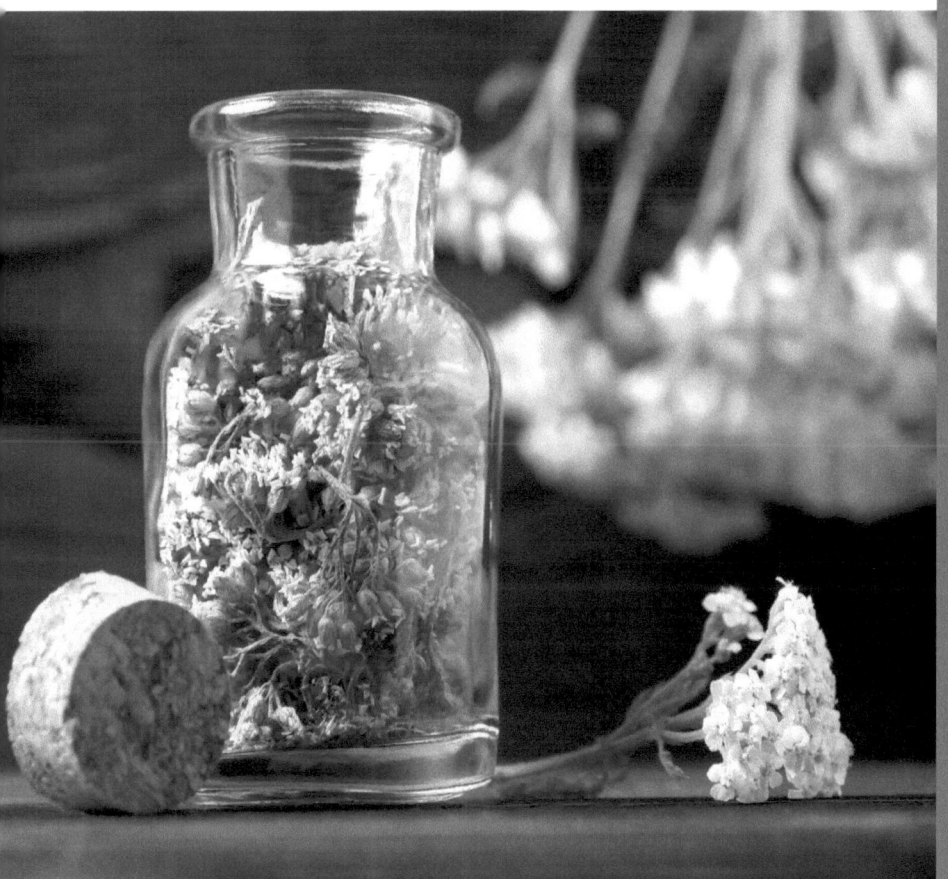

*Röllekan har andvänts flitigt för sårläkning genom historien. Det latinska namnet
millefolium betyder tusenblad vilket anspelar på kronbladen som består av tusentals små blad.*

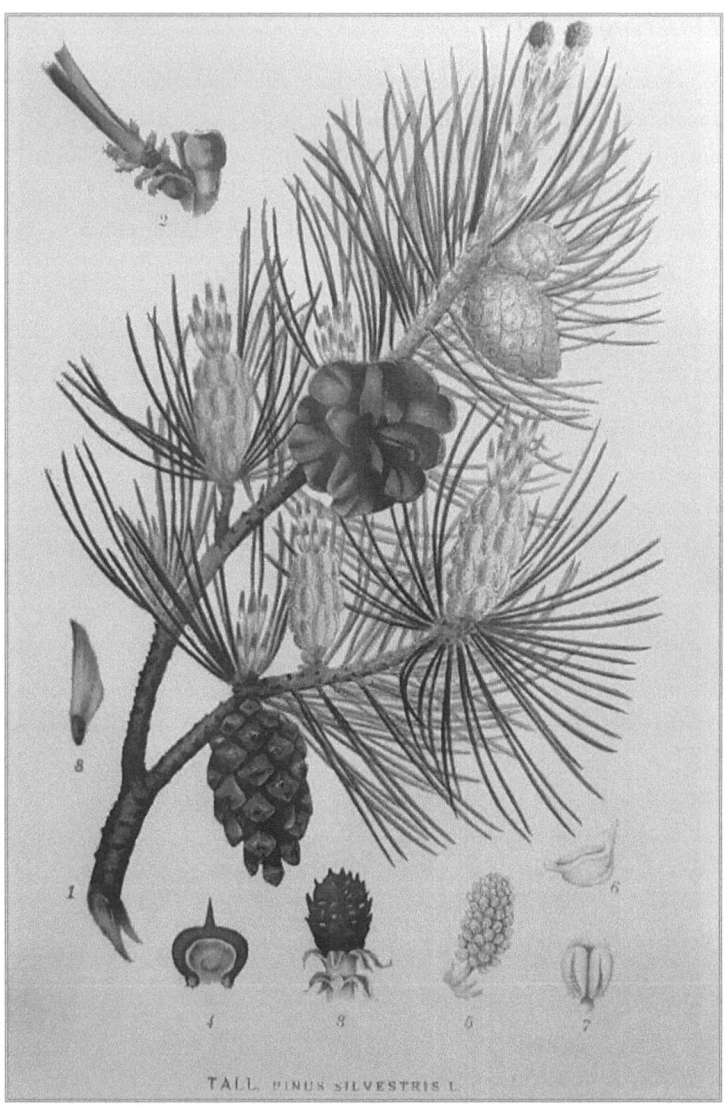

TALL, PINUS SILVESTRIS L.

*Pinus sylvestris, tall, växer allmänt i norra barrskogsbältet, från Skottland till
Sibirien. I Sverige förekommer den i hela landet. Tallen ändrar form beroende på
växtmiljö och finns som låga martallar och höga furor. Inom skolmedicinen har
tallbarrsoljan använts i kurbad för lindring av bl. a. reumatism och gikt. Inom
homeopatin förskrivs den vid behandling av svaga ben och anklar.*

Pinus sylvestris, Pin–s

Familj: Som läkemedel används främst den skotska tallen ur familjen tallväxter.

Svenska namn: Tall, fura

Förekomst: Tallen växer i Skottland, Norge, Sverige, Baltikum och Sibirien. Just den skotska tallen är sällsynt då den avverkades hårt under tidigare landskapsförändringar. Tallen trivs på all slags mark, men som timmerskog växer den företrädesvis på varm, torr och mager jord. Tallen ändrar form och höjd beroende på vart den växer. På myrar, i skärgården, på karga kalkstensklippor som på Gotland blir tallen en lågväxande dvärgart och kallas för *martall*. Inte ens efter fem till tio år når martallarna upp till en manslängd i sin höjd. Man har inom folktron tolkat det som att *Maran* ridit trädet, därav namnet *martall*. Tallen kan bli mycket gammal. Den äldsta påträffade tallen är 757 år och finns i Sverige (år 2004). Inom skogsbruket avverkas tallen normalt efter 90 till 150 år.

Farmakologi och toxikologi: Den svenska och tyska tallens ved och skott innehåller balsam av kolofoninum och harts samt terpentinolja bestående av pinen och limonen. Den är rik på C-vitamin.

Folkmedicin: Tallbarrsoljan har sedan länge använts i de tidigare nämnda länderna till såromslag och i badvattnet. Tallbarrsextraktets olja används endast för utvärtes bruk och antogs för behandling vid *Pharmacopoeia of the Throat Hospital,* London (år 1872). Tallbarrsoljan användes än i dag i kurbad för lindring av reumatism, gikt, förlamade kroppsdelar samt hudutslag. Produkter från tall används för att hjälpa barn med svaga förtvinade ben och klena anklar. Under pandemin år 2020 rekommenderades tallbarrste i förebyggande syfte mot den nya typen av vacciner som kom ut på marknaden och som gav upphov till så kallade spikproteiner.

Tallens blommor används inom Bach-terapin och beskrivs som en knotig fura med mönster av självanklagelser. Personen är självkritisk, även om de har lyckats uppnå sina mål så anklagar de sig själva. Allt kan göras bättre, för de lider av skuld och upplever att de inte kan leva upp till sina höga förväntningar.

Skapelsemyten från Cherokeestammen i Amerika berättar att en gång för länge sedan, då jordklotet var alldeles nytt, föddes den första tallen ur en stjärna. "Det var sju pojkar, som hade varit olydiga mot sina mammor då de utan lov sprungit ut till ängen för att dansa. De dansade så intensivt att de steg upp mot himmelen. En av mammorna lyckades fånga in sin pojke och drog ned honom tillbaka mot jorden som då öppnade sig med ett hål i marken som omslöt och slukade pojken. På den platsen växte det sedan upp en tall. De andra sex pojkarna cirklade högre och högre upp mot rymden och försvann in i stjärnhimlen". Tallen växer och syns här på jorden och bröderna är de sex synliga stjärnorna i Plejadernas stjärnbild som består av sju stjärnor, men det är bara sex av dem som syns på himlavalvet.

Sammanställning: *Pinus sylvestris* används främst vid behandling av svaga anklar. Barn med en klen benstomme som på grund av det har svårt att börja gå för att anklarna inte klarar av att bära dem. Barren har även påverkan och används för behandling av reumatism, gikt, förlamande smärtor i armar och ben. Passar bra för behandling av svullna lymfkörtlar och svullnad i inre organ som lever och mjälte. De homeopatiska läkemedelsprövningarna av *Pinus sylvestris* påvisar ett starkt samband mellan reumatism med svaga ben och anklar, men även en känslighet för beröring av skallen.

Den sjuka kan uppleva en känsla av att bröstväggen är så tunn att den skulle tryckas in om den blev berörd utifrån.

Ökad mängd av slem i luftvägarna.

Även njurarna påverkas med en brännande känsla, ökad urinmängd och stark doft vid urinering.

Indikationer: Svaga anklar. Gikt och reumatism. Förstorade körtlar som lymfa, lever och mjälte. Klåda i anus vid inälvsmask.

Homeopatisk Materia Medica

Sinnets symptom: *Pinus sylvestris*-patienten företar sig och påbörjar massor med olika saker men slutför ingen. Slö i sinnet, med oförmåga att kunna tänka, efter att de har ansträngt sig. De lider av ångest.

Ögonen: Ögonen är inflammerade med röda ögonlockskanter.

Öronen: Den sjuka har en stickande smärta i öronen.

Ansiktet: Färgen på huden alternerar mellan röd och blek tillsammans med en dragande smärta i ansiktet.

Halsen: En dragande stelhet i nacken som sprider sig upp mot skallbasen, en tryckande och spänd stelhet mellan skulderbladen och i ländryggen vilket försvårar rörelser av ryggen.

Bröstet: Som ett tryck över bröstet och beröring upplevs smärtsamt. Det bränner på sidorna av bröstet. Ökad mängd slem från luftvägarna, med en kort och torr hosta som ger ökad mängd slem vid upphostning.

Lederna: Är stela av gikt eller reumatism, speciellt fingerlederna. Men även nässelutslag på lederna och på buken.

Njurar: En våldsam grävande, brännande smärta i njurarna, vilken sträcker sig hela vägen upp, längs med urinledarna. Spasm i urinblåsan, med en brännande smärta vid urinering. De har svårt att släppa urinen vars mängd är ökad. Urinen har en stark och frän doft.

Buken: Svullen buk med pressande och brännande smärta. Förstorad lever med fullhetskänsla i lever och mjälte. Koliksmärta med gaser. Smärtsamma och svullna lymfkörtlar i ljumskarna.

Rektum: Avföringen är kletig tillsammans med koliksmärtor och gaser i buken. Våldsam klåda i rektum. Utsöndring av runda maskar.

Sömnen: Stor sömnlöshet med rastlöshet. Drömmarna upplevs som verkliga när de åter minns om morgonen.

Sequelae: Hittar inga angivna.

Modaliteter: *Värre av:* Ansträngning, promenad, beröring och om morgonen samt om kvällen.
Bättre av: Inga kända.

Dosering

Växtbaserade läkemedel: Vid yttre behandling med grötomslag eller att tinktur av tallbarren som baddas på den drabbade kroppsdelen.

De unga tallbarren kan drickas som te.

Finns att tillgå som tallbarrsolja.

Homeopatika: Pinus sylvestris D6 till D30, 3 kulor per dos, 1–3 gånger om dagen eller vid behov.

Medlet går lättare att hitta på marknaden som Bachläkemedel, än i homeopatisk beredning.

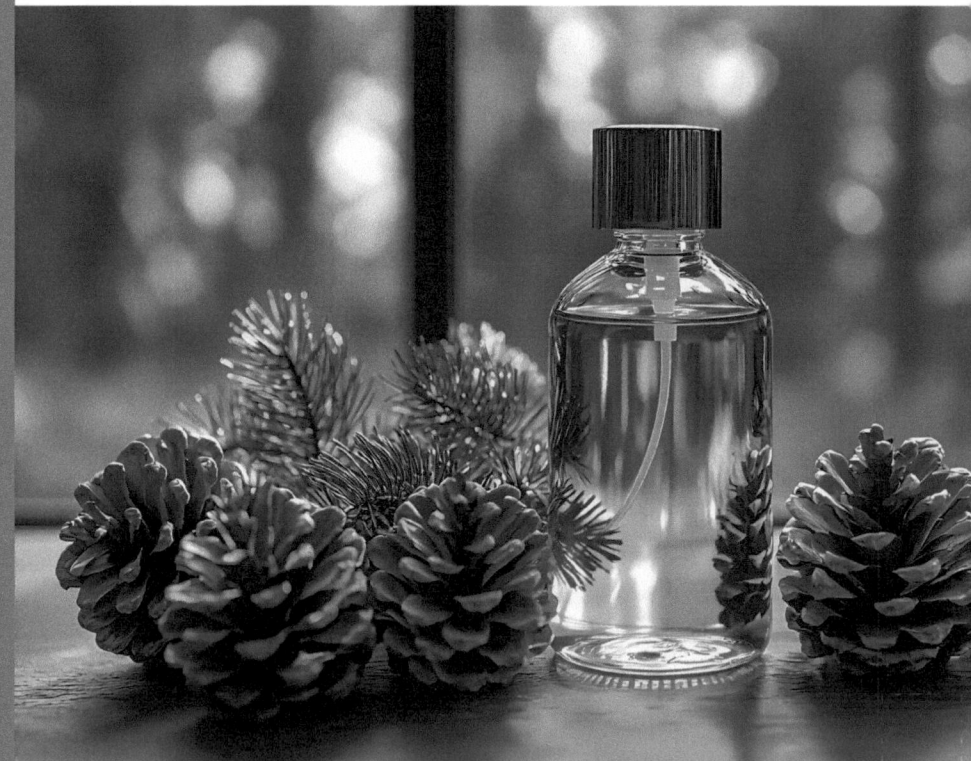

Tallbarrsoljan används idag i kurbad för lindring av reumatism, gikt, förlamade kroppsdelar samt hudutslag. Produkter från tall används för att hjälpa barn med svaga förtvinade ben och klena anklar.

Plantago major, plan

Familj: *Plantaginaceae*

Svenska namn: Groblad, vägbredd, läkeblad, läkeblecker

Förekomst: Grobladen räknas som ogräs i hela Sverige, växer på vägkanter och gångstigar. Med människans hjälp har den spridit sig från Europa och till andra världsdelar.

Farmakologi och toxikologi: Växten innehåller ett stort antal biologiska substanser som är av betydelse för sårläkningen, bland annat polysackarider, lipider, kaffeinsyra, flavonoider, iridoid glykosider och terpenoider. De biologiska effekterna som dokumenterats är sårläkande, antiinflammatoriska, smärtstillande, antioxidativa, svagt antibiotiska samt immunmodulerande.

Folkmedicin: Namnet groblad anses komma från folkmedicinens användning av bladen för att läka sår, utifrån deras förmåga att få såren att "groigen" som det skrivs om i de isländska sagorna. Även de romerska legionärsoldaterna använde bladen vid skavsår. Inom folkmedicinen används groblad som omslag vid skoskav och sticksår på fötterna. För invärtes bruk används växtens blad, men främst örtens frön som kallas för loppfrön.

Dekokt på bladen anses vara blodrenande, kramplösande och används som febernedsättande vid förkylningar med slemmiga upphostningar.

Växten kan användas som ett munvatten för att lindra tandvärk, karies och blödande tandkött, då används den färskpressade saften från bladen. Getingstick och myggstick lindras genom att man pressar saften ur det krossade färska grobladet direkt på sticket. Ofta inträder en snabb lindring av både smärta, klåda och svullnad.

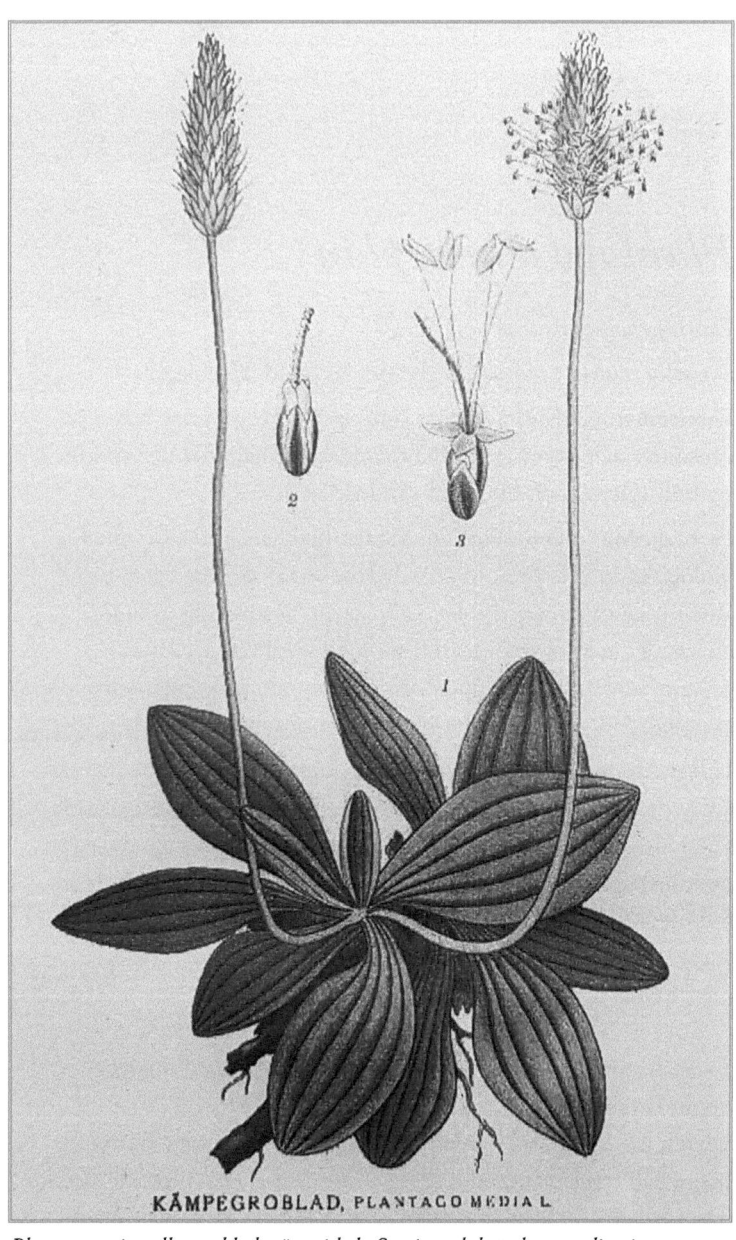

KÄMPEGROBLAD, PLANTAGO MEDIA L.

Plantago major, eller groblad, växer i hela Sverige och betraktas vanligtvis som ett ogräs, men den har sårläkande och smärtstillande egenskaper och används inom homeopatin mot bl. a öron- och tandvärk samt sängvätning.

Sammanställning: Den kliniska användningen är främst vid smärta i örat, ögat, tandvärk och sängvätning. Vid skarp smärta i ögat, då ögongloben smärtar vid beröring. Efter att ha dragit ur en tand. Vid inflammation i mellanörat. Smärtan vandrar då mellan tänderna och örat.

Indikationer: Skoskav, tandvärk, öronvärk, sängvätning, skarp smärta i ögat. Även nervsmärtor kring tänder, öron och ögon. Tobaksmissbruk, örten skapar avsmak mot tobak hos snusare och vanerökare. Hjälper vid depression och sömnbesvär hos nikotinister.

> *"Allmogen använder med framgång de friska bladen som sårläkningsmedel".*
>
> *Carl von Linné,*
> *svenska floran, 1755*

Homeopatisk Materia Medica

Sinnets symptom: *Plantago*-patienten känner sig slö och lite dum. Sinnet är trögt och tankarna förvirrade. De känner sig irriterade, sura och otåliga, även rastlösa med en dov och dum känsla i hjärnan med en mental utmattning, som leder till snabb andning med ångest.

Ansikte: Smärtan strålar från örat till käken på huvudets vänstra sida. Läpparna är bleka och såriga, huden i ansiktet har en jodfärgad ton med utslag i pannan.

Ögonen: Ögat är rött, inflammerat och gör ont. Känsla av att det ligger ett hårstrå i ögat. Ögonlocken är svullna och ömmar.

Öronen: Nervsmärtor i örat som går från det ena örat till det andra. Det hörs ett ringande ljud i örat.

Tänder: Tänderna känns för långa. Tandvärken blir bättre av att äta. Smärta efter det att tanden har dragits ut eller en strålande smärta upp längs med vänstersidan av ansiktet. Efter att ha dragit ur en tand får de skarp smärta i ögat på samma sida som tanden dragits.

Halsen: Böld på vänster tonsill som är täckt av en grå hinna. Feber med omväxlande gåshud, frossa och hetta. Rikligt med slem som är tjockt och segt med många harklingar.

Brösten: Mjölkstockning med inflammation i brösten med nervsmärta i bröstvårtan.

Buken: Buken känns sval, kolik med gaser som blir bättre av att äta. Kronisk diarré som varat i flera år, med upp till fem tarmuttömningar om dagen och en till två gånger om natten. Avföringen är lös och vattnig och det gurglar i tarmen. Den sjuka är utan aptit, vill inte äta kött och har en stor törst. Efter måltid sväller buken, vilket leder till väderavgång med mycket illaluktande gaser. Raparna smakar svavel. Illamående med en känsla av att svimma.

Urinvägar: Sängvätning. Urinerar ofta och rikligt även om natten. Det finns en slapphet i blåsfunktionen, de kissar ofta stora mängder. Urinen är blek och vattnig.

Huden: Hudproblem med små blåsor som bildar gula krustor, herpes med klåda, brännsår och nässelutslag. Våldsam klåda som blir värre om natten.

Värmereglering: Frossa vid rörelse utan törst eller hetta med törst. Ångest och rastlöshet.

Sequelae: Efter skoskav, stick- eller sårskador på fötterna, brännsår eller efter att ha blivit biten av en orm eller stucken av en insekt.

Modaliteter: *Värre av:* Rörelse, kroppskontakt, mental ansträngning, kall luft och skarp vind. Om natten och i kvava rum.
Bättre av: Sömn och av att äta.

Dosering

Växtbaserade läkemedel: Både bladen och fröna har använts som föda och läkemedel sedan järnåldern. Den färska växtsaften kan användas både för inre och yttre bruk. Yttre behandling kan göras med grötomslag av de krossade bladen, att det drabbade området baddas eller får ett omslag av tinkturen. Växten kan drickas som te eller ätas som gröt.
Homeopatika: Plantago major D6 till D30, 3 kulor per dos, 1–3 gånger om dagen eller vid behov.

Rheum palmatum, rheu

Familj: *Polygonaceae*

Svenskt namn: Rabarber

Förekomst: Rabarbern kommer ursprungligen från Kina men är nu vanlig i hela världen.

Farmakologi och toxikologi: Växten innehåller höga halter av oxalsyra ($H_2C_2O_4$) som vid förtäring irriterar mag- och tarmkanalen. Syran reagerar aktivt med kalciumjoner i blodet och bildar svårlösligt kalciumoxalat som täpper till njurarnas kappillärer. Ett större intag av rabarber kan därför leda till njursten.

Folkmedicin: I traditionell kinesisk medicin har rabarberroten använts i flera tusen år. Ryktet om rabarberrotens läkande egenskaper spreds under 1400-talet från Kina till grekerna och romarna, sedan vidare mot Ryssland, Europa och Norden. Växten uppskattades snabbt för sin laxerande och sammandragande verkan. År 1562 skrev naturforskaren *William Turner* (1509–1568) att, "Rabarbern används för att rensa bort galla och slem från mage och lever, den renar blodet och anses bota förstoppning. Speciellt botar rabarbern sjukdomar som gulsot, vattensot samt svullen mjälte". I köket kom rabarbern in på 1730-talet då man började använda de mjällare stjälkarna i matlagningen. Det var på 1800-talet, då socker blev tillgängligt, som den kom att uppskattas i köket hos folket, framför allt som paj.

Sammanställning: Surhet är nyckelsymptomet för *Rheum*. Avföringen och hela kroppen luktar surt. Det spelar ingen roll hur mycket och hur ofta man tvättar sig, hela personen luktar ändå surt.

Indikationer: Passar speciellt för spädbarn under tandspricksningen. Hela barnet luktar surt men framför allt avföringen som oftast är lös. Barn med kolik som skriker och gråter.

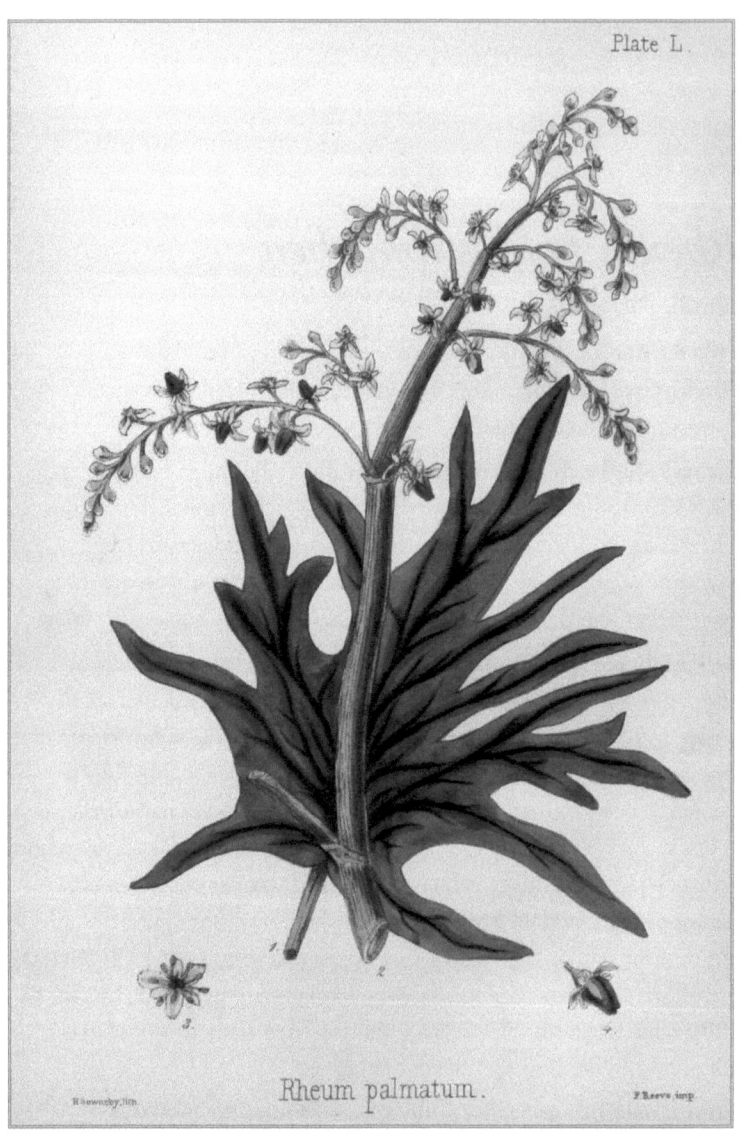

Plate L.

Rheum palmatum.

Rheum palmatum, eller rabarber, kommer ursprungligen från Kina där den används inom den traditionella kinesiska medicinen. Till Europa kom den på 1400-talet, där den uppskattades för sin laxerande och sammandragande verkan och nyttjades som ett utresningsmedel. Inom homeopatin är nyckelsymptomet surheten, då alla utsöndringar hos individen luktar surt.

Homeopatisk Materia Medica

Sinnets symptom: *Rheum*-patienten är otålig och gnällig, vill ha än det ena än det andra och blir aldrig nöjd, är rastlös och gråter.

Huvud: Svettas om den behårade delen av hjässan, är kallsvettig i ansiktet speciellt kring överläpp och runt näsan.

Ögonen: Svårt att fokusera blicken, med ryckningar i ögonlocken.

Andningsvägarna: Det hörs ett bubblande ljud från bröstkorgen.

Buken: Koliksmärta bakom naveln som gör att den sjuka skriker till av smärta, med en efterföljande diarré. Bättre av att vika sig dubbel och värre av att klä av sig. Gaserna stiger upp mot bröstet.

Rektum: Avföringen luktar surt och orsakar brännande smärta i anus, speciellt vid tandsprickningen hos spädbarn. Kolik med oförmåga att tömma tarmen. Avföringen är brun, grön, fermenterad, slemmig och luktar surt. De blir sjuka efter att ha ätit omogen frukt om kvällen.

Urinvägar: Det bränner i urinblåsan innan och vid urinering.

Rygg och extremiteter: Stelhet i korsbenet och höfterna, så illa att de inte kan gå upprätt.

Huden: Svetten färgar tyget gult och hela personen luktar surt.

Sömnen: Rastlös sömn, de skriker och gnyr, har ryckningar i ansikte och fingrar när de sover. Behöver väldigt lite med sömn.

Sequelae: De blir sjuka efter att ha vistats utomhus i kyla och varit för tunt påklädda. Under tiden för tandsprickning hos spädbarn och följder av att ha ätit plommon.

Modaliteter: *Värre av*: Under tiden då barnet får sina första tänder, av plommon, om sommaren och av rörelse.
Bättre av: Värme, omslag, att ligga hopkrupen i fosterställning.

Dosering

Växtbaserade läkemedel: Behandlas vid yttre behandling med grötomslag av hela den hackade växten. De torkade stjälkarna kan drickas som te och de färska kokta stjälkarna är en uppskattad sötad saft.
Homeopatika: D6 till D30, 3 kulor per dos,
1–3 gånger om dagen eller vid behov.

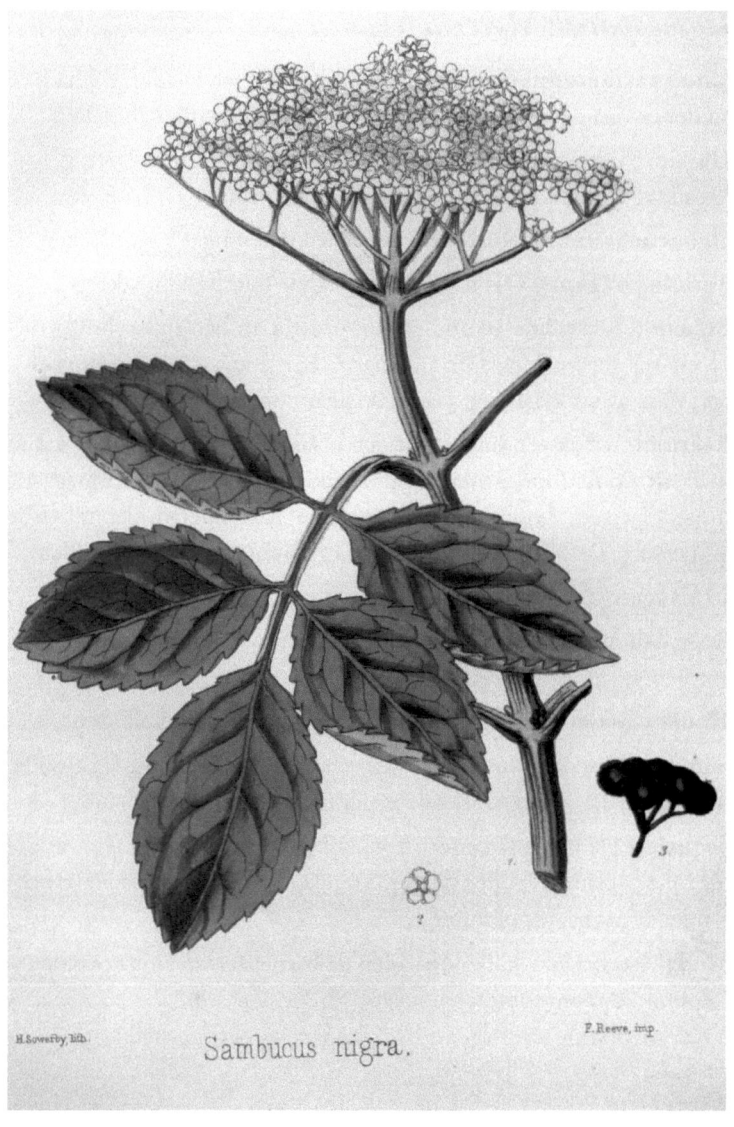

Sambucus nigra.

Fläderväxten är vanligt förekommande i Skandinavien, både i trädgårdar och vid ödehus och känns igen på sin karakteristiska doft. Flädern har använts som medicinalväxt sedan antiken och fick länge stanna kvar i den svenska farmakopén. Den är svettdrivande, hostlindrande, febernedsättande och har även använts vid behandling av klimakteriebesvär.

Sambucus nigra, samb

Familj: Desmeknoppsväxter

Svenskt namn: Fläder, hyll, fulbom

Förekomst: I hela Europa samt i de sydligare delarna av Skandinavien och på de brittiska öarna. Förekommer, genom emigration, på vissa platser i USA. Den växer i trädgårdar och på övergivna boplatser. Hela växten avger en stark karaktäristisk doft.

Farmakologi och toxikologi: Blommorna är rika på kaffeinsyra och isoquercitrosid. Bären innehåller organiska syror som sambucyanin. Bladen innehåller enzymer som emulsin och koniin, glykosid och en hög halt med C–vitamin.

Folkmedicin: *Sambucus* syftar på växtens röda bärsaft och *nigra*, som betyder svart och syftar på bärens färg.

Fläderväxten har använts som medicinalväxt sedan antiken och fick stanna kvar länge i den svenska farmakopén.

År 1943 betalades det 35 öre för 6 kg torkade blommor.

Te på fläderblommor är ett av de förnämsta svettdrivande läkemedlen och har använts flitigt för att driva fram svettningar vid försök att häva en begynnande förkylning. Vid hosta som "stannat av" kan växten hjälpa till att få igång hostan igen genom att andas in ångorna av varmt fläderblomste.

Fläderättika bereds genom infusion med ättika och fläderblom som anses vara nyttig att gurgla halsen med vid halssjukdomar. De mogna svarta bären används till saft, sylt, vin, kräm och sirap som anses vara mycket hälsobringande. Barken ingår som ingrediens i vissa salvor. Genom sin starka doft anses trädet skydda mot troll och andra skogsväsen. Flädern omnämns som gudinnan Frejas träd i de fornnordiska skrifterna.

Sammanställning: Samuel Hahnemann gjorde själv en läkemedels-
prövning på fläder år 1806 och han skriver i förordet till sin
Materia Medica Pura "…att ingen annan växt har tillsammans med
kamomill blivit så missbrukad inom folkmedicinen. Växten har
en ypperlig läkande förmåga. Medicin av fläder skapar sina unika
symptom, precis som vid en homeopatisk läkemedelsprövning och
har därför använts i alla tider för att skapa svettningar i ett försök
att driva ur sjukdom". Flädern ger rikligt med svettningar när den
sjuka är vaken och en torr hetta när de sover. Ett typiskt symptom
för flädern är svullnad och ödem på skilda delar av kroppen, men
speciellt i benen och hålfoten.

Indikationer: Svettdrivande, hostlindrande, febernedsättande.
Kramper i luftvägar och svalg. Falsk krupp.
Flädern har sedan länge använts vid behandling av
klimakteriesvettningar.

Homeopatisk Materia Medica

Sinnets symptom: *Sambucus*-patienten är konstant lättskrämd,
ser fasansfulla saker på väggen under delirium. Rycker till som
om de har blivit skrämda för saker som de är vana vid att ha runt
omkring sig. Rädslan efterföljs av andnöd. Ihållande grinighet,
allt skapar ett obehagligt intryck.

Örat: Skarpa stick med smärta i det högra innerörat med
känsla av kramp.

Huvud: Huvudvärk, som om förgiftad. Att röra huvudet skapar
spänningar och yrsel, som förvärras av att resa sig upp och vid
rörelse. Skorviga utslag som kliar på skalpen.
Svettas rikligt, framför allt i ansiktet. Brännande och het känsla
i ansiktet med normal varm kropp och iskalla fötter.

Andningsvägarna: Plötslig andnöd med en kvävande hosta och
rysningar, som börjar kring midnatt och med rikliga svettningar.
Plötsliga krampryckningar i struphuvudet med pipande andning.
Barnet vaknar plötsligt ur sömnen, som om det skulle kvävas, med
en blå ton i huden och om läpparna. Näsan är täppt med en torr

snuva och spädbarnet kan inte amma utan behöver släppa bröstet för att kunna andas.
Kvävande, torr, sammansnörande hosta med täppt näsa.

Buken: Nypande smärtor med gaser i buken. Kräks om morgonen, först innehållet i magsäcken, sedan galla.

Urinvägar: Urinen är ringa eller riklig med hetta i kroppen.

Rygg och extremiteter: Värk i mitten av ryggraden, som inte blir bättre vid någon typ av rörelse och som håller i sig en lång stund.

Värmereglering: Rysningar över hela kroppen som små stickningar med en krypande känsla här och där över huden. Kalla händer och fötter. Rysningarna förflyttar sig huvudsakligen över knäna och ner mot fötterna. Brännande varm känsla i ansiktet, med en varm kropp och iskalla fötter. Svettas kopiöst utan törst när de är vakna.

Sequelae: Efter att ha blivit blöt om fötterna. Att ha blivit skrämd, sorg, ängslan och efter intensiva sexuella övningar.

Modaliteter: *Värre av*: Torr och kall vind, dricka kall dryck under ansträngning, äta frukt, av vila, att ligga på den vänstra sidan. Från midnatt till klockan 03.00 om natten.
Blir sämre om de avtäcks.
Bättre av: Att sitta upp i sängen och av rörelser. Varma omslag framtill på halsen.

Dosering

Växtbaserade läkemedel: Som yttre behandling med grötomslag eller att området baddas med eller ges som ett omslag av tinkturen. Som mat, saft, sylt och som dryck används den oftast som te.
Homeopatika: Sambucus nigra D6 till D30, 3 kulor per dos, 1–3 gånger om dagen eller vid behov.

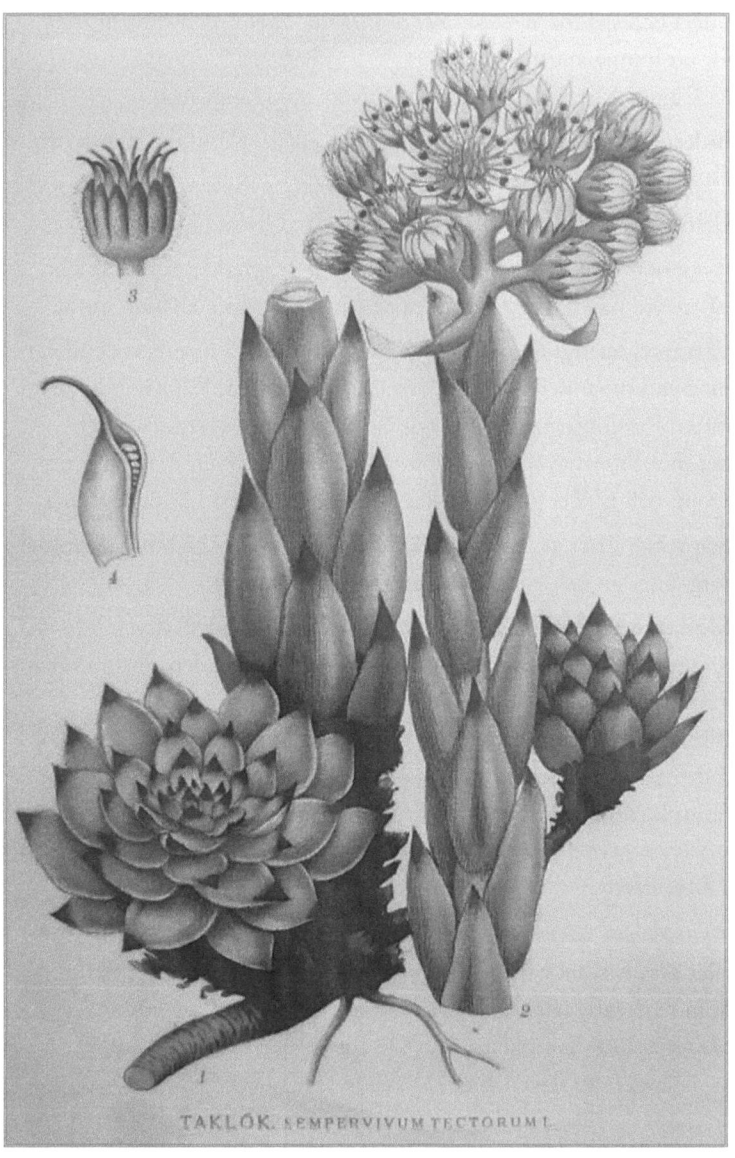

Sempervivum tectorum, taklök, förekommer i hela Norden. Medicinskt har den använts mot bl. a herpes, ringorm, bältros och cancertumörer. De homeopatiska läkemedelsprövningarna är dock inte tillräckligt många för att kunna påvisa mentala symptom.

Sempervivum tectorum, Semp

Familj: Tillhör taklökssläktet *sempervivum*. Det finns ett 40-tal olika arter av taklökar, samtliga är fleråriga.

Svenska namn: Taklök, jupitersskägg, toreskägg

Förekomst: Taklök tillhör familjen fetbladsväxter som har sitt ursprung i Centraleuropa, Balkan och västra Asien. Växten förekommer i hela Norden. Taklöken har sedan medeltiden, med människans hjälp, spridit sig och finns i de flesta delarna av Europa.
I Sverige finns växten dokumenterad för första gången redan år 1662 och förekom då både i Varberg och på Gotland. Numera växer den förvildad i närheten av ödegårdar.

Farmakologi och toxikologi: Växten innehåller äppelsyra, myrsyra, garvämnen, slem och harts.

Folkmedicin: Namnet härstammar från latinets *semper,* alltid, och *vivum,* levande. Etymologin är förvirrande, ett kärt barn med många namn eller ett namn med beskrivningar av många olika växter? Carl von Linné har i sina skrifter om *jupitersskägg* avsett växten *Anthyllis barba jovis,* getväpplingar som finns inom familjen ärtväxter och inte *toreskägg.* Inom nordisk mytologi har däremot örten kopplats till åskguden Tor, *toreskägg,* vilket i folkmun är namnet som använts på taklök *Sempervivum tectorum* i Närke och södra Dalarna.
Inom svensk folktro ansåg man att taklöken skänkte huset lycka och gav skydd mot vådeld och blixtnedslag när den växte på husets torvtak.
Inom svensk folkmedicin används taklöken på vårtor och liktornar, då appliceras den färska saften direkt på besväret.
Växten kan användas vid insektsbett, getingstick, brännskador och infekterade sår.

Recept

"Den utpressade växtsaften används hos barn med muntorsk. Saften skall då kokas med lika stor mängd honung och ganska lite alun. Här av strykes en gång i timmen med en pensel på tungan. Då skorpan bortfallit brukas i stället kvintenslem och taklöksirap, lika delar av vardera.

Linneskav som blötes i saften lägges på ammors spruckna bröstvårtor och de sönderbultade bladen lägges i linne på blinda värkande hemorrojder. När man efter ljumt fotbad bortskurit liktornar ska det vara förträffligt, att morgon och afton pålägga bladen av taklök, sedan hinnan på bladets ena sida förut är borttagen. Mot brännskador tjänar bladen till omslag och det tjocka som sjunker till botten då saften blandas med sprit sägs borttaga ansikts-fräknar. Saftes utropade nytta mot dövhet, då den skulle droppas i örat, har dock försökts utan nytta. Bladen ska kunna stuvas och anrättas som spenat samt ätas" (Quensel 1805).

Ur boken; Vallört och vitlök, Matts Bergmark

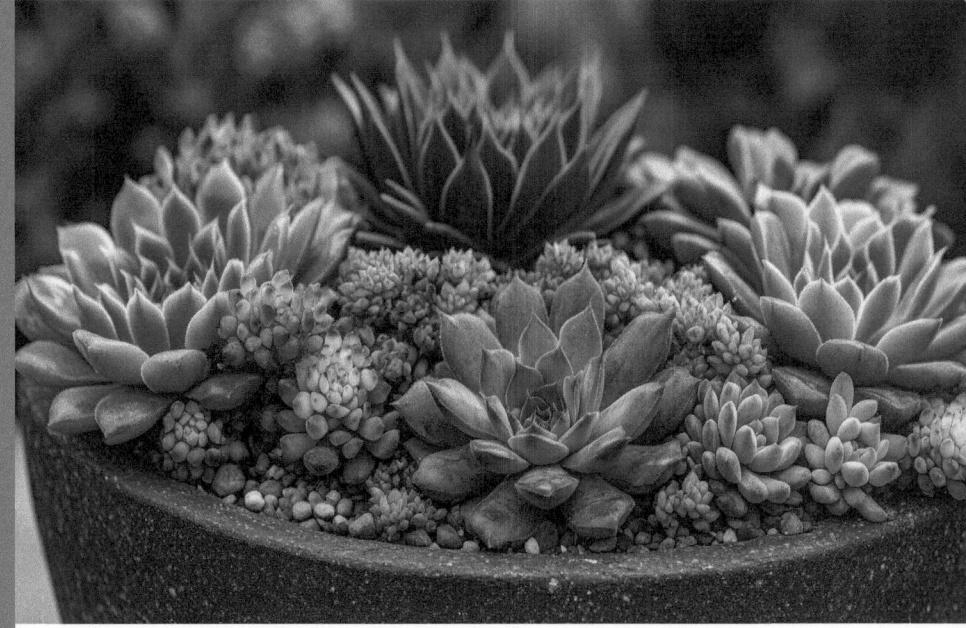

Sammanställning: Växtsaften rekommenderas vid herpes, ringorm, bältros och cancertumörer. Den färska saften används mot kroniska besvär av afte i munnen hos vuxna personer, samt tumörer på tungan med förhårdnader och även tumörer i livmodern. Taklökens saft används vid besvärande och förhårdnat öronvax.

Indikationer: Herpes, munafte, cancersår, ringorm samt vårtor och liktornar. Man skulle man kunna kalla växten för Nordens Aloe vera, då de två växterna har många gemensamma egenskaper. Växten går också bra att äta och kan användas i soppor och stuvningar.

Homeopatisk Materia Medica

Sinnets symptom: För att kunna få fram en tydligare symptombild av de mentala symptomen så behöver fler homeopatiska läkemedelsprövningar göras av växten. Läsaren hänvisas till den knappa information som finns att tillgå utifrån örtläkekonstens kunskaper och erfarenheter.

Munnen: Maligna sår och förhårdnader i munnen. Cancer på tungan med en huggande smärta. Sår på tungan, som blöder lätt, speciellt om natten. Mycket sårig smärta på tungan med stickande smärta. Hela munnen ömmar av afte.

Brösten: Bröstcancer med förhårdnader som är blödande och smärtsamma.

Huden: Streptokockinflammationer på huden. Vårtor och liktornar. Ringorm, huden är rödflammande med stickande smärta.

Sequelae: Inga kända

Modaliteter: *Värre av*: Inga kända

Bättre av: Inga kända

Dosering

Växtbaserade läkemedel: Vid yttre behandling som grötomslag från den inre slemmiga växtsaften.

Homeopatika: Sempervium tectorum D6 till D30, 3 kulor per dos, 1–3 gånger om dagen eller vid behov.

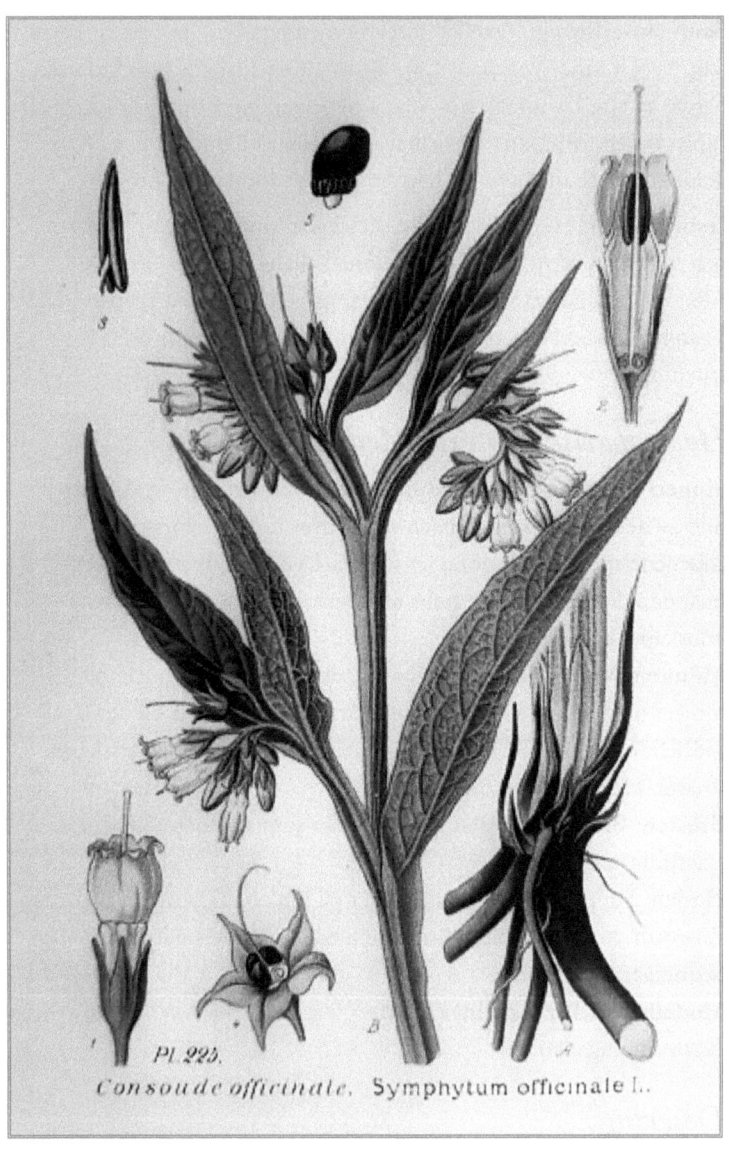

Consoude officinale. Symphytum officinale L.

Symphytum officinale eller vallört är utspridd i hela Sverige och har odlats som medicinalväxt. Inom homeopatin används Symphytum vid skador på bl. a. benhinnan efter att Arnica använts i akutskedet.

Symphytum officinale, symph

Familj: Tillhör familjen strävbladiga växter

Svenska namn: Äkta vallört, benvälla

Förekomst: Vallörten är inhemsk i hela Europa. I Sverige växer den utspridd från Skåne till Norrland. Växten trivs bäst på skuggiga platser och har sedan länge odlats som medicinalväxt.

Farmakologi och toxikologi: De verksamma ämnena är slem, kolin, allatonin, symphytocynoglossin samt garvämnen.

Folkmedicin: Det latinska ordet *Symphytum* betyder att sammanföra, foga ihop. *Vall* betyder välla, läka ihop. Vallörten ansågs inom folkmedicinen vara bra för att stoppa blodflöden. Roten har använts utvärtes för att läka benbrott, bråck och gamla skador i kroppen. I England kallas örten *Boneset* och fanns med i den brittiska farmakopén redan under medeltiden. Under 1950-talet ansågs vallörten vara en universalmedicin och efterfrågades flitigt i hälsokostbutikerna. De nöjda kunderna intygade att produkten hade botat cancer, långvarig snuva, reumatism, muskelvärk och mycket mer. *Symphytum* används för att läka inre blödningar, skador och magsår. Vallörtsroten kan krossas och blandas med vin, som dricks av den som spottar blod. Vid benbrott bereds den krossade roten tillsammans med vatten till en massa, som sedan läggs runt det brutna benet eller den skadade leden. Efter en stund stelnar växtmassan och fungerar då som ett gipsbandage.

Sammanställning: Inom homeopatin hänvisas man till *Symphytum* när skelettbenet eller benhinnan har skadats och efter det att mjukdelarna är färdigbehandlade med *Arnica,* men den fortsatta smärtan och ömheten i benhinnan kvarstår. *Symphytum* används även vid skador i mjukdelarna kring ögat och ögongloben samt ljumskbråck. Den anses ha en regenererande kraft, inte bara vid benbrott utan även vid de flesta idrottsskador som innefattar blodsutgjutelser, både akuta och kroniska, samt inflammationer i vener och tandlossning.

Indikationer: Bölder och smärtor i bäckenregionen. Skador i skelettbenen och benhinnan med våldsam smärta. Benbrott som inte läker i brottytan samt ljumskbråck, skador på ögat efter trubbiga föremål som bollar eller slag är beprövade indikationer.

Homeopatisk Materia Medica

Huvud: *Symphytum* indikeras ofta vid huvudvärk som omväxlande förekommer i bakhuvudet, på hjässan och i pannan. Inflammation i maxillabenet. Ansiktet är rött, hett och svullet.

Ögonen: Efter skador eller slag mot ögat. Av vassa eller trubbigt föremål (typ en snöboll) som har skadat ögat och vävnaden runt om.

Öronen: Hör inte bra, det känns som om det är stopp i örat.

Buken: Magsår med stickande smärta kring naveln som blir värre av att sitta. Inflammerade och blödande hemorrojder.

Ryggen: Ryggsmärtor som om ryggen hade gått av, mellan skulderbladen. Axlarnas muskler är hårda som sten.

Sequelae: Följd av benbrott, amputation, vrickningar, slagsmål och yttre skador efter trubbiga föremål.

Modaliteter: *Värre av:* För mycket sex, beröring, rörelse och motion. *Bättre av:* Massage, vila, värme och i friska luften.

Dosering

Växtbaserade läkemedel: Som yttre behandling med grötomslag eller tinktur av hela växten, området baddas eller bandageras med tinkturen, finns även i salvor och oljor för behandling. *Homeopatika:* Symphytum officinalis D6 till D30, 3 kulor per dos, 1–3 gånger om dagen eller vid behov.

Författarens anmärkning:
Används med försiktighet vid invärtes bruk, då pulvret inte kan spjälkas av magsafterna och kan bilda hårda klumpar som blir kvar i magsäcken efter ett för frekvent och långvarigt bruk.

Taraxacum officinale, tarax

Familj: Asteracea

Svenska namn: Maskros

Förekomst: Maskrosen växer i alla varma regioner, på gräsmattor vid vägkanter, stränder och andra områden med fuktig jord. Den räknas som ett ogräs särskilt när den växer i gräsmattor.

Farmakologi och toxikologi: Roten innehåller inulin, den vita saften taraxerol, triterpener inklusive cykloartenol, harts och bitterämnen. Samt höga halter av vitamin B och C.

Folkmedicin: Släktnamnet *Taraxacum* härleds från arabiska *Tarkh shaqun* och betyder; "bitter, korgblommig ört som grundligt botar ögonsjukdomar". Det svenska namnet *maskros* kommer sig av de tripslarver (maskar) som förekommer i blomman och som livnär sig på örtens pollen. Första gången namnet nämdes var i boken *Svensk botanik* år 1802. I enlighet med signaturläran brukades maskrosens gula blommor mot gulsot. På 1700-talet fick växten inträde i de svenska apotekens farmakopéer. Inom den kinesiska medicinen har växten av stort medicinalvärde. I köket används de späda bladen i sallader och blommorna används vid bl. a. vinbryggning.

Sammanställning: Typiska symptomen för *Taraxacum* är karttunga. Tungan är täckt med en tjock vit hinna som med mörkröda avskalade fläckar, fläckarna är väldigt beröringskänsliga. Maskrosen används som ett medel vid njur-, gall- och leverbesvär. Den anses också kunna lösa upp slaggämnen i bindväven. Leversymptomen är de typiska med vitgul beläggning på tungan, en sur och besk smak i munnen och stickande smärta i leverområdet samt ett ökat behov av att urinera i rikliga mängder. Taraxacum sägs antidota effekten av brännässlan.

Indikationer: Huvudvärk orsakad av leverstörningar. Reumatism och karttunga. Gallstensanfall. Allehanda magproblem.

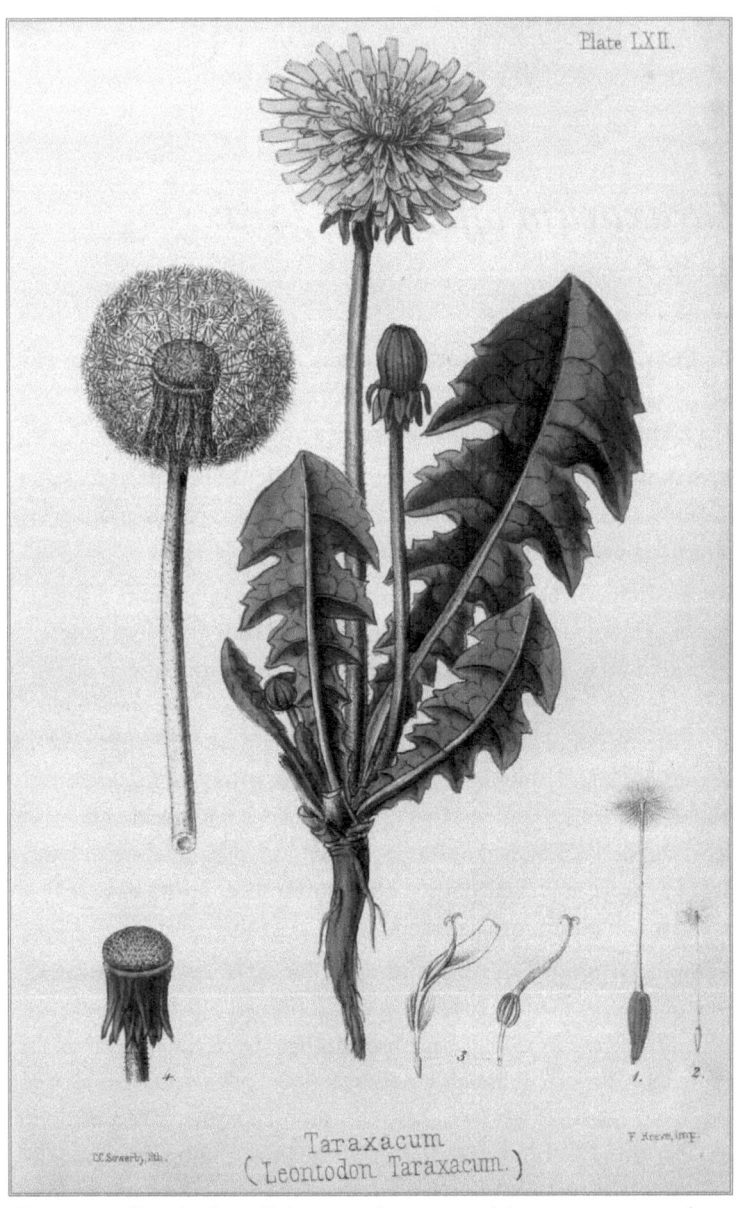

Taraxacum officinale, den välbekanta maskrosen, är en läkeört som använts sedan 1700-talet. Inom homeopatin används Taraxacum officinale främst som medel mot njur-, gall- och leverbesvär och det typiska symptomet för medlet är karttunga.

Homeopatisk Materia Medica

Sinnets symptom: *Taraxacum*-patienten är lat med ett svagt minne och ovilja till intellektuellt arbete. De prokastinerar det de har att göra när de är i vila, men när de väl kommer igång så arbetar de energiskt. Muttrar och pratar hela tiden för sig själv.

Huvud: Huvudvärk med leverbesvär. Dragande smärta i vänster tinning när de sitter ned. Neuralgisk huvudvärk.

Ögonen: Smärta i ögonen, med känsla av att det är sand i dem. Inflammation i ögat med ljuskänslighet och ökat tårflöde.

Öronen: Stickande och skjutande smärta i öronen.

Ansikte: Variga finnar i ansiktet, på kinderna och på näsan med en känsla av hetta i dem. Överläppen är full med sprickor.

Andningsvägarna: Bitter och sur smak i munnen. Tungan är täckt med en vit beläggning som känns sårig. Tungan har röda fläckar, som om yttersta huden på tungan hade blivit avskalad, fläckarna är smärtsamma (karttunga).

Buken: Smärtor i buken, med en känsla som om en bubbla brast i bukhålan. Illamående efter att ha ätit flottig mat. Bittra uppstötningar med rapar. Vit avföring. Verkningslösa trängningar när de försöker bajsa även om avföringen är mjuk.

Urinvägar: Ofta återkommande behov att urinera med en riklig mängd urin.

Rygg och extremiteter: Musklerna på sidan av halsen är väldigt känsliga för beröring. Muskelryckningar i nacke och axlar. Dov smärta i lederna. Fingertopparna är iskalla. Nervsmärtor i knäna.

Huden: Över hela kroppen och på lemmarna finns utslag som verkar vara en blandning av vita platta hudutslag (lichen) och nässelutslag, vilka kliar våldsamt.

Sömnen: Den sjuka gäspar mest hela tiden, stor sömnighet, somnar direkt när de lyssnar på vetenskapliga föreläsningar då det uppstår starka drömmar som de inte minns. Rikligt med nattliga svettningar, tillsammans med en orolig sömn, främst tiden före midnatt.

Sequelae: Följder av att ha ätit för fet mat.

Modaliteter: *Värre av*: Att sitta eller stå. Av fet mat samt om natten och i kvava rum.

Bättre av: Av beröring, rörelse, promenader i friska luften

Dosering

Växtbaserade läkemedel: Som yttre behandling med grötomslag eller tinktur. Området baddas eller bandageras med tinkturen, finns även som salva och olja för behandling. Den torkade sönderhackade roten används som te och bladen kan ätas råa i en sallad.

Homeopatika: Taraxacum officinalis D6 till D30, 3 kulor per dos, 1–3 gånger om dagen eller vid behov.

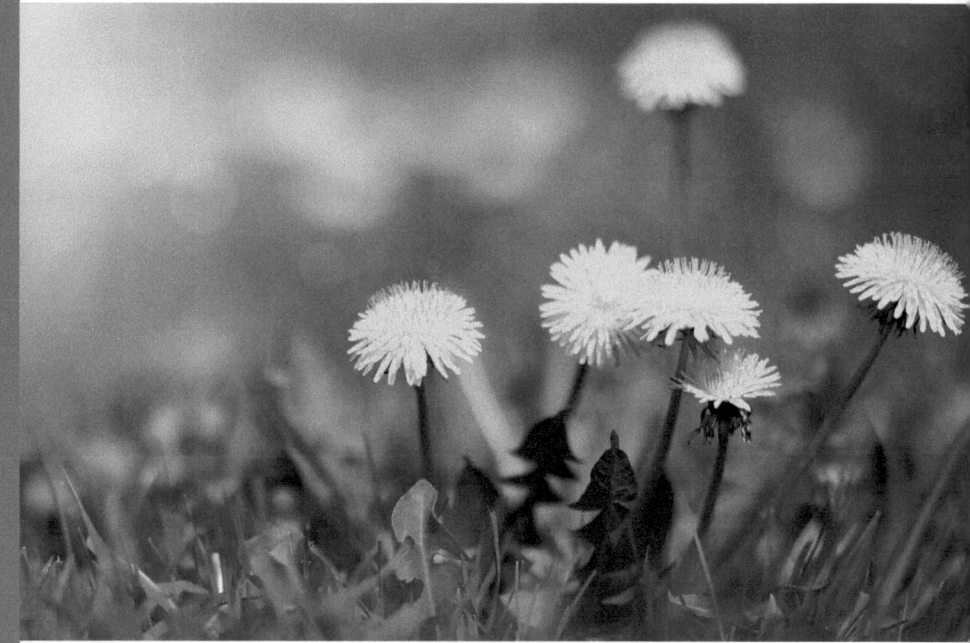

Maskrosen är för många en ovälkommen gäst i trädgården, men den här seglivade växten har många positiva läkande egenskaper. Den används även i såväl matlagning som vinbryggning.

Urtica urens, urt-u

Familj: Etternässla är en art i familjen nässelväxter och en nära släkting till brännässla och hampa

Svenska namn: Etternässla, tordönsnässla, edersnälla, ettenäta, hetnät, nälta

Förekomst: Etternässla förekommer i hela landet men är sällsynt i norra Sverige. Den växer ofta som ogräs på odlad mark eller runt gårdar den trivs bäst på en öppen, lucker och näringsrik jord.

Farmakologi och toxikologi: Bladen som växer ovan jord är rik på histamin och myrsyra, mineraler och C–vitamin.

Folkmedicin: "Nässlans goda medicinska egenskaper och användningsområden är så många, så goda, att de knappt skulle rymmas i en hel bok". Så skrev den svenska medicinförfattaren och naturläkaren *Arvid Månsson* (död 1642) om *Urtica* i sin *Örtabok*, som utgavs år 1628. I boken beskrivs nässlans fyrtioen hälsosamma dygder. Leden som drabbats av reumatism får lindring genom att den färska nässlan piskas på det drabbade området tills huden blir röd, samma behandling hjälper vid håravfall och flintskallighet. Näsblödningen stoppar man genom att lägga ett nässelblad på tungan och pressa bladet upp mot gommen. Att dricka te av nässlor stimulerar och ökar mjölkproduktionen hos ammande kvinnor, enligt folkmedicinen. *Hildegard av Bingen* (1098–1179) prisar växten för att den renar magen och befriar den från slem. Nässlan används även i matlagningen, antingen färsk eller torkad. De torkade nässelbladen kan bearbetats i en mortel till ett pulver som sedan strös på eller används i olika maträtter och drycker. Örten är en bra näringskälla, den är rik på främst A- och C-vitamin, men även kisel, kalcium, järn och fosfor.

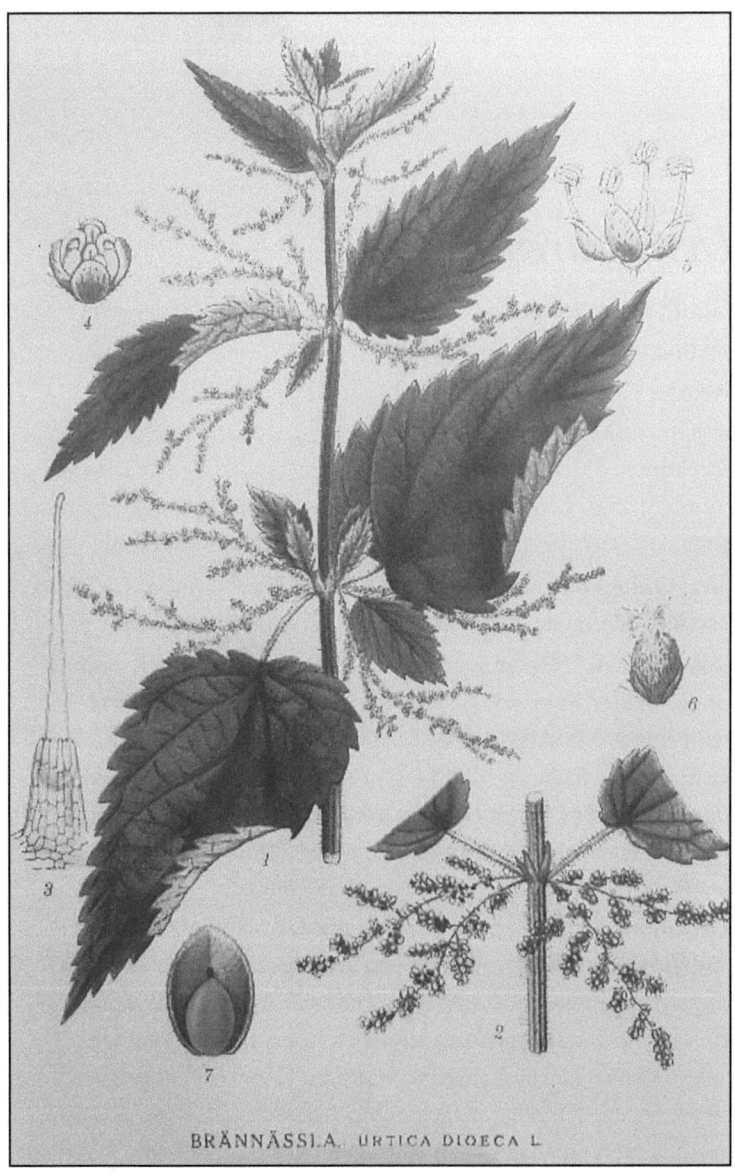

BRÄNNÄSSLA. URTICA DIOECA L.

Urtica urens, etternässlan, är en nära släkting till brännässlan. Växtens medicinska egenskaper är många och goda. Inom homeopatin används den främst vid brännskador och då både för lokalt utvärtes och invärtes bruk. Urtica urens är även ett stort medel vid behandling av reumatism, gikt samt nässelutslag.

Sammanställning: Nässlan används framgångsrikt vid brännskador både lokalt och invärtes, framför allt på ärrvävnaden av äldre brännskador. Nässlan hjälper till att öka mjölkproduktionen hos ammande kvinnor, samt vid besvärande njursten. Den används vid matförgiftningar som efter förtäring av skaldjur och när det uppstår nässelutslag. Efter ett getingstick läggs nässelbladen på huden över stickets plats som lindrar besväret. Nässlan är även ett utmärkt medel vid reumatism, framför allt när deltamuskeln drabbats. Den lindrar vid brännande nervsmärtor av alla de slag.

Indikationer: Nässelutslag, reumatism, gikt och besvär i urinvägarna. Nässlan räknas också som en antidot vid ormbett, skorpion- och getingsting samt om man blivit sjuk efter att ha ätit skaldjur. Första gradens brännskador, solbränna, njurgrus samt akut och kronisk gikt.

Homeopatisk Materia Medica

Sinnets symptom: När *Urtica*-patienten är sjuk och behöver hjälp så mutar de in sitt revir och bränner åt alla håll och kanter, de som kommer för nära får känna av deras stingande humör. De har ingen längtan ut till något annat, utan trivs i sin egen tidsrymd. När de är sjuka upplever de en förvrängd tidsuppfattning där allt går för långsamt, med en överdriven längtan upp mot rymden och universum. De har en känsla av isolering, att de står på jorden och ser ut mot kosmos. Euforiska och överdrivna upplevelser.

Huvud: Nässelutslag som kommer plötsligt, främst i hårbotten. Molande värk över ögonen och i bakhuvudet.

Ögonen: Ögonen känns trötta och ömma, som om det vore sand i dem.

Andningsvägarna: Kikhosta med ringa upphostning. Blödningar i lungan, efter våldsam fysisk ansträngning.

Buken: Börjar kräkas om nässelutslagen har blivit undertryckta. Är utan törst, även heta sommardagar.

Rektum: Intensiv klåda i rektum med springmask.

Urinvägar: Urinen känns frätande och skapar klåda. Urinflödet blockeras på grund av urinstenar.

Rygg och extremiteter: Akut och kronisk gikt. Reumatiska och giktbesvär i lederna, främst i höger deltamuskel och skuldra, det smärtar av att vrida armen inåt. Giktsmärta i anklar och vrister. Fibromyalgi i fettvävnaden.

Huden: Kliande blåsor på huden, speciellt på handen och fingrarna. Huden bränner och fjällar, den blir som sönderbränd efter vistelse i solen. Nässelutslagen har en brännande smärta med en känsla av att det kryper i dem och klådan är våldsam. Herpes på blygdläppen.

Sömnen: Känner sig sömnig när hon läser. Svettas om natten med yrsel och att det pulserar i hela kroppen.

Sequelae: Efter att ha ätit skaldjur, efter insektsstick och efter att ha varit ute i den kalla, fuktiga, snöiga utomhusluften.

Modaliteter: *Värre av*: Snö och fuktigt kallt väder. Av att ha badat kallt eller baddat den drabbade kroppsdelen med något kallt. Beröring, våldsamma och kraftiga rörelser samt av att ligga på armen.
Bättre av: Att ligga ned.

Dosering

Växtbaserade läkemedel: Som yttre behandling med grötomslag, blöta omslag med tinkturen eller att den drabbade kroppsdelen piskas med de färska bladen. Finns även att tillgå som salva och olja.
Homeopatika: Urtica Urens D6 till D30, 3 kulor per dos, 1–3 gånger om dagen eller vid behov.

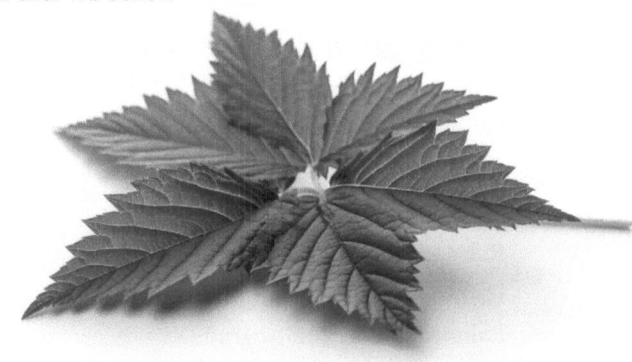

Zingiber officinale, zing

Familj: Ingefäran finns i familjen Zingiberaceae tillsammans med gurkmeja och kardemumma

Svenskt namn: Ingefära

Förekomst: Ingefäran har sitt ursprung i Sydostasiens örike och exporterades redan under romartiden från Asien till Europa.

Farmakologi och toxikologi: Ingefära innehåller eteriska oljor, som ger den aromatiska lukten samt harts som ger den skarpa brännande smaken. Ingefäran är även rik på proteiner, fetter, fibrer, kolhydrater, vitaminer och mineraler.

Folkmedicin: Ingefära är en uppskattad krydda i köket och är kanske mest känd som smaksättare i de svenska pepparkakorna, den förtärs också som ingefärasöl och kanderad konfektyr. Ingefära har en traditionell roll i det ayurvediska köket och som örtmedicin, men har också liknande användningsområden i alla de sydasiatiska länderna. Som huskur i Norden har växten främst använts i bröstmixturer och druckits som ingefära te.

Sammanställning: Som många andra kryddor har ingefäran en påverkan på matspjälkningsorganen och kan lindra gaser, kramp och andra typer av symptom från de organen. Enligt modern forskning anses ingefära kunna sänka blodsockret vid diabetes. Ingefäran har också en stor inverkan på genital- och urinorganen.

Indikationer: Astma, andningssvårigheter. Reumatism i axlarna, diarré med svidande smärta runt analöppningen, ödem, nervositet, förgiftning efter att ha fått i sig skämd mat eller vatten samt åksjuka.

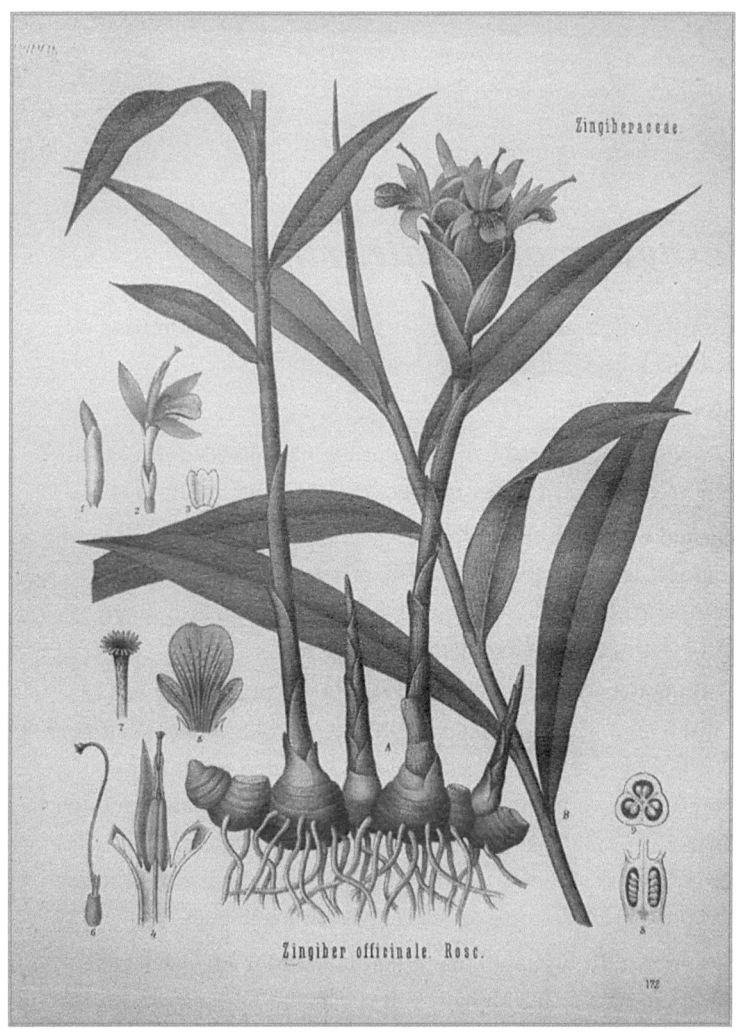

Zingiber officinale, som kallas för ingefära, ingår i samma familj som gurkmeja och kardemumma. Växten har sitt ursprung i Sydostasiens örike och har funnits i Europa sedan romartiden. Zingiber officinale är en uppskattad krydda i köket och används i matlagning världen över. Växten är en ingrediens i pepparkakor, men används också i huskurer. Inom homeopatin används ingefärans påverkan på matspjälkningsorganen. Den har också stor inverkan på genitalia och urinorgan samt underlättar andningen.

Homeopatisk Materia Medica

Sinnets symptom: *Zingiber*-patienten är gladlynt och på ett gott humör. Upplever en välbehaglig sensation i hela kroppen med ökad hjärnaktivitet och intensitet. Den sexuella lusten är kraftigt stegrad. Trots andnöd är sinnet inte det minsta oroligt eller nervöst. Men den sjuka kan vara irriterade och frusna om kvällen med ett glömskt och svagt minne. Fötterna känns obekväma och hon vet inte vad hon ska göra av dem.

Huvud: Åksjuka och yrsel med tyngdkänsla och obehag i ben och fötter. Huvudet känns förvirrat och tomt eller förstorat. Det kliar på huvudsvål och kind.

Andningsvägarna: Det luktar illa ur näsan och från de bakre luftvägarna när den sjuka lider av kronisk katarr. Det bränner i svalg och luftstrupe vilket försvårar andningen. Astma med ångest som är värre om morgonen och i fuktig luft. Torrhosta med rikliga upphostningar som blir värre när de stiger upp om morgonen.

Buken: Kolik, diarré och kronisk tarmkatarr. De blir sjuka efter att ha druckit orent vatten eller ätit melon, vilket leder till diarré med rikliga mängder gas och huggande smärtor i buken.

Urinvägar: Dov smärta i båda njurarna med behov av att urinera ofta. Urinen droppar efter urineringen. Urinen är tjock, mörkbrun och med en stark doft.

Rygg och extremiteter: Lederna känns stela och lama. Kramp i fotsulor och handflator. Smärtsam svullnad i fötterna med en reumatisk dragande värk. Smärta i hälarna efter att ha stått och gått länge. Stelhet i rygg och nacke, med huvudvärk och illamående.

Värmereglering: Frusen med frossa, speciellt under menstruationen.

Sequelae: Efter fukt och kyla samt följder av att ha ätit melon eller bröd, men även efter att ha fått i sig skämd mat eller dryck.

Modaliteter: *Värre av:* Att äta bröd, melon, skämd mat eller förorenat vatten. Av beröring, att ligga ned, böja sig framåt, att skratta och tala. Sämre i fuktig, kall luft och om kvällen.
Bättre av: Att klä av sig.

Dosering

Växtbaserade läkemedel: Som yttre behandling med grötomslag eller att området baddas med eller bandageras med ett omslag av tinkturen. Som mat och krydda används den oftast finmald, som te används den rivna roten och som kanderad konfektyr i skivad form.
Homeopatika: Zingiber officinalis D6 till D30, 3 kulor per dos, 1–3 gånger om dagen eller vid behov.

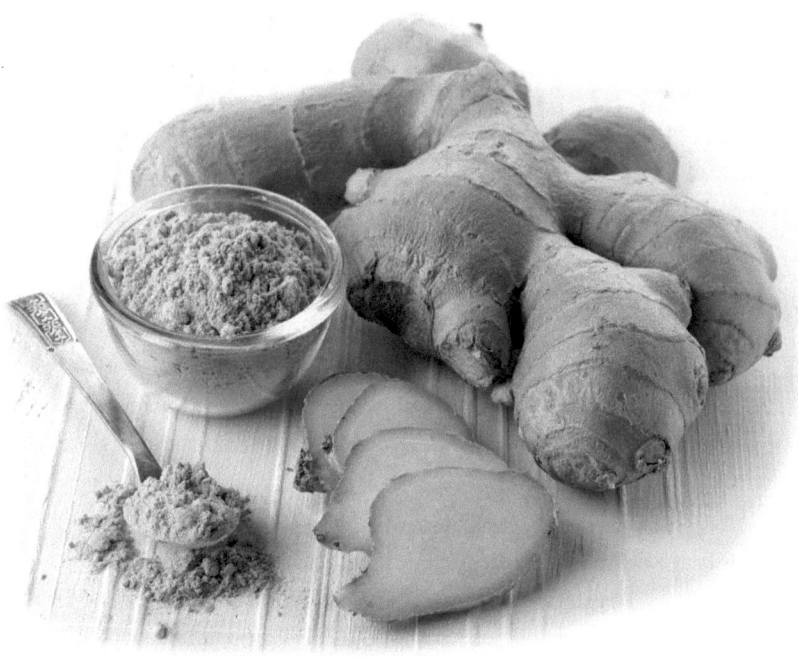

Ingefäran är en vanlig krydda i Indien och de sydasiatiska länderna, men används allt oftare även i Sverige. I Norden används Ingefära i huskurer, främst som bröstmixturer eller ingefära te.

Litteraturhänvisningar

Samuel Hahnemann, *Organon VI*, 1990, Arcanum Medicinska Facklitteratur, Mölndal. ISBN 91-85690-01-5

Samuel Hahnemann, *Organon V,* 1834, Granberg tryckeri 1835, svensk översättning Peter Jacob Liedbeck

Samuel Hahnemann, *Materia Medica Pura,* VOL 1 och VOL II B Jain publisher (P) limited, 1990, R.E. Dudgeons översättning

Samuel Hahnemann, *Chronic Diseases,* Del 1 och del 2, B Jain publisher (P) limited, 1992, Tafels översättning

Samuel Hahnemann, *Lesser Writings of Hahnemann,* B Jain publisher (P) limited, ISBN 81-7021-124-7.

Gert Eselböck, *Materia Medica Prima*, Eisenstadt, 2008

Gert Eselböck, *Homeopati enligt Hahnemann. Handbok i homeopatisk teori.* Vision & Mission förlag 2013. ISBN-978-91-974971-4-5

Haehl M Richard, *Samuel Hahnemann His life and work*, 1922. London Homoeopathic publishing company, Volume I och II

Haehl Erich, *En läkare blir rebell*, Gernandts BK Sthlm 1944

Arthur Braun, *Homeoterapins metodik*, Arcanum Medicinska Facklitteratur, Mölndal. ISBN 91-85690-02-3

Nils Liljequist, *Den homeopatiska läkemetoden.* Stockholm 1909

James Tyler Kent, *Lectures on homeopathic Materia Medica*, B. Jain publisher (P) limited

Josef M Schmidt, *Organon der Heilkunst–Textkritische Ausgabe der 6:e Auflage*, 1999, Haug Verlag. ISBN 3-7760-1764-3

Josef M Schmidt, *English Articeles and Abstracts* (1988–2015) 2016 by bge-verlag GmbH ISBN 978-945432-08-2

fortsättning nästa sida

Wischner, M (1835). *Die chronischen Krankheiten: Theoretische Grundlagen* (3rd ed).

Motzi Eklöf, *Homeopati i Sverige En kontroversiell medicinhistoria,* Carlssons bokförlag ISBN 978-91-7331 594-4

Rima Handley, *A Homeopathic love story – the Story of Saumel and Mélanie Hahnemann,* 1990. ISBN 1-55643-049-3

Robin Murphy, *Lotus Materia Medica,* Lotus Star Academy, 1995.

O.A. Julian, Materia Medica of NOSODES, B. Jain Pub. 1980

W.H. Schuessler, *Biochemic Handbook,* 1978, New era laboratories

Hellmuth Beuchhelt, *Konstitutions- och reaktionstyper,* AB Arcanum, 1981 ISBN 91-85690-05-8

D.S. Vohra, *Bach Flower Remedies,* B Jain publisher (P) Ltd, 1995

Nils Hewe, *Välsignade växter,* Natur och Kultur, 1939

Matts Bergmark, *Vallört och vitlök,* Natur och kultur, 1961

Matts Bergmark, *Lust och lidande,* Natur och kultur, 1956

Det Bästa, *Örtmedicin och växtmagi.* ISBN 91-7030-073-9

Hildegard av Bingen, *Örtabok, förebygg och hela,* Cordia, Lund 1998

Monika S Swärd, *Flugsvampsflickan,* Phenix-förlaget, 2021

Örtagubbens 25 underbara läkeörter, Litteratur förlaget Stockholm, 12:e utgåvan, 1977

G.J. Ljungqvist, *Om sjukdomsbot och mediciner,* Bohusläningens AB, Uddevalla 1965

Uppsats, *Samel Hahnemanns bok Die Chronischen Krankheiten spridning över världen.* PHA-2025, ISBN 978-91-531-4475-5

www.mpa.se, LVFS 1997:9 kap. 1, § 4

www.riksdagen.se/sv/dokument-och-lagar/dokument/svensk-forfattningssamling/patientsakerhetslag-2010659_sfs-2010-659/

https://www.igm-bosch.de/

Ett tack till sv.wikipedia.org som vi löpande donerar pengar till och ChatGPT som skapar inspiration.

Ordlista

Allopati	Är benämningen för de behandlingsmetoder som läkare använde under 1700–1800-tal
Anamnes	Patientens sjukdomsberättelse
Antidot	Motgift, tar bort verkan av ett annat ämne
Antipatiska	Förfärliga, vedervärdiga
Dynamisk	Kroppars rörelser under inverkan av krafter
Dynamisation	Läkekraftsutveckling, av vätskor i en behållare med hårda bankningar
Farmakopé	Farmakopé är en officiell samling av föreskrifter och metoder som rör beredning, tillverkning och kvalitet av läkemedel
Globuli	Sockerpiller ca 3–6 mm
Gran	Viktenhet 0.06 gram
Granulat	Sockergryn ca 1–3 mm
Homeometoder	Samlingsnamn för terapier som använder läkemedel i en homeopatisk beredning
Homeopati	Ordets betydelse är taget från de grekiska orden *homios*, liknande *pathos*, lidande
Homiatriker	Yrkestitel av elever som har examinerats i 60-poäng basmedicinskutbildning och i de stora alternativmedicinska terapimetoderna vid NMF-education, Sköndal
Humoralpatologi	En antik grekisk lära, där en persons temperament och sjukdom avgörs utifrån obalans i de fyra olika kroppsvätskornas element

Iatrogen	Av läkaren skapad sjukdom eller biverkningar
Infusion	Vätskeutdrag av växter och örter med kallvatten, vinäger eller likande
Irisdiagnostik	Diagnostiskmetod som avläser förändringar i kroppsorganen via ögats iris
Isopati	Samma ämne som skapade sjukdom används för att bota sjukdom
Klinisk homeopati	Ordination av homeopatiska läkemedel utifrån en klinisk diagnos
Kroniska sjukdomar	Inom homeopatin en egen lära som förklarar sjukdomars ursprung och bestående läkning
Likhetsregeln	En substans vars uppvisade liknande symptom används för att läka de lika sjukdomssymptomen
Läkemedelsprövning	Den homeopatiska, friska människor får inta en substans och dokumentera sitt upplevda symptom. De upplevda symptomen ligger till grund för valet av det homeopatiska läkemedlet
Materia Medica	Ett samlingsverk som beskriver ett ämnes läkande egenskaper utifrån de homeopatiska läkemedelsprövningarnas symptom
Medium	Piller, tabletter dilution eller likande som används som bärare av medicin
Miasma	En lära från 1700–1800 talen som beskriver sjukdomsalstrande utdunstningar
Modaliteter	En benämning för vad som förbättrar eller försämrar ett visst symptom
Nosoder	Sjukdomsämnen i homeopatisk beredning som förskrivs utifrån *per idem*
Olfaction	Intag av läkemedel genom att inandas, sniffa på läkemedlet

Oligocrest	*Oligo*, brukbar till få. Läkemedel som endast genomgått en eller få prövningar
Officina	Apotekarens verkstad för beredning av medicinska preparat (Apotek)
Officinalis	Läkeväxt som tagits upp i *artepitet* d.v.s. apotekets sortiment
Organon	En skrift som beskriver en viss läkemetod
Palliativ	Livsuppehållande, lindrande åtgärder
Per oralt	Intag av läkemedel genom munnen
Placeboeffekten	En beredning som saknar aktiv läkemedelssubstans. En terapeutiskeffekt som upp kommer vid alla former av behandling
Polycrest	*Polycrest,* brukbart och nyttigt till många, vid behandling av sjukdomar
Potentiering	Läkekraftsutveckling
Repertorium	Symptomlexikon, anger vilka läkemedel som användas vid olika sjukdomstillstånd
Sequelae	Latin, för följdsjukdom På svenska används stavningen Sekvele
Signaturläran	Växternas utseende ger hänvisningar om vilket organ eller sjukdom de kan läka
Spagyriska	Läkemedel framställda i en alkemisk beredning
Suspension	En farmaceutisk medicin med partiklar av material i flytande form
Tautopati	Toxin eller en allopatisk medicin i en homeopatisk beredning
Trituration	Rivning och bearbetning av en substans
Urtinktur	En växtsubstans som utvunnits tillsammans med alkohollösning, enligt HAB

Homeopatiska organisationer, globalt

SVERIGE

Klassiska Homeopaters Yrkesförbund, KHY, *www.klassiskahomeopater.se*

Svenska Homeopaters Riksförbund, *www.svenskahomeopater.se*

Svenska Föreningen för Vetenskaplig Homeopati, *www.homeopatiframjandet.se*

EUROPA OCH ÖVRIGA VÄRLDEN

Finland
Föreningen Finlands Homeopater rf, *www.homeopaatit.fi/homeopati/*

Norge
Norske Homeopaters Landsforbund, *www.nhl.no*

Nederländerna
Nederlandse Vereniging van Klassiek Homeopaten, *www.nvkh.nl*

Irland
The Irish Society of Homeopaths, *www.irishhomeopathy.ie/*

Tyskland
Verband klassischer Homöopathen Deutchlande e.V., *www.vkhd.de*

Grekland
Homeopath´s Association of Greece, *www.homeopathy-greece.gr*

Schweiz
Homöopathieverband Schweiz HVS, *www.hvs.ch/*

Israel
IACH, Isaeli Association for Classical Homeopathy, *www.homeopathy-israel.co.il/*

New Zealand
NZCH, New Zealand Council of Homeopaths, *www.homeopathy.co.nz/*

Australien
The Australian Homoeopathic Association (AHA), *www.homeopathyoz.org*

USA
North American Society of Homeopaths (NASH), *www.homeopathy.org/*

Japan
Japan Society of Homeopaths, *www.homeopathy-jsoh.org/*

Hong Kong
The Hong Kong Association of Homeopathy, *www.homeopathyhongkong.com*

Macau
Macau Association of Homeopathy, *www.homeopathymacau.com*

FÖRSÄLJARE AV HOMEOPATISKA LÄKEMEDEL I SVERIGE

DCG, *www.dcg.se*

Scanfarma, *www.scanfarma.se*

Plantamed, *www.plantamed.se*

Biosan, *www.biosan.se*

ORGANISATIONER

ECCH, European Central Council of Homeopaths, Europeisk ideell förening för bevarandet av Klassisk Homeopati och kvalitetssäkring med medlemmar från 23 länder. Medlemmar i EPHA och ECHAMP, *www.homeopathy-ecch.org*

ICH, International Council for Homeopathy, Internationell ideell organisation med medlemmar från hela världen, *www.homeopathy-ich.org*

ECH, European Committee for Homeopathy, ECH representerar alla läkare med kvalifikationer inom Homeopati. Med medlemmar från 40 förbund från 25 europeiska länder, *www.homeopathyeurope.org*

LMHI, Liga Medicorum Homoeopathica Internationalis är en internationell förening för läkare med medlemmar från 76 länder i världen, *www.lmhi.org*

The European Federation of Homeopathic Patients Association, Medlemsorganisation för patientföreningar som arbetar tillsammans för människors rätt att välja behandlingsform och tillgång till Homeopati, *www.eupha.org*

AIH, American Institute of Homeopathy, Established in 1844. Our membership is open to licensed physicians (medical, osteopathic, naturopathic and veterinary), dentists, nurse practitioners and physician assistants who have integrated homeopathic medicine into their practice, as well as pharmacologists and pharmacists, *www.homeopathyusa.org*

ECHAMP, European Coalition on Homeopathic & Anthroposophic Medicinal Products, *www.echamp.eu*

HOMEOPATISK FORSKNING

CCRH, Central Council for Research in Homeopathy, Indien, *wwwccrhindia.nic.in*

HRI, Homeopathy Research Institute Homeopathy Research Institute, *www.hri-research.org*

GIRI, Groupe International de Recherche sur l'Infinitesimal, *www.giri-society.org/*

WissHom
The Scientific Society for Homeopathy (Wissenschaftliche Gesellschaft für Homöopathie), *http://www.wisshom.de/*

Carsten Stiftung, forskning inom bland annat Homeopati, New Database Portal for Complementary Medicine, *www.carstens-stiftung.de*

INFORMATION ONLINE
International Journal of High Dilution Research, *www.highdilution.org*

Bosch-Institutet
Institut für Geschichte der Medizin, Robert Bosch Stiftung, *www.igm-bosch.de*

The Aurum Project, Children's Health Research with Natural Medicine & Homeopathy, *www.aurumproject.org.au/*

Scientific Research in Homeopath, *www.researchinhomeopathy.org/*

Homeopathy beyond borders, *hwbna.org*

FILM OM HOMEOPATI
www.magicpillsmovie.com

Introducing Homeopathy The Film;
https://new.introducinghomeopathy.com

Homeopati &demokrati
https://youtu.be/C9CyezKbE6U

Index, sidnummer